Jochen Schweitzer / Arist von Schlippe

Lehrbuch der systemischen Therapie und Beratung II

本书根据万登霍克和鲁普雷希特出版社2015年版译出。

系统治疗与咨询教科书

具体心理障碍知识

〔德〕约亨·施魏策　阿里斯特·冯·施利佩　著

史靖宇　译

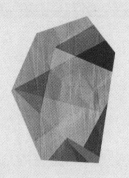

商务印书馆
The Commercial Press

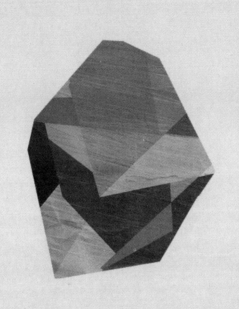

商务印书馆（上海）有限公司 出品
The Commercial Press (Shanghai) Co. Ltd.

作者简介

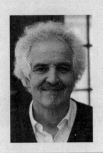

〔德〕约亨·施魏策，社会学博士，教授，心理治疗师，儿童和青少年治疗师。现任海德堡大学附属医院医学心理学和心理治疗教授，海尔姆·史第尔林研究所培训教师。

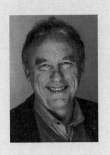

〔德〕阿里斯特·冯·施利佩，哲学博士，教授，心理治疗师。在奥斯纳布吕克大学临床心理学专业任教多年，现任威腾–赫尔德克大学家族企业的领导与动力学教授，魏因海姆系统教育与发展研究所培训教师。

译者简介

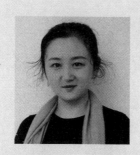

史靖宇，海德堡大学医学心理学博士，同济大学医学院精神医学副教授、博士生导师，中国心理卫生协会心理治疗与心理咨询专业委员会委员、家庭治疗学组委员，中国心理学会临床与咨询心理学注册系统注册督导师。曾在海尔姆·史第尔林研究所接受连续的系统治疗与咨询培训。长期从事系统治疗的临床、教学和科研工作，担任中德高级家庭治疗师连续培训项目中方教师和翻译组组长。

序 一

赵旭东*

  约亨·施魏策和阿里斯特·冯·施利佩是两位非常有影响的系统治疗师，他们合著的《系统治疗与咨询教科书：基础理论》在德国十分畅销，再版十多次，还被翻译为多种语言在世界各地发行，包括在中国，2018年由商务印书馆出版了其中文版。这本畅销教科书的很多读者非常希望读到与之配套的、更接近临床实用的教科书。其实这本来就是两位专家的愿望。他们继续撰写了第二部教科书——《系统治疗与咨询教科书：具体心理障碍知识》。史靖宇博士也再次努力，将其翻译为中文，现在终于可以贡献给中国的读者。

  本人在20世纪90年代初留学德国海德堡大学期间，在精神分析基础与家庭治疗研究所学习系统式家庭治疗，与施魏策教授共事过，并接受过他的大量帮助、指导，十分敬佩其高尚人格、渊博知识和非凡的临床功力，故在回国后的29年中，一直与他保持密切的联系，努力介绍包括他在内的海德堡学派的理论和技术，还推荐硕士生史靖宇到海德堡大学跟随他攻读博士学位。几年前，我支持史靖宇执行我和盛晓春未完成的任务，担任主译，把他和施利佩的第一部教科书译为中文，算是了却了自己的一大桩心愿。该书的中文版至今已经重印5次，销量约1.5万册，成为国内学习系统—家庭治疗和咨询的最重要参考书。这样的情况在严肃的心理治疗教科书中算是很了不起的记录，让我们喜出望外。但细想下来，该书热销也是在情理之中的。原因首先是书本身魅力十足，内容和质量让人受益。其次就是因为国内对以人际系

* 赵旭东，同济大学医学院教授、博士生导师，同济大学附属精神卫生中心院长，中国心理卫生协会副理事长。

统为对象的心理治疗有极大的需求，专业人员和感兴趣的外行人数众多。

就像当年在欧洲的情况那样，中国读者在阅读、使用了第一部教科书后，也对其姊妹篇寄予厚望、翘首以待。第一部教科书重点讲述系统治疗与咨询的历史、理论和操作原则，强调思维模式、治疗关系、伦理立场的转变，展现出与传统精神病学及其他以个体为对象的心理治疗方法的鲜明区别。不少读者，包括很多培训项目的学员，对接触甚至接受这些认识论层面的新奇内容感到有如醍醐灌顶、参禅接受棒喝般的痛快，似乎获得了很多新的领悟和灵感。但也有人觉得系统思维和临床方法与惯常的模式差别甚大，强调资源取向、未来取向和关系取向的系统式治疗，不再把临床疾病或障碍分类当作焦点，很不习惯。他们希望在经历了认识论、思维方法、价值取向方面激进的提升或转向之后，还能够与既有的知识体系保持联结，在临床应用中能够"接地气"，跟周围的行业文化、管理制度有良好的衔接和互动。

这样的期待可以理解。在第一部教科书中我们可以看到，系统治疗是从系统式家庭治疗发展而来，其工作范围不再局限于家庭，而是拓展到了个别心理治疗、团体治疗及其他社会系统的咨询，是国际公认的心理治疗四大主要流派之一。实际上，两位作者撰写第二部教科书的时间，正好就是他们广泛收集全球的实证研究成果，在德国国家心理治疗科学评定委员会争取获得"科学的心理治疗"地位的那段时间。他们深知，要让系统治疗获得学界、政府管理部门和医疗保险支付机构的认可，必须以充分的循证依据来进行论证，尤其是要在治疗各类特定的心理行为紊乱及精神障碍的具体方法、疗程、疗效及副作用方面整理出成套的操作模式来；与此同时，也要阐明，系统治疗与咨询虽然新锐、犀利，但并非天外飞来之物，而是可以与既有的知识技术体系形成良好的互补、协作关系。于是，基于丰富的文献和临床经验，他们用精神医学、临床心理学传统的疾病分类作为主线，把系统治疗的用法和用处一一道来，让读者在经历了系统思想的洗礼后，能够有重新站到坚实地面上的信任感和安全感，增强应用系统式方法的信心。

本书无论是对系统思想的爱好者、系统治疗的初学者还是系统工作的实践者都是一本不可多得的学习参考书。作者以专业而生动的笔触，应用大量实际案例，密切联系实践来论述相关的系统理论，使读者能够将学到的系统理论、培训中做过的练习活现于临床情境中。

在本书翻译为中文之前，本人常常带着临床和教学中的问题，翻阅这本教科书的德文版，常常受到很好的启发。我相信，虽然系统治疗师其实并不喜欢编写所谓手册化的操作指南，不过读者们也可以像我一样，从条理清楚的目录中找到与自己的兴趣或令自己头疼的临床问题相关的理论梳理，可以看到与自己的案例十分相似的案例，并且可以较快找到可以直接拿来就用的"秘籍"。这也许就是本书作者基于对读者的共情而做出的一种对习惯模式的妥协或宽容大度的姿态吧。

祝您在阅读本书的过程中，就像读第一部教科书那样，发现系统治疗与咨询所固有的系统观、创造性、灵活多元的特点会不断地跃然纸上，但却感到很亲切、很实在、很受用！

2022年6月29日于上海

序 二
系统治疗的书要系统地读

孟 馥*

《系统治疗与咨询教科书：具体心理障碍知识》面世了！这对临床心理学专业人员，尤其是从事系统治疗的治疗师和咨询师们来说，又是一部可以放在案头时不时地翻阅，总是可以从中答疑解惑的好书。

自1988年中德心理治疗讲习班在云南昆明召开以来，海尔姆·史第尔林和弗里茨·B.西蒙将米兰—海德堡小组模式的系统家庭治疗带到了中国；如今，中德高级家庭治疗师连续培训项目在中国已经走过了二十多年的发展历程。与此同时，相关的经典书籍也被陆续翻译出版。弗里茨·B.西蒙的《循环提问：系统式治疗案例教程》于2013年由商务印书馆出版，他的另外一本《我的精神病、我的自行车和我》于2018年也由商务印书馆出版，扰动和激荡了很多中国的读者，独具特色的系统思维框架及运作体系吸引了很多人；2018年3月由史靖宇博士、赵旭东教授和盛晓春教授翻译的，由阿里斯特·冯·施利佩和约亨·施魏策撰写的《系统治疗与咨询教科书：基础理论》出版，从此，中德高级家庭治疗师连续培训项目有了真正意义上的教科书。时隔三年，由史靖宇博士翻译的这本《系统治疗与咨询教科书：具体心理障碍知识》正式出版发行，理论篇与实践篇交相呼应、相得益彰，构成了一套完整的教学培训教材。

《系统治疗与咨询教科书》第二卷是针对具体的心理障碍，指导专业人员如何开展系统式治疗的教科书。仅看看本书的目录，就足以让人摩拳擦掌、跃跃欲试了，

---

* 孟馥，同济大学附属东方医院临床心理科主任医师，中国心理卫生协会心理治疗与心理咨询专业委员会副主任委员，家庭治疗学组主任委员。

无论是系统治疗用于治疗疾病的基本观点，还是针对成人和儿童青少年治疗的系统式心理治疗，还是系统式家庭医学，都是心理治疗师在临床工作中遇到的常见问题、工作难点及处理的关键步骤；作者秉承系统认知理论的基本假设："心灵不是坐落在或者说不仅仅是坐落在躯体或者大脑之中，而是也存在于人与人之间的语言和使用语言的方式中，以及人们如何被语言塑造"，运用建构叙事的方法"把心理障碍作为困难的生活状况和人际关系的一部分来全面和快速地理解，并且它通过与促进健康的工作模式建立一个合作的背景对心理障碍产生积极的影响"，系统性地介绍在治疗、咨询和处理各种各样的心理和躯体障碍中，如何运用系统治疗的普遍理论和基础治疗技术，从而达到还来访者及家庭以资源和力量的目标，接受挑战，应对困难，战胜挫折，继续发展。

2015年底，我和赵旭东、吴文源等几位教授组成的同济大学心身医学代表团赴德国参加"德国精神医学、心身医学与心理治疗协会（DGPPN）年会"，在海德堡专程拜访过本书的主要作者约亨·施魏策教授以及他的医学心理学研究所，他也是史靖宇的博士研究生导师。约亨·施魏策教授的睿智与谦和、幽默与儒雅给我留下了深刻的印象。在研究所办公室的门上，还贴着当年史靖宇博士在这里读书时与同事们的合影。这几年来，她以惊人的毅力和坚韧的执着，将导师的力作翻译出来，奉献给中国的读者，这既是专业上的继承，也是对系统治疗在中国发展的努力和贡献。

2021年9月27日于上海

序 三

解构与联结——疾病和去疾病化的系统干预

刘 丹*

完成本书的写作，需要面临一个核心的悖论和挑战。那就是：系统治疗与咨询本身秉持的理念，首先是去疾病化。

约亨·施魏策和伊丽莎白·尼古拉（Elisabeth Nicolai）在2010年共同发展出了面对诊断的系统式谈话提纲（《系统治疗与咨询教科书：基础理论》，第173页），包括三个部分：

1. 谁提出了哪些诊断？病人、医生或者专业工作者？

2. 谈论诊断还是保持缄默？

3. 对诊断能做什么？

这个谈话提纲所蕴含的工作理念、展示的常规工作技术，让系统咨询师在一开场，就对来访者的疾病概念做了软化——这个疾病诊断，是可以谈论的，可以有不同看法的，不是固定的、拥有唯一解释的、不需要讨论的、独立存在的事实。

我在和李子勋一起工作的时候，他对抑郁症病人的第一句经典问话就是："你说的'抑郁'，是指什么？"病人说自己情绪低落等等。在之后的工作中，我们会经常使用"在你情绪低落的时候"来取代"抑郁症"。疾病不再是病人的代名词，疾病只是特定的人在特定的场景中的特定行为和状态。这个谈话过程就完成了对症状的解构和新的建构。

---

* 刘丹，清华大学学生心理发展指导中心副主任，中国社会心理学会婚姻与家庭心理学专委会副主任委员，德国德中心理治疗研究院副主席。

但是，这种工作方式，也有其特定的局限。许多初学者总是询问，如何用系统式咨询来处理具有不同心理障碍的人？一上手就解构当事人的疾病理念，让来访者和咨询师都迅速把人从疾病名称，还原到在不同生活情景和人际关系中呈现特定行为方式的个体。疾病和疾病概念都被快速消解了。这让很多人，包括病人和家庭，包括学习者都经历了较长时间不适应的过程。

如何与人们头脑中的传统疾病观念更有效地合作呢？如何帮助病人和治疗师更有效地工作呢？约亨·施魏策和阿里斯特·冯·施利佩再次合作，完成了《系统治疗与咨询教科书：具体心理障碍知识》一书，在系统思想和传统医学理念之间，建立起了重要的联结——在讨论每种心理障碍时，都从ICD-10中标准的概念入手。

而为了避免本书在讨论心理障碍概念的时候，再次加强了人们对"疾病"的固有观念，作者特别强调了所有疾病概念，都只是关于心理障碍的"说法"，而不是"心理障碍本身"。我相信，这种区分既是必要的，也将是有效的。

阐释概念后，就是系统咨询的核心技术——把症状转化成关系。针对每种心理障碍，作者都从关系模式的角度去重构。在每一章的写作中重复呈现同样的结构，阅读的时候，关系模式的工作范式在不知不觉中就建立了起来。

本书最吸引人的特点，在于作者引用了大量经典研究和极为生动、细节具体的案例。比如：冯·施利佩和马塔伊（von Schlippe & Matthaei 1986）会谈的家庭，所有家庭成员把自己的名字彼此重叠地写在一起。比如，米纽琴对进食障碍的研究；比如，反映小组在治疗躯体形式障碍方面取得的良好效果。这些具体案例，让读者可以直观了解到系统治疗与咨询丰富多彩、灵活有效的干预手段。

在2018年出版的《系统治疗与咨询教科书：基础理论》一书中，两位作者就展示了他们把抽象的理论和技术写得生动、具体、富有魅力的写作功力。这种能力和作者的个人特点有关。2009年，我在海德堡大学访学的时候，约亨·施魏策是我的合作导师。他除了治学严谨外，待人温暖热情，思想灵活开放，性格随和自在。在中德班合作教学的过程中，我对他令人眼花缭乱的系统式工作技术印象深刻。他顶着一头灰白卷发，认真地指挥大家一起即兴演唱《抑郁症之歌》的情景，我永远难忘。相信读者也会从他的书中获益匪浅，并感受到作者的魅力。

  本书的译者史靖宇博士，和她的导师施魏策一样治学严谨，待人温暖热情。她在繁忙的大学教学科研工作、照顾两个孩子的母亲责任之外，笔耕不辍，倾心奉献，帮助中德班终于有了一套两本中文版的系统家庭治疗教科书。我对她的认真和努力，既佩服又感激。谢谢靖宇！

2021年12月6日于北京双清苑

序 四

马佳丽*

没有人是孤立存在的，而是在与环境的交互中生活。每个人从生命伊始就被如此塑造，并且每个人也都会对他的环境产生影响。这意味着个人的行为既发生在其内心也发生在与他人的互动中。有些症状甚至会引起他们自己典型的关系动力模式。因此，在系统式心理治疗中，重点不仅仅在于患者及其内在的心理动力，而且还必须考虑到他或她的生活背景以及在该背景下发生的互动模式，并将其纳入治疗当中。

这本教科书从系统的角度对常见的心理症状及其互动模式障碍做了很好的概述。

这些案例研究很好地补充了各个心理障碍概况的理论观点。这样一来，作者的用意就变得清晰可见：即使在个体治疗中也有必要考虑到背景或可能要将家庭成员纳入治疗会谈。

对各个心理障碍的解释为处理所描述的障碍提供了一种指导。所述的系统式方法完全允许整合其他治疗方法和治疗流派。但它把视野扩展到内在和外在的空间，在这些空间里，症状得以发展，产生影响并被维持。在这样的背景下，作者提出了去疾病化。

事实上，作者约亨·施魏策教授和阿里斯特·冯·施利佩教授作为著名的家庭治疗师，不仅为家庭治疗理论基础的发展做出了巨大贡献，而且还能从长期的心理治疗实践中汲取经验，这一点在这本教科书中得以充分体现，使之成为一本非常有价值的教科书。

2021年11月1日于海德堡

---

* 马佳丽（Margarete Haass-Wiesegart），德中心理治疗研究院名誉主席。

译者序
在理性和感性间游走，在科学和叙事间转换

2005年，当我最初接触系统治疗的时候，感到既新奇又困惑。我当时是接受了五年的临床医学专业训练，医学的思维方式是要依据诊断标准对症状、体征和实验室检查的客观结果进行综合分析判断，以明确患者的诊断并按照指南进行标准化的治疗处理。因此，疾病是客观存在的，治疗是基于疾病诊断的标准化处理流程。然而，系统治疗作为一种处理心理疾病的方法，完全颠覆了我的认知。系统思维恰恰是反其道而行之：从线性因果的单行道要变到环形跑道，乃至立体环绕纵横交错的高速公路；心理疾病不是客观存在的实体，而是在社会互动中被建构出来的可变的现实；治疗的前提不是下诊断而是去标签；治疗不但没有标准化的流程，而且对治疗的目标和结果也要保持中立和开放；治疗师被赶下了无所不知的专家和权威的神坛，疾病生涯的走向和命运掌握在患者和家庭手中；治疗师要接受生命系统无法被指导、无法按照既定目标被改变的本质，从而尊重和信赖系统的自组织。我很震惊，也感到茫然，一堆对我来说很新鲜的概念萦绕着我：扰动、循环因果、自组织、社会建构、资源取向……这种新鲜思维给我带来的冲击无异于认知系统的重建，既兴奋又恐慌，既好奇又纠结，既跃跃欲试又不知所措。

17年过去了，我从与来访者工作的体验和自己的生活体验中越来越多地理解了系统发生改变的过程：在混沌中形成秩序；对改变保持好奇和勇气，也对不变给予欣赏和尊重；越来越多地看见人与人、人与事之间的联系，并尝试改变他们关联的方式；越来越理解生命不断发展变化，努力适应环境的真相，并从中发现和激活资源；越来越相信我所相信的未必是事实，一切都有可能截然不同；越来越接纳自己、

他人和世界的复杂多样，并因此变得更加平和、开放和积极。在理性和感性之间游走，在科学和叙事之间转换，这是系统治疗的魅力，也是这本教科书致力于呈现给读者的关于系统治疗的本质。

这是我读到的第一本按照具体的心理障碍分类来介绍系统治疗思路和实践方法的教科书。两位作者约亨·施魏策和阿里斯特·冯·施利佩是德国和国际上著名的系统治疗师。这本教科书是架设在心理障碍本体论和系统治疗认识论之间的桥梁。这本书使用的是精神病学、系统心理治疗以及不同心理治疗流派之间共通的语言体系，深刻地诠释了重视各方合作的系统式治疗理念和具体方法。整本书在内容的安排上是系统的，从常见的成人心理障碍，到婴幼儿与儿童青少年常见心理障碍，再到躯体疾病的系统式医学服务模式。我在翻译本书的过程中时常为系统治疗宏大而丰富的工作过程而惊叹，也一次次因系统治疗细腻而真诚的人性态度而感动。这本书每一章节在结构上都是按照三个部分展开：第一部分，以描述心理障碍概况开头，但强调这些是关于障碍的说法，而不等同于障碍本身；第二部分，从关系背景和更大的系统视野描述和理解心理障碍；第三部分，介绍去除心理障碍的具体治疗模式和方法技术。这样的结构安排本身体现了系统治疗的认知过程和工作过程。此外，每一章节的内容都包含了丰富的知识点，总能使人因治疗理念和思路的新颖而茅塞顿开，或因治疗技术和方法的精妙而心满意足。

这本《系统治疗与咨询教科书：具体心理障碍知识》为读者提供了深刻全面地认识和学习系统治疗的绝佳路径，与已出版的《系统治疗与咨询教科书：基础理论》相得益彰。在此，我想对我的博士导师即本书作者之一约亨·施魏策教授，孜孜不倦地推动系统治疗发展所做出的巨大贡献表达深深的敬意。

最后，在这本教科书的中文版与读者见面之际，我的内心充满了赞叹和喜悦，赞叹系统治疗的博大精深，喜悦万物皆有联系、一切皆有可能。祝读者们阅读愉快，能够在本书中收获宝贵的专业知识以及超越书本的精神财富。

史靖宇

2022年3月28日于上海

目　录

为本书做出贡献的人：

福尔克马尔·阿德霍尔德，汉堡

（Volkmar Aderhold, Hamburg）

汉斯鲁迪·安布尔，伯尔尼

（Hansruedi Ambühl, Bern）

艾亚·阿森，伦敦

（Eia Asen, London）

乌尔里克·勃兰登堡，亚琛

（Ulrike Brandenburg, Aachen）

芭芭拉·布罗伊蒂加姆，施特拉尔松德

（Barbara Bräutigam, Stralsund）

安德利亚·埃贝克－诺伦，海德堡

（Andrea Ebbecke-Nohlen, Heidelberg）

洛塔尔·埃德，曼海姆

（Lothar Eder, Mannheim）

卡琳·埃吉迪，波鸿

（Karin Egidi, Bochum）

布里吉特·盖姆哈特，汉堡

（Brigitte Gemeinhardt, Hamburg）

迈克尔·格拉贝，梅勒

（Michael Grabbe, Melle）

库尔特·哈恩，海德堡

（Kurt Hahn, Heidelberg）

温弗里德·豪斯，萨尔布吕肯

（Winfried Häuser, Saarbrücken）

娜佳·希尔申贝格，曼海姆

（Nadja Hirschenberger, Mannheim）

海科·基里安，布鲁赫萨尔

（Heiko Kilian, Bruchsal）

鲁道夫·克莱因，梅尔齐希

（Rudolf Klein, Merzig）

弗里德伯特·克勒格尔，施韦比施－哈尔

（Friedebert Kröger, Schwäbisch-Hall）

汉斯·立伯，埃登科本

（Hans Lieb, Edenkoben）

芭芭拉·迈尔，苏黎世

（Barbara Maier, Zürich）

克劳迪娅·莫里，莱比锡

（Claudia Mory, Leipzig）

马蒂亚斯·奥克斯，路德维希港

（Matthias Ochs, Ludwigshafen）

科内莉亚·奥斯特里赫，翁斯托夫
（Cornelia Oestereich, Wunstorf）

芭芭拉·奥勒福斯，奥斯纳布吕克
（Barbara Ollefs, Osnabrück）

冈特·赖希，哥廷根
（Günter Reich, Göttingen）

梅希特希尔德·赖因哈德，西德尔斯
布伦
（Mechthild Reinhard, Siedelsbrunn）

吕迪格·雷茨拉夫，海德堡
（Rüdiger Retzlaff, Heidelberg）

威廉·罗特豪斯，贝格海姆
（Wilhelm Rotthaus, Bergheim）

安德烈亚斯·申德勒，汉堡
（Andreas Schindler, Hamburg）

玛丽亚·塞德尔·维塞尔，法兰克福
（Maria Seidel-Wiesel, Frankfurt）

英戈·斯皮特乔克·冯·布里斯基，菲
尔森
（Ingo Spitczok von Brisinski, Viersen）

吕特哈德·斯塔霍夫斯克，吕内堡
（Ruthard Stachowske, Lüneburg）

海克·施塔默，海德堡
（Heike Stammer, Heidelberg）

斯蒂芬·泰林，奥斯纳布吕克
（Stephan Theiling, Osnabrück）

康索拉塔·蒂尔·邦尼，海德堡
（Consolata Thiel-Bonney, Heidelberg）

安德烈亚斯·韦弗尔，柏林
（Andreas Wiefel, Berlin）

特维斯·维希曼，海德堡
（Tewes Wischmann, Heidelberg）

贝蒂娜·维特默德，诺德豪森
（Bettina Wittmund, Nordhausen）

在我们的《系统治疗与咨询教科书》（*Lehrbuch der systemischen Therapie und Beratung*）于1996年问世的整整十年之后，第二部分，即针对具体心理障碍的系统治疗知识如今出版了。这本书将会介绍在治疗、咨询和处理各种各样的心理和躯体障碍中如何运用系统治疗的普遍理论和基础治疗技术。

为此，我们所做的工作，至少在德语地区的系统治疗领域内迄今为止是打破传统的。我们把系统治疗重要的临床实践知识按照心理障碍概念呈现出来，而不是按照通常的干预方法、设置或者有危机的生活状况。

如果人们想要展现系统治疗作为治疗疾病的方法具体可以做些什么，这样的一种编排是很有意义的——在卫生健康事业和除此以外的其他领域，即所有那些关于寻求解决问题办法的领域，都可以从中找到疾病的价值。

在卫生健康事业领域，尤其是在心理治疗、精神病学、心身医学、医学心理学和临床心理学，如今主要是从心理障碍概念的形式去思考的。这种思维被视为研究和治疗进一步发展的基础。依据心理障碍来分类可以使以下方面变得容易：形成清晰易懂的治疗指南，克服不同治疗流派之间的观念之争，并且甚至有可能提供心理治疗疗效的神经生物学证据。

在德语地区，系统治疗在1980年之后的建构主义思想的影响下不再像创始初期那样关注针对具体心理障碍的治疗方法的描述，并且与此后盎格鲁美洲以及西班牙语地区的系统治疗情况相比发生了明显的变化。

10　　　　如此一来的意义在于，系统治疗无论在理论上还是实践上，首先都不是心理障碍概念取向的。它的优势尤其在于，把心理障碍作为困难的生活状况和人际关系的一部分来全面和快速地理解，并且它通过与促进健康的工作模式建立一个合作的背景对心理障碍产生积极的影响。系统认知理论的基本假设是，心灵不是坐落在或者说不仅仅是坐落在躯体或者大脑之中，而是也存在于人与人之间的语言和使用语言的方式中，以及人们如何被语言塑造。

　　　　但是，这种偏好也有副作用，迄今为止很少可以查阅到，系统治疗师究竟是如何对前来求助的具有焦虑症、抑郁症，或者创伤后应激障碍反应的成年人以及出现尿床、多动症或者学习问题的儿童进行咨询和治疗。作为一个重要的德语心理治疗期刊《对话中的心理治疗》（*Psychotherapie im Dialog*）的主编之一，我们经常注意到，在系统治疗中，不像其他心理治疗，比如行为治疗那样，著名作者的名字很少会与某个心理障碍联系在一起。但是，相关的情况也并未在正式的讨论中被提及，甚至未被记载，在循证医学时代完全没有正式地存在过。

　　　　然而另一方面，很多受过系统治疗训练的医生、社会教育学者和社会工作者、心理学家、临床心灵辅导人员以及专业的心理治疗师在卫生健康事业中工作得很成功，比如，在急性期治疗和康复治疗医院，在精神科和心身科，在心理治疗诊所和心理咨询机构。在11 000位取得资格认证的心理学背景的心理治疗师以及儿童青少年治疗师当中，有15%的人当时（2006）把自己称为系统治疗师。并且在医疗保险系统支持之外还有一大批系统咨询师在私人诊所、心理咨询机构和社会服务机构同样在与病人工作。

　　　　在很多公开发表的文献中，大量系统治疗取向的工作并没有出现，然而出于职
11　业政策的原因该取向只能在心理动力学或者行为治疗的标签下被展现。但是，在其他国家，如美国、英国、斯堪的纳维亚、瑞士和奥地利，系统治疗是同等被认可的治疗流派。

　　　　我们承担了这样的挑战，我们要把已经存在的系统治疗中针对不同心理障碍的具体的专业知识明确写出来。对此，在这本书中我们首先是第一次将系统治疗与咨

询针对疾病治疗的核心思想做了描述。接下来，我们介绍了系统治疗针对具体心理障碍的知识，正如在《系统治疗与咨询教科书：基础理论》中那样，根据很多我们自己的、同事的或者公开发表的案例生动形象地呈现出来。对此我们还始终关注其他流派的实践和出版的文献，对于系统治疗工作可以作为很有趣的补充。我们尽量避免使用难以理解的专家式的长篇大论的描述，并且希望，不同专业背景和不同工作领域的人同样都能愉快地阅读这本书。

心理障碍的隐喻存在这样一个风险：它会把使用它的人引向对缺陷情形的关注。它会引导人们用一种熟悉的但是有问题的思维方式，把一种障碍看作个体固有的缺陷或不足。它可能会导致，这样的一种障碍完全脱离观察者的描述，而被看作一个事实。我们在描述每一种心理障碍的章节里完全是采用这样的一种思维方式，尽力地同时希望能够成功地，在接下来的过程中把读者从固有的思维方式中带出来。我们的以色列同事和朋友哈伊姆·奥马尔（Haim Omer）在审阅了关于焦虑障碍和惊恐障碍的章节后，给了我们一个反馈，它能够反映出很多读者的情绪状态：

这一章的开头对我来说很陌生，正如这个章节一开始，使用了大量重量级的精神病理性的用词。但是却起到了非常让人感兴趣的目的。这章一开头是用物化的方式来描述焦虑问题，就像精神病理学通常描述的那样。但是渐渐地这个问题被软化了，正像系统工作者和叙事治疗会做的那样。甚至系统式的解释在一开始看起来更像是经典的精神病理学的解释（比如，对于广场恐怖症的系统式解释是对关系的稳定剂）。如此一来，似乎在这个章节的进展过程中焦虑症这个概念自身变化的过程就如同在系统治疗中对来访者的焦虑症建构的过程。或许需要把这个过程更清晰地描述出来？这也许是一种很美妙的方式，凸显这个章节（也许这本书）的特点。这仿佛就是人们在说："看呀，即使我们治疗师和科学家也没有其他的路可走，一开始只能用这种具体的观点！但这只是开头。我们肯定会从中跳出来，逃出这种具体化。"这样一来，这章的结构就是辩证的。作为一个读者我就可以和这本书愉快地游戏。但是如果这个转折没有被讲出来，这章的特点（在科学和叙事间转换）就失去了。

我们尝试，为了将这样一种挫败的风险最小化，我们在每一章节都使用了如下的规则：

以**心理障碍的概念**为开头，并且强调这种书写方式，即所有对症状、诊断、问题和主流的描述都是关于障碍的说法，而不是关于障碍本身。

接下来描写**关系模式**，为了证明被作为障碍来描述的是一种现象，并且与关系状况有关，后者是以特别的自组织的方式通过障碍形成的，而且它们同时被建构。并且在此我们想通过标题尽可能减小因果短路的危险。

最后是用**去除障碍**结束治疗性的干预，并且通过这种方式，如同我们所说的，可以形成对系统式的简化复杂性的愉快的联想，对相似的动词的愉快的联想，如"解开""打开""发展"。

本书中包含的大量案例背后体现了患者命运的独特性。对此我们很在意，取得当事人对公开发表案例的知情同意，或者对案例做匿名的严格处理，完全不可能会被识别出来。

如同在《系统治疗与咨询教科书：基础理论》所做的那样，我们这次也在男女不同性别的写法上不断变换，这样做既不会把这个议题通过烦琐的写法不断烦扰我们的读者，也不会仅用一种形式而忽视了另一种形式所代表的群体。

我们希望这本书的书写浑然一体，所以每一章都是两位作者一起完成的。然而我们的工作由于得到了很多友好的同事的支持而得以保证，他们向我们提供了自己的文本资料以及案例，并且修改和加工了初稿。没有他们这本书就不会有如此丰富的内容。我们衷心地感谢他们的支持。我们感谢米尔克·茨瓦克（Mirko Zwack）博士创建了这个目录清单。

这本书的出版几乎是与一本专业书籍和两篇关于"系统治疗/家庭治疗效果"的

文章在同一时间（von Sydow et al. 2006a，2006b，2006c）。这些工作细致地部分地呈现了系统治疗/家庭治疗对于大量的，尤其是关于严重的心理障碍经过研究验证的非常好的疗效。这本书被看作这些治疗和咨询实践工作的姊妹篇。如果借此能够成功，很多专业人士和学生，以及或许也有很多患者和他们的家属能够清晰明确地发现，人们如何运用系统治疗对患者开始进行目标精准的治疗和咨询，我们也就感到满意了。

约亨·施魏策（Jochen Schweitzer）和阿里斯特·冯·施利佩（Arist von Schlippe）

1 系统治疗作为疾病的治疗方法：基本观点

在对不同心理治疗方法关于疾病和治疗观念的讨论中，系统心理治疗带来了一些观点性的立场，本书也是以此为基础构建的。本书涉及了不同的临床工作领域，它们在对疾病治疗的取向上有共同点。在我们的文化中疾病是一个含义很丰富的概念，涉及一个广阔的现象场。在此尤其有趣和经常被讨论的是对以心理的、精神的和心身的命名的疾病的理解。接下来的这一章会就此进行讨论。

1.1 对疾病的理解

对疾病的系统的理解一个突出的贡献是，不是把疾病看成一个个体的特点，并不是孤立的一个人所拥有的（"我有胃溃疡"），不把这个病看作这个人的主要特征而与个人等同起来（"我是一个焦虑神经症患者""我是一个哮喘患者"）或者在此基础上这个人的其他方面可能被简化（"住在13号病房的那个骨折的"）。相反，会把疾病看作一个更大的，并依据不同的视角作为受到干扰或者是被体验到了干扰的互动的一部分，其中有某一个或者某几个人感到很大的痛苦，以至于把这些称为是疾病一般的。

16　　**疾病的不同系统层面：有病——病感——展现出病症**

这些疾病相关的互动可以同时在很多个系统层面表现出来：

- 在**生物学层面**，整合了基因、激素、神经信号、细菌或者其他成分，并以一种相互联系的方式被外行或者专家诊断为"有病的"。这一层面也常常被称为"存活着的生命"。

- 在"正在体验的生命"的**心理学层面**，一个人产生了大量的感觉（"我觉得恶心""我感到疼"），想法（"我的心跳得特别快"），自我对话（"我不能总是……"），记忆中的梦，问题恍惚状态（"我从来没有成功过"）和问题解决恍惚状态（"我要表现出生气勃勃"）。这些不同的而且往往是相互冲突的想法和感受相互作用的结果会使得自我的体验成为有病的。

- 作为"被讲述的生命"的**社会层面**，只有那些从大量的生物的和心理的过程中进入交流之中的片段是可见的。其中包括这个人在交谈、对话和信件中的语言，以及表情和动作的非语言表达——更确切地说：所有那些被外行观察者和临床专业人士通过或不通过诊断仪器可能被确诊的部分。

在美国医学社会学中有三个不同的关于德语疾病一词的翻译，分别体现了系统的三个不同层面：

- "Disease"作为生物医学客观存在的疾病
- "Illness"作为被体验和感受到的疾病
- "Sickness"作为被其他人发觉并定义的疾病

在这三个系统层面上整合了截然不同的成分类型：生物学上的躯体的过程、心理上的想法和感受、社会系统中的沟通。用尼克拉斯·卢曼（Niklas Luhmann）的话

17　说（Luhmann 1984；又参见 Eder 2006），这三个系统层面都是"独立运作的"：这些内在运转的过程只能按其自身的运作进行并且对此是无法从外部操控的。三者相互作为彼此的"环境"：在每一个系统层面只有这个过程的很小的一部分在另外两个系统层面上被当作是有意义的并进行加工处理。每一个系统层面上的改变使得其他系统层面上的改变很有可能被激发，但是却无法有目标有方向地被调控。当我们一起

观察这三个层面，我们就把它称为一种生物—心理—社会的疾病理解模式。

一种障碍是否在这三个层面的其中一个被指定为是有病的——取决于怎样的强度、怎样的界限值、怎样的症状组合、持续的时间——并不是自然存在的，而是社会协商的结果。通常我们会提出这样的问题，这种障碍被看作问题系统中哪一位成员的疾病，只能在社会协商中被澄清。因此疾病也是，但绝不仅仅是被看作社会建构，也被看作社会性的关于什么应该被看作有病、什么不应该这样的决策的结果。

正如每一种心理治疗，系统式心理治疗也仅仅在沟通的层面做工作，即病人和治疗师之间的沟通或者在多人的治疗中还会有更多的人之间的沟通。像其他心理治疗一样，系统治疗的出发点是，改变了的沟通交流虽然不能直接在心理和生理层面带来可控的改变，但是却有可能以一种积极的方式推动和激发改变。想法和感受通过外部的社会干预，就如同神经递质和激素那样受到间接而非直接的影响。

心理疾病从某种程度上可以作为沟通的问题被成功地治疗，如果不再进行关于这个疾病的交流和沟通，它们作为疾病而存在也就随之停止。如果某一个够得上疾病的障碍（一种恐怖症、一种偏头痛、一种自恋型人格障碍）在很长一段时间里不再展现并且没有人，尤其是当事人自己不再注意到，那么这个心理治疗就取得了巨大的成功。关于她或他是否还"有"病这个问题，很显然就失去了意义。

心理疾病作为语言建构：疾病概念的优点和缺点   18

疾病恰恰在心理现象领域里被看作社会建构。在此人们往往相对于外科、整形外科或者神经内科疾病更不确定，这些当事人是否真的有病，他们是否只是这么做，或者他们是否从他所在的环境来看养成了某种行为，看起来像是病态，但可能对于一种疯狂的背景来说甚至是一种很好的适应形式。后一种观点在系统治疗的早期至少在某一段时间里表现得很激进，即所有形式的心理疾病都被看作在一个偏离正轨的、没有逻辑的关系系统中的一种符合逻辑的适应（Selvini Palazzoli et al. 1977）。

对心理疾病这个概念的应用体现出在宗教和道德领域的历史发展过程，一种巨大的文明进步，例如"着魔""精神错乱""上天的惩罚"或者"扭曲"。即使当人们把疾病看作一个社会建构，它们看起来更像是一种发明出来的长期保留下来的形式。尤其显而易见的是在尝试承担疾病概念的社会状态的变化中的这些进步（Erbach & Richelshagen 1989）。疾病的名称使当事人免于被驱魔和受折磨的仪式，免于社会的贬低和排斥，免于在工作和家庭中不堪重负。同时它在现代的卫生健康事业系统中可以为高质量的专业帮助的资金提供良好的基础。

当然疾病概念也包含着很多社会风险。通过各种各样被发现和发明出来的新的或者被慢性化了的疾病概念，它们可能会在交流中被广泛传播和固化。如果眼光固化在什么是疾病，有可能会完全阻断发现来访者系统已有资源的通道。系统治疗实践中一个很重要的部分尤其体现在，对慢性疾病做软化疾病概念以及对这些疾病概念提出质疑的工作，特别是当问题的一部分看上去被作为一种解决方案的时候，更是要这么做。相反，如果对于一个固化的疾病概念达成了一致，有时能够避免内疚感和自我压力过大，比如在那些所谓的心身疾病家庭中，家庭成员相互之间把家庭生活搞得很艰难。

如果我们把疾病看作社会协商的结果，我们就采用了一个特定的思维方式，把注意力的焦点推到了在社会背景下通过语言过程制造主观想象的现实。在此，系统治疗对传统的社区心理学和早期行为治疗持社会批判的观点。当时批判的核心观点是（例如Keupp 1972；Keupp & Zaumseil 1973；Szasz 1979）：

- 疾病概念的使用导致精神痛苦和社会的/社会性的过程之间的联系被完全忽视；
- 病理性的归因启动了自我应验的预言的过程；
- 社会现象被简化成器官的或者内心的过程，被封闭地测量、评价和归类，这样就会导致不同现象领域的混杂；
- 对疾病概念使用的前提条件缺乏反思，即一个被认定的人在社会既有的动力角色游戏的意义上被操纵进入一个病人的生涯，他的一个社会过程就被系统地边缘化了（Goffmann 1972）。

这些争论如今几乎已经完全消失了。这些立场或许是片面的和过激的，由于20

世纪60到80年代的反精神病立场坚决维护：所有的人类问题都是社会导致的。这种立场经不起进一步的实证检验，是情绪化的争论。从中产生出来的操作概念主要是反概念的：反精神病运动是"通过一个同样后果严重的立场，转向了另一个极端"（Szasz 1979，S. 65）。单纯废除大医院仍然无法解决心灵的痛苦，并且把疯狂作为人 20 类存在的一种理想化的形式，这一点由于它的特殊性要被检验其真实性，正如莱恩（Laing）所说的那样：没有为那些承受着痛苦的人提供任何可能性，使他们的生活以一种新的方式掌握在自己手中。另一方面，如果没有这场争论，在工业化国家从60年代至今精神病服务机构也不会发生如此巨大的变革。

虽然系统治疗向来对贴标签和坚信诊断持怀疑态度，但是它看待诊断却是以一种合作的和解决取向治疗策略的意义，不是反对而是一种"兼而有之"的态度。它用这样一个问题作为一个经典提问——"诊断是对的还是错的？"的补充，这个问题是："这个诊断在哪方面对谁有利（有害）？这个诊断的目的何在？"并且根据对这个问题的回答帮助患者、家属和治疗者采用他们所偏爱的诊断，从而能够为他们开启最佳的治疗可能性。

疾病和关系：探究具体障碍原因的边界

早期的家庭治疗研究是通过极大的乐观主义形成的，通过揭示病态的关系模式，人们相信尤其是在家庭中找到了了解很多心理和精神障碍问题的钥匙。然而在1972年奥尔森（Olson）尝试用科学实验，验证由贝特森等人（Bateson et al. 1956）提出的沟通的双重束缚模式和精神障碍之间联系的假设，结果发现这个假设无法证明，在对米纽琴等人（Minuchin et al. 1981）的个案中展示出的非常有说服力的关于与家庭沟通模式相关的心身疾病模型进行大样本的临床研究之后，也显示出相似的使人清醒过来的结果（例如关于抑郁症：Reiter 1997；哮喘患儿：von Schlippe 1986）。

如今人们可以说，尝试对社会关系模式进行具体的分类使之与具体的症状相对应，不断地被证明是毫无意义的。在家庭治疗中对个案的解构而得出的相关性可以是有影响的说法，但是在大量的和随机选取的样本中实验是无法被证明的。并非同 21

质性而是异质性确定了不同障碍的家庭动力[1]的画面：家庭不会导致生病！沟通的环境条件（例如，家庭互动）和心理障碍之间的线性因果关系在疾病编组的层面不应该被采纳。

以神经性厌食为例，赛文尼·帕拉佐莉（Selvini Palazzoli）等人提出在此论述的系统治疗理念的变化："如今我们不再认为，家庭治疗是要识破家庭游戏的僵化类型。同样我们不再持有这样的观点，存在所谓的神经性厌食倾向的人格类型……并且我们也不再有这样的看法，探索有神经性厌食倾向的家庭……在我们看来，显然在每一个个案中去设法证明是完完全全毫无意义的。每一个出于这个原因所做的尝试都会导致更加复杂化……因为症状和家庭之间的一个直接的联系是不存在的。"（Selvini Palazzoli et al. 1999，S. 104 f.）

病理性的关系模式的理念会变成对家庭潜在的抱怨，"把病人搞得有病了"——这不利于良好的合作。而且，在所有复杂的障碍中无论是风险因素还是健康机制因素在不同的生物—心理—社会层面实验证明，唯一的社会系统（如家庭的）方面的病因看起来是过于简单的。因此，在观察和治疗心理障碍时仅仅考虑一个因素（如，家庭的）而忽视其他因素是天真和不合适的（Kriz 1999，S. 171 ff.）。一个卷入特定的关系模式的系统成员是否会发展出一种特定的症状，在不同方面的背景下也是值得讨论的，既有可能被看作风险因素也可能被看作保护因素。其中包括：

- 个体的生物学特质（神经的、免疫的、内分泌的）
- 心理方面（情绪和社会智慧、敏感性、自我价值感）
- 社会方面的微观系统层面（出生的时间点、家庭排行、后期生活事件）
- 关系模式，不仅仅是在正在探究的系统中（如家庭）找到的，而且是一种普遍的经验，例如在学校、同辈当中或者在工作中作为补偿，即在所谓的中间系统的层面（Bronfenbrenner 1982），在此，还包括如施内文德等人（Schneewind et al. 1983）所描述的"生态背景提供的结构"，例如可能被利

22

---

1 家庭动力是指家庭内部的心理过程、行为、沟通，以及家庭与外部环境之间的交互作用。——译注

用的设施，如社区里的少年宫和游泳池。

- 最后，可能需要提醒的是，不要忽视社会因素（宏观系统），如社会经济地位、失业、对外国人的友好或敌视。

此外，以一个系统科学的理解为背景出发，这些各种各样的因素相互整合，并且这些相互作用在不同的阶段会有不同的运作过程。在一个阶段它们可能是系统的和可以预测的，而在另一个阶段却是非线性的难以预测的运作过程。

语言规则：病人、患者、来访者、顾客、合作伙伴

在卫生健康事业中，尤其是精神科、心身医学和心理治疗，对于需要被命名和利用卫生健康服务的人有几个词汇可供选择，代表着相应的不同的治疗哲学。

- **病人**在某种程度上承受一种干扰着或是被干扰的互动，超过了某项健康指标的界限值，自此当事人和/或他的环境就被定义为是不正常的状态。

- **患者**（字面意思：忍受痛苦者）使用由社会已经提供的健康干预。他们可以是有病的，但不是必须如此（例如，也可以是接受预防性体检的健康人）。

- **来访者**（字面意思：接受保护者）指的是往往在卫生健康事业之外寻求一个专业的心理学或者教育学咨询的人，此外这个叫法在很多现代的心理治疗流派是通用的。对于介于卫生健康事业和其他咨询服务之间的机构这些人往往被称为患者（如，在一个精神卫生中心的住院期间），也被称为来访者（如，在拜访社会精神卫生服务机构时）。

- **顾客**一方面是一个源于经济学的概念，为索解取向和系统治疗的方面也提供了这个概念，在此人们获取优质的服务的权利和交易伙伴的角色应该被强调。卫生健康事业的顾客除了患者之外，家属、转诊者、付费的保险公司同样也是专业健康服务者提供服务的对象。然而，在顾客这个词汇中也暗含着德语词根"有经验的"，可能他自身对此是最了解的，他想要什么以及该怎么做。

- **合作伙伴**是一个概念，人们以如同顾客这个叫法相似的方式被称呼。但是

23

在此不是强调市场经济中的交换行为，而是在参与的各方之间，在规定的游戏规则之下，平等地共同发挥作用。

在系统治疗的语言理解中，来访者、顾客或者合作伙伴这些概念常常会被使用，就像在卫生健康事业传统行业领域病人和患者的概念。系统心理治疗在卫生健康事业中也是一个重要的治疗方法，对患者有广泛的治疗应用范围。因此我们决定在本书中采用流传较广的概念患者（有时用男性说法，有时用女性说法）用于所有那些从自己或者他人的视角看来是有病的，或者可能是有病的，并且因此能够使用专业的医疗服务。如果是患者与家属、转诊者或者协同治疗者共同参与制订其治疗计划并且做出决策，我们将他们称为合作伙伴。

24　　## 1.2 疾病分类和诊断

分类：对国际疾病分类第十版（ICD-10）的看法

在系统家庭治疗的具体工作过程中，迄今为止精神病理疾病分类和以此为基础的不同的诊断不如某些其他治疗方法那么被看重和有意义。鉴于当今的趋势尤其是在针对具体心理障碍取代针对具体治疗流派的心理治疗的研究中是否发生了改变，当前还无法评估。社会建构主义的视角令系统治疗对不同诊断的社会语用学很敏感——对于不同专业人士之间相互理解、治疗服务的可信度、患者和家属的主观疾病理论，它的意义何在。

在世界卫生组织（WHO）提出的国际疾病分类第十版（简称ICD-10）引入的障碍的概念，取代了疾病的概念，从系统的视角看，与术语单元的分类相比是一种进步。这是一个纯操作性的对于行为方式的描述，从行为的持续时间、发生频率和强度来判断是否算作疾病。疾病临界值是在经过WHO专家团队长时间的讨论和协商后达成共识才确定下来的。ICD-10的逻辑反映出一种关系和关系方式的描述的成分：某人出现"障碍"以及某人感觉"精神错乱"。ICD用描述性的观察分类取向的名称代替了实体性的说法，如神经病和精神病。

ICD-10分为十大章节：

1. 器质性（包括症状性）精神障碍：特别是包括了痴呆和其他脑部疾病。

2. 使用精神活性物质引起的精神和行为障碍：酒精、鸦片、大麻和类似物质导致的成瘾问题。

3. 精神分裂症、分裂性障碍和妄想性障碍。

4. 心境（情感）障碍：不同形式的抑郁症和躁狂症。

5. 神经症性、应激相关以及躯体形式障碍：这个章节相对来说涵盖内容差异性较大，包括焦虑症、恐怖症、强迫症，严重的应激反应和适应障碍，先前被称为转换障碍的解离障碍以及躯体形式障碍。

6. 与生理紊乱和躯体因素有关的行为综合征：包括进食障碍、非器质性睡眠障碍以及性功能障碍。

7. 成人人格和行为障碍：除了可能的人格障碍新的形式（从偏执型到依赖型人格），最为人们所熟知的是边缘型人格障碍，还有冲动控制障碍（如病理性赌博、纵火、偷窃）、性身份障碍（例如，变性倾向）和性偏好障碍（如恋童癖或者露阴癖）。

8. 精神发育迟滞：根据严重程度划分为不同级别。

9. 心理发育障碍：包括言语和语言障碍，学习技能障碍如阅读和书写，但是也包括影响更深远的障碍，如孤独症。

10. 童年和青少年期发病的情绪和行为障碍：除了多动障碍和抽动障碍，还包括一大类品行障碍和情绪障碍。

每一大类下面包括了很多相互关联的精神障碍概念，这些概念连同它们的亚类一起归在一个分类之下。非常细致的区分是通过四位数字的标号来呈现的。例如章节F4（神经症性、应激相关以及躯体形式障碍），其中恐怖性障碍这一类别（F40）包括广场恐怖症（F40.0），广场恐怖症又分为不伴有（F40.00）和伴有惊恐发作（F40.01）。

ICD-10是一个细致的描述性的分类系统。据此做出的诊断并不涉及各种障碍的原因、过程和治疗相关的理论。依据ICD-10的逻辑做出诊断，是由于某个障碍的多数（很少有全部的）主要症状可能符合一项分类，并且被一位或者多位观察者在足够长的时间内观察到。

与美国精神科协会编写的美国《精神障碍诊断与统计手册》（DSM）逻辑基本上是相似的。不过它有更多（共有五个）不同的诊断轴——其中有一个轴是描述有应激事件的家庭——以及总的生活状况。

ICD-10和DSM-IV的对于精神障碍的操作性概念同其他诊断体系一样仍然主要是个体的，大部分疾病的着眼点还是在个体，对于把疾病看作互动过程几乎没有任何的敏感性。不过它摒弃了本体论（"什么是真实的?"）和病因学（"它从何而来?"）的思想。它的目的只是让专业人士能够理解，他们是否是在谈论同一组行为方式。因此在我们看来虽然它还不尽如人意，但是有足够让人可以接受的基础，借助它，系统治疗在针对不同的心理障碍时就能够与其他的治疗取向进行对话。

诊断：从分析问题到建构解决方法

诊断作为一种简化复杂性的形式使得特定的观察模式被划分为不同类型，也就和特定的治疗选择联系了起来。在系统治疗中诊断并不被看作对情况的理智的描述，而是作为能够说服和改变描述者的一种描述。

在系统治疗中对于诊断有非常不同的态度。其中一种立场是以热切地拒绝使用"令人憎恨的精神科诊断"而著称（Gergen et al. 1997）。从这个观点来看，诊断行为是完全有害的而不是可以利用的。另一个立场尝试更多地把诊断作为一种场地诊断来描述，即作为一个特别的死胡同，夫妻和家庭都有可能被困在其中。有些概念如"抑郁的局势"（Reiter 1997）或者"分裂情感性模式"（Simon et al. 1989），使得某种特定的互动被诊断性地归类，而不会陷入两难的境地，既不会让家属为患者的障碍负责，也不会在其中仅仅看到为原本有病的患者提供支持性帮助的治疗师。第三种立场是我们在"生存诊断"的建议中看到的（Ludewig 2002, S. 83 ff.），比病理因素更多地在患者及其家属讲述的故事中寻找健康机制因素。从一种"系统—建构式的诊断"的观点来看，细致地寻找"可能是什么？"（Schweitzer & Ochs 2002），也就是寻找可能的解决场景和迄今为止还没有利用的资源，至少与对问题的描述以及对发展历史的解释同等重要。这样的一个过程肯定比登记一张行不通的清单有用多了（缺陷综合征、结构不良等等）。

一个过于细致的对问题的分析在治疗上可能是有害的，这样会导致变成自我实现的集体问题恍惚状态。因为如果在交流中完全是对问题背景的描述和抱怨（如果一直都只是疾病这个主题），那么在参与者的想象世界里解决的想法就只能被推挤到边缘了。

在系统治疗中诊断性的提问并不是为了获取个体心理状态画面，而是关于家庭沟通过程的描述以及当事人与之相联系的观点和期待的态度。通过一个例子就可以明白了：

"谁对萨宾娜最担心？"

"我妻子！"

"当她担心时，她会做什么？"

"比如她会试图早上去叫她起床，一直去她的房间。"

"如果不管用会发生什么？"

"通常都不管用。然后她就开始喊！"

"X女士，如果您开始大喊，您的丈夫会做什么？"

"他会批评我，并且跟我说，我需要让萨宾娜清静一会儿！"

"您估计，他为什么会这么说？"

"可能他发现我过于担心了吧！"

"您觉得还有谁也这么认为？"

"肯定是萨宾娜！"

"有没有谁会赞同您的做法？"

"最有可能是我妈妈！"

28

> "她对于您和萨宾娜会怎么想？"
>
> "她会认为，萨宾娜应该要更加振作，我应该更多地督促她。"
>
> "萨宾娜，您估计您的外婆对于您和您母亲之间的关系会怎么想？"

这样一来在谈话中就会形成关于家庭动力的画面，完全非系统化的，由治疗师的好奇心和直觉驱动的，然而因此却非常生动的，指向家庭当前的过程。同时这个诊断的过程不仅仅是为了获取信息，也是为了在这个过程中创造：通过对所提问题的回答家庭成员获得相关信息，其他人怎么看待他们的行为并且从其他人**期待的期待**的观点来看会看出怎样的动机（Luhmann 1984）。如此一来，新的反馈循环通过诊断就在家庭中被引入，诊断和干预是交织在一起的。

系统式诊断的实践过程是通过它的提问和观察技术，从家谱图的象征和空间关系描述，到家庭雕塑，同时也有大量的格式性的工具，如问卷和打分系统，在此我们不再深入展开。在冯·赛多等人（von Sydow et al. 2006，第七章《诊断》）的文献中有概括性的描述，在冯·施利佩和施魏策（von Schlippe & Schweitzer 1996，第六章到第八章）的书中有详细的描述，以及在齐尔普卡（Cierpka 2002a）文献中有非常细致的描述，在这个背景下关于治疗关系的作用，我们可以参阅洛特和冯·施利佩（Loth & von Schlippe 2004）的文献。

1.3 疾病的原因、风险因素、保护因素

系统治疗的出发点不是从一个或者多个存在于过去的原因为现在的疾病做线性的解释（"这是因为，过去我一直……"）。它非常感兴趣的是来自个体、夫妻、家庭和代际的模式中的生命故事的经验（例如，Bosozormenyi-Nagy & Spark 1973），相较于事实，对于基于这些早期事件的不同视角形成的不同的叙事传统更加感兴趣。除了对自传经历和当前的生活状况的讲述，人们讲到的关于未来的想法，至少对于制造和使障碍慢性化具有同等重要意义的贡献。

应激性的生活事件和关系不被当作原因，但是被看作疾病发展的风险因素。如果低估或者忽视这些因素，比如一位家庭成员迄今为止没有机会把他承受的压力讲出来，那么尤其是在叙事取向的系统治疗中，这是一个诉求，给迄今为止被压抑的主题一个谈论的机会。如果反过来被一个令所有人都痛苦不堪的某个原因的解释所迷惑，那么这种视角是被质疑的。在此需要对这样的观点负起责任，过去虽然不能被改变，但是每个人在某种适合的框架下都有可能去决定与过去的哪个方面去相处。对于一个痛苦的童年可以把焦点放在不幸上来看待，或者把焦点放在个人的生存意志是如此强烈，能够承受痛苦和不幸并顽强生存下来。"我们不仅仅有一个过去，而是有上百个"——并且由我们自己决定我们要把自己关联到过去的哪个方面。正因为如此，系统治疗对保护因素——战胜的能力，物质的、社会的和心理的资源，正是在克服困难的情境中变得强大等等这些方面非常感兴趣（心理弹性，参见 Walsh 1998）。

所有这些并不意味着简单地改变对生活的叙述，而是关于大脑当中稳定的突触联结的神经网络，这就是所谓的特定的叙述是"被开辟出来的一条道路"并且领导着人们不断地似乎是强迫性地往相应的方向去（参见 Hüther 2004，S. 78 ff.）。然而系统治疗很少会提出寻找原因的问题而是更多地围绕症状（自我）慢性化提问。有生命的系统是处在持续波动的状态下的。在波动的过程中某些特定的现象会被证明是吸引物——作为组织的原则，围绕着这些原则形成有意义的沟通交流组合。所以从系统的视角来看更有趣的是，获悉一个（家庭）系统如何成功地做到通过持续的相互关联的活动，让一个问题持续不断地产生，这比探究问题的原因更有趣。

一个例子："您说，从上次会谈到现在没有发生任何变化，问题还是一直都在。我很感兴趣：您是如何做到的？如果我们想一起干成这件事，无论出于什么原因，把这个问题无论如何继续保持下去，我们必须做什么，我应该在什么方向上为您咨询？"或者："如果您想让您的妻子正如您刚刚所抱怨的那样做，您必须做什么？"如果丈夫说出某个做法 xy，接下来我们就可以问妻子："如果现在您这边想让您的丈夫做 xy，您怎么能够办到？"

30

比提问疾病的病因更有意义的问题是对疾病的慢性化提问，即提问要使偏离健康标准的情况不会再一次消失，而是问题被稳定下来，这样的临界条件是什么。慢性化被看作一个主动的，同时往往是无意识的共同努力的成果，而不是在一个人身上承受的不足和缺陷。一个心理障碍可以被看作一种自组织秩序的特别的形式，是一个人与其相关的系统共同通过互动持续不断地维持下来的（Kriz 1999）。因此值得去探索的是，一个人究竟是如何与其他人一起共同做到让一个障碍反复不断地重新产生出来。

1.4 治疗理念

诊断和治疗之间的联系

诊断和治疗从系统的视角来看无法完全区分开来。所以对于"医生，我是抑郁症！"这样的说法，做出的反应是在一开始提出这样的问题：

- "您是如何知道的?"
- "谁说的?"
- "您此时此地刚好也是抑郁的吗？您无论在哪里都是一样抑郁吗？刚好和谁在一起总是这样，或者有没有不一样的情况?"
- "当您明天早上醒来并且在发生了一个奇迹之后您不再抑郁，您会在何时首次注意到这一切发生了？您周围的哪些人会最先引起注意？这个人对此会做何反应?"

这些制造出一条诊断的信息（例如关于社会环境或者关于患者的自我评价），但是同时起到的作用是在这个意义上"进行扰动"，它把患者的思维转移到一个不寻常的方向上来。

有生命的系统被坚定不移地看作是自主的、不可指导的和自身生活的专家。从这个意义上来说，一个症状或者一个障碍首先被看作一种品质，体现了这个相应的系统的一种生存形式。因此要尝试在治疗对话中找到对障碍和症状欣赏的描述并且

激活解决问题的潜力。这并不是要找出真的发生了什么，而是关于引用维特根斯坦
（Wittgenstein 1996）的一句话："事实全都属于任务，而不属于解决方案。"解决办法
的逻辑并非一定由问题逻辑衍生的要素组成（参见de Schazer 1992）。

治疗原则

当把人类系统坚定不移地看作是自主的、不可指导的和自身生活的专家时，便
与治疗的实践紧密结合在一起，并且与其他治疗方法在某些方面有显而易见的区别
（详见 von Schlippe & Schweitzer 1996，S. 116 ff.和S. 205 ff.；又参见 Loth & von Schlippe   32
2004）。

患者首先需要的不是训练和学会新的能力。他们优先需要的不是被告知外部的
知识（障碍知识、问题解决知识）。他们更需要的首要的帮助是克服在运用潜在的已
经有的解决问题的资源时的阻碍，比如通过对维持问题的关系模式进行提问而产生
扰动。并且他们需要的帮助在于再一次发现解决问题的资源并加以利用，比如通过
建构解决问题的场景来进行激发和推动。

因为揭示阻挠和压抑并不是系统治疗的典型目标，所以也很难出现阻抗的现象。
即使出现也会被看作对治疗师的一种没有敌意的合作建议的合理的反应——他们为
患者所提供的不同于患者所寻找的——并且通常会引向重新商讨治疗任务。

治疗取向所围绕的主题是，在持续的时间和设置方面确定合作伙伴的愿望——
除了强制的背景，通常是关于患者和家属的，有时也有转诊者的愿望。如果患者自
己有这样的印象，他的问题已经令人满意地被解决了，并且即使在治疗师进行了一
些评判性的询问后这些观点仍得以维持，那么治疗就是成功的，并且可以结束了。
因此在一次或者很少的几次会谈后就结束治疗关系并不是治疗的失败，即使心理治
疗师抱着治疗的雄心想要继续进行下去。

治疗目标也需要在合作伙伴之间被确认下来，并且要对患者以及在必要的情况
下对家属有一个主导的影响。并不存在特定流派的明确的关于一个好的治疗结果的
标准。治疗目标可以放在截然不同的结果维度上：在于行为模式的改变，在于观点

或者信念模式的改变即使没有行为的改变，在于接纳并仍然保留迄今为止的行为模式和思维模式。

33　　这些治疗计划建议采用一种明显的灵活变换的治疗设置：在单次会谈（单次治疗）与共同商定的多次会谈之间，治疗的间歇可以从每周到几年的间隔，参加者的组合从个体治疗到夫妻和家庭治疗，再到邻居和社会人际网络治疗。在实践中治疗的频率通常是从1次到20次，治疗间歇通常从1周到6周。系统治疗因此主要是形成了长期的短程治疗的模式：较少的治疗次数，但是却分布在较长的时间跨度内。大的社会网络治疗在该领域也是可能的，即使相比之下系统治疗师本人对于这些可能性也很少会察觉。

1.5 适应证和禁忌证

适应证

在此要区分两个概念：选择性的和适应性的适应证（如Brähler et al. 2001）。**选择性的**适应证提出这样的问题：对于哪个障碍或是哪种流派的哪个提问或者哪种方法是合适的，关于**适应性的**适应证的决定需要在治疗进展过程中持续做出，目的是为了确定下一步看起来应该是怎样的。

在系统治疗中做出适应性的适应证的决定相对于选择性的适应证更加重要；在每一次会谈当中和之后它们会不断地被提出来："下一次会谈我要邀请谁？考虑到来访者已经表达出自杀的倾向，我是否要尽快提供下一次会谈？我应该在会谈结尾留下一个积极赋意的评论或是已经可以给出一个行动取向的实验的建议？"

适应证集中指向有障碍的互动，而不是指向被干扰的人。治疗目标、治疗主题、治疗疗程以及治疗的设置上形成的灵活性促使形成一种量体裁衣的干预原则。系统治疗操作的灵活性尤其体现在其明确地被运用在心理治疗背景之外，例如在器官医34学、社会工作、学校或者企业咨询，在其中系统操作与其他方法的联合已经被应用起来。

具体障碍相关的知识，正如我们在本书中简略描述的那样，在系统治疗中要为量体裁衣的干预做出适应性的决定时可以被利用——没有或很少有针对严格定义的障碍的选择性适应证的治疗套餐，即治疗套餐——对应地把某一种特定障碍当作适应证，而把其他障碍作为禁忌证。有可能系统治疗在一些治疗背景下会借助操作手册被标准化，这出于机构化的原因是成功的。这些原因可能在于帮助年轻的和经验不足的新入行的同事熟悉工作，大的治疗团队对于一个共同的操作达成一致的理解，治疗费用的预算的方便，在治疗疗效研究中对于控制组干预的清楚的描述以及在循证医学中的指南。这些操作手册的例子可参见萨波斯尼克（Szapocznik）对物质依赖青少年的策略式短程家庭治疗，琼斯和阿森（Jones & Asen 2002）对治疗抑郁症女性患者的系统式夫妻治疗，施魏策等人（Schweitzer et al. 2005）在治疗不同的急性精神疾病患者的团体系统治疗，奥勒福斯和冯·施利佩（Ollefs & von Schlippe 2006）对有教养方式问题的父母教练。这些操作手册相对精确地描写了一个好的治疗行为。但它也不是精确到每一分钟，必须在什么时候具体要以何种强度进行操作。

在我们看来编写成操作手册，其用途是给那些缺乏经验的治疗师使用，是为了研究的设计，以及在与很多不同水平和资质的工作人员组成的机构中作为共同工作的基础。对于在自己的诊所工作的有经验的治疗师或者小型团队，我们认为更有意义的是，通过同样灵活的法定医疗保险对系统治疗的资助政策来支持如今系统治疗实践的灵活性，并且使得系统治疗充分发挥作用。因为系统治疗证明，只要系统治疗不是因为资金政策的原因而转向其他治疗取向，与其他治疗取向相比，它所用的会谈次数要更短。它很少会超过20到25次，平均较长的治疗过程是在5到10次的疗程，其中更短的疗程也不少见。

禁忌证和界限

由于可能的设置上明显的灵活性对系统治疗来说很少会提到禁忌证，除了特别的多人治疗的设置，比如夫妻治疗和家庭治疗（Wirsching & Scheib 2002）：

- 如果在第一次会谈结束时，在团体当中（家庭、夫妻等）没有达成关于接下来的会谈能够承受的共同的动机。[1]

- 如果存在危险的威胁，在治疗会谈中公开地讲到会在事后出现暴力或者被压制的情况——例如，在系统治疗之后出现家庭暴力。这种情况尤其在儿童性虐待的案例中会出现，只要肇事者否认。在此要注意的是，在某些不合适的案例中，家庭治疗变成了继续实施虐待的辩护而被滥用（Trepper & Barrett 1991；Fraenkel 2004）。

- 如果治疗师不具备进行多人治疗必需的资质。其中包括相关的能力，能够忍受有时非常高的人际冲突张力，在相互指责的情形下调节和引导谈话并且对于参与的人不断保持着多方结盟，让他们表现出解决的想法和改变的动机。

系统治疗的界限和其他治疗取向也是相似的。它的界限存在于没有社会网络的支持，而系统治疗的理念恰恰需要在其中进行加工和处理（孤单的个体来访者）。它体现在完全困在躯体的或心理的病理性的个人生活中，以至于通过沟通形式的支持不足以扰动。系统治疗最终很少能对以下情况起到改变作用：对于那些来访者本人是顽固的病理取向的疾病理念或者症状对于当事人具有生存的重要性——比如，如果一个持续的疾病症状是寻求提前退休的前提条件或者能够获得一间价格优惠的福利住房。

对于来访者不尝试系统治疗的好的理由

系统治疗不是禁忌证，但是对于某些患者通常没有吸引力，例如寻求与治疗师建立一种紧密的和高频率的关系，把治疗师作为过渡人物来对待。那些通过高频度的治疗与治疗师建立特别紧密的、高强度的二元关系并且想对此进行工作的人；那些长期以来先入为主地想要接受他的生存是困难的和毫无出路的人；那些想要深度反思他的身体、内心的细腻体验，他的自传，尤其是他的童年的人；那些想把现实

---

[1] 然而，这也可能特别提示需要进行家庭治疗，例如，厌食症患者希望保持消瘦，而父母的希望却相反。在此，至少需要寻求制定一个进一步的共同会谈的合同，或探索灵活的子系统组合的可能性。

生活中相关的人最好推到治疗兴趣的一边的人；那些认为幽默和温柔的挑衅不是治疗的人——由于系统治疗有时"难以忍受的随意"，对于这些人来说，系统治疗可能是一种过强的激惹。

1.6 循证基础：系统治疗如何起效？

系统治疗疗效方面的科学研究导致了大量的聚焦结果的研究。一个由我们共同组建的研究团队（基尔斯腾·冯·赛多 [Kristen von Sydow]、斯特凡·贝赫 [Stefan Beher]、吕迪格·雷茨拉夫 [Rüdiger Retzlaff] 和约亨·施魏策）完成了对系统治疗/家庭治疗疗效研究现状的非常细致的元分析。[1]两篇分别关于成人和儿童与青少年治疗的文章可以查阅《心理治疗师》（*Psychotherapeut*）期刊（von Sydow et al. 2006a，2006b），总的鉴定书可以参阅冯·赛多等人的文献（von Sydow et al. 2006c）。在此仅仅限于针对具体的心理障碍进行的研究，其中患者通过随机原则被分到不同的治疗组当中，以便系统治疗干预可以直接与其他干预方法进行比较（即随机对照治疗研究，RCT）。这些随机对照干预研究作为心理治疗的金标准所造成的限制在当时很多地方受到批判。相应地，当时（2006）在德意志联邦共和国心理治疗科学咨询委员会（WBP）的标准也受到批判。

从第一次向心理治疗科学咨询委员会提出认证系统治疗作为科学的心理治疗流派的申请（Schiepek 1999）到现在，研究的状态已经明显改善（在冯·赛多等人 [von Sydow et al. 2006c] 的文献中可以看到所有关于相应的原始工作和元分析的文献资料）。当时只有8项关于系统式成人治疗的研究和19项系统式儿童青少年治疗（当中并不是所有以具体的障碍来分类或随机对照/平行控制组），如今有33项成人的和50项儿童青少年治疗研究。这些增长一部分是在1998到2005年之间新的研究，一部分与更大的研究团队成立之后所进行的更广泛的搜索过程有关，这来自英语和西班牙

---

1 该有效性研究是代表两个系统治疗一级协会"系统协会"（SG）和"德国系统治疗和家庭治疗协会"（DGSF）进行的。

语国家的同事的大力支持。

我们确定了33篇随机对照的（或平行的）**成人心理治疗**疗效的研究。其中27篇是成功的，并且证明系统治疗/家庭治疗比未治疗组或是单用标准的药物治疗更有效或者与已经认证的治疗流派（如认知行为治疗、心理动力学治疗、抗抑郁治疗）具有同等或更强的疗效，其中包括治疗抑郁症、进食障碍、心身疾病（联合常规药物治疗），以及物质依赖障碍和精神分裂症性障碍（联合药物治疗和心理教育）。

38　　我们确定了50篇**儿童青少年治疗**RCT研究，其中44项取得成功并且证明，系统治疗/家庭治疗对抑郁和自杀、进食障碍、躯体疾病的心理和社会因素、社会行为障碍、多动障碍和物质依赖障碍有效。

对于某些特定的障碍，系统治疗/家庭治疗是国际上最广泛评估的和最成功的流派，即对于社会行为障碍和青少年违法、物质依赖障碍、进食障碍，以及儿童青少年哮喘的心理因素和行为影响。

系统治疗对卫生健康事业特别的附加价值，依据这些研究来看在于以下几个方面（von Sydow et al. 2006a，2006b）：

- 它的疗效被特别好地记录下来，其中包括在治疗**严重的障碍**，如药物依赖、进食障碍、青少年违法行为和精神病性障碍。
- 它不仅对索引患者起效，也可以减轻其他**家庭成员**的压力。
- 与其他治疗方法相比，通过系统治疗可以更好地与儿童、青少年和成人索引患者**建立关系并保持治疗的参与性**。
- 系统治疗证明了与其他治疗方向相比需要**更少的治疗次数**——很少会超过20到25次治疗，经常只要5到10次。
- 通过系统治疗/家庭治疗也可以联系到**社会少数群体和少数民族**，通过其他的治疗方法却很少会接触到——尤其是贫穷的"多问题家庭"和移民家庭。
- 美国以及越来越多的德国研究提供了系统治疗/家庭治疗的一个**低成本高效率**的证明。

1.7 系统治疗的核心能力

作为系统治疗对卫生健康事业的特殊贡献（据我们所知这个领域受到系统治疗的影响要比其他治疗流派更强），我们认为是如下的核心能力（参见von Schlippe 2001a，2003）。当然，这个列表被理解为对趋势和倾向的描述。即使在系统治疗师当中，内部的差异也是很大的，这与其他治疗流派是相似的：

1. **聚焦沟通**：系统—建构治疗尤其强调聚焦在沟通，心理和身体的过程只是干预的间接的目标。

2. **多人设置——设置变换**：系统治疗在历史上是以多人的设置作为其特殊之处，并且在不同的设置（个体、夫妻、家庭、团体或者社会网络治疗）之间做出选择和变换方面在治疗过程中积累了很多不同寻常的经验。

3. **背景和任务澄清**：它不仅仅在患者的家庭环境，而且也在患者专业环境的探索和利用上（之前的治疗师、共同的治疗师、转诊者等等）投注特别的注意力。

4. 在系统模式中一个非常重要的意义是**尊重系统的自主性**，会保持与之工作。所以会更加灵活地提供建议，以不同的新的视角看待现实，并且尽可能地注意不要让寻求建议的系统陷入压力之下，以某一种视角作为主导的、正确的视角来感知——例如治疗师的视角。

5. **欣赏**：它始终致力于为所有参与者找到一种对治疗性的合作欣赏的描述，即使看起来破坏性的行为也要找到背后可能的建设性的贡献。只有当所有的人都能赢，才能形成解决方案。

6. **对改变的乐观主义和积极接受不变**：系统—建构治疗的特点一方面是通过一种强烈的改变的冲动和相信改变的机会，其中会强调快速的和不可预测的改变的可能性，通过提供通常只有很少的治疗，并且在治疗之间有较长的间隔，以及寻找被忽视的资源和到目前为止已经成功的解决问题的尝试。另一方面它更愿意把不改变定义为积极的有意义的成果。这些对变化的信念以及对不改变的积极赋义联合起来使得在与慢性患者工作时特别有吸引力。

7. **软化束缚人的观念、信念、疾病理论**：系统治疗以一种友好的和欣赏的方式对来访者的观念提出质疑，这些观念让来访者感到痛苦和受到阻碍。这并不是一种用来核查和证实观念的方法，而是遵循这样的座右铭：保证对人的尊重，而对每一个观点、每一个观念保持轻松中立的态度。

8. **强调可能是什么，而不是事实是什么**：在催眠治疗、索解取向和叙事治疗的影响下，系统—建构治疗对尚未实现但是也有可能的生活和关系构想特别感兴趣——有时比"是什么"和"为什么如此"更感兴趣。

9. **聚焦合作**：系统治疗师不是把自己当成为了寻求接近、作为被投射的对象以及就此来完成工作的沟通伙伴，使得自己被作为榜样和认同的对象。而是更多地发挥友好的和能理解和体会的主持人的功能，他"只"需提供一种胜任的谈话引导。要与所有的参与者发展出合作的关系。这不仅涉及来访者系统，而且也涉及外部的参与者。核心问题是：如何能够把参与者的可能性都集中起来，使得达到一个好结果。

这些系统治疗胜任力的集合在以下方面有帮助：通过纳入重要的第三方拓展治疗的资源，促进改变的希望而不需承受改变的压力，对僵化的慢性化的问题观念提出质疑，并且通过强有力的未来取向和聚焦解决办法的可能性，支持"我能做到"的氛围。此外，还有治疗师相对朴实的自我形象：治疗师"只是"过程的主持人并且因此并不具有重要的意义。这些要素综合到一起就产生了一个精细的、相对不奢侈的，并且在进行过程中很少会出现治疗成瘾的乐观的治疗形式。

1.8 系统治疗作为基础流派

系统治疗在理论和方法上与其他方法有明显的不同，是一个独立的心理治疗流派。我们认为它是最基础的心理治疗流派之一——它关注沟通、合作和社会网络，并由此体现出一个适合整个服务团队和服务领域的哲学基础和临床基础。方法学上提供了跨越流派的一个必备工具的集合，把症状放在社会背景下去推断（比如von Schlippe & Schweitzer 1996；Hargens 2004），组织不同医学或心理社会服务之间跨学科的合作（比如 Kröger & Hendrischke 2002；Hargens & Eberling 2002），并且为医院（Greve & Keller 2002；Schweitzer et al. 2005，2006），社区精神卫生服务（Armbruster et al. 2001）和整个服务领域（Aderhold et al. 2003）提供了一个共同的工作平台。在一个系统治疗理念的基础上，其他治疗流派特别的贡献（概况可见 Senf & Broda 2004；Kriz 2001），如探究咨访关系的微妙之处（来自心理动力学、催眠治疗、来访者为中心治疗），特殊的练习过程（来自行为治疗），游戏式的、贴近身体的、音乐的操作方法（来自心理剧、身体治疗、音乐治疗）相对容易地整合在一起——尤其是在单靠系统治疗来进行干预还不够的情况下（相关的例子可参见品索夫［Pinsof 1995］，其理念把家庭治疗、个体治疗和生物学治疗整合起来）。

以这些想法为基础，我们在接下来的章节会介绍系统治疗实践针对不同心理障碍现有的治疗相关的知识。在有意义的地方，我们会整合来自其他方法的知识。我们的做法是出于这样的理解，心理障碍不是作为一样东西、一件存在的事物来看待，而是被看作一种被描述出来的分类，为的是专业人员之间以及与当事人进行沟通时变得方便——并且努力把自身的知识看作是暂时的，而且需要不断地去探寻和反思。

42

2　针对成人的系统式心理治疗

2.1 精神分裂症和分裂情感性精神障碍——对于无法理解之处的有意义的沟通[1]

▋ 障碍概况

"精神病"是对这样一种状态的合称，其中当事人的体验和行为发生了特别强烈的改变，而且令旁边的人完全无法或者只能非常有限地理解和想象。在精神病学理论建立的早期，大约在1900年及之后（例如德语国家的先驱克雷佩林［Kraepelin］和布莱勒［Bleuler］；参见Schweitzer & Schumacher 1995，S. 28-34），这些症状首先是被区分为外源性（可以从躯体上找到原因）和内源性的精神病（没有发现躯体的原因）。对于内源性的精神病克雷佩林分成了情感性精神病（"循环性情感障碍"，波浪状地在抑郁和非抑郁发作之间，有时在抑郁和躁狂发作之间交替）和精神分裂性精神病。有些精神障碍在它们的临床表现图谱里如此复杂并且因此可能在精神病学理论建立的历史上存在很大的争议，如精神分裂性精神病。

这一组精神障碍总体来说会对思维和感知造成深广的激惹和扭曲以及一个与情

1　我们要感谢汉堡的福尔克马尔·阿德霍尔德博士，感谢他对本章节的贡献。

景不相称的或者淡漠的情感表达。可以区分为阳性症状（产生出的）如幻觉和妄想，以及阴性症状如社会退缩、精力缺乏和情感淡漠。阳性症状还包括认知症状，如显得混乱的思维和语言。思维往往是不清楚的、破裂的和含糊的（精神分裂性思维障碍），语言表达有时是无法理解的，事件和情况微不足道的方面可能会被特别地强调并且会使用适合其他情况的要素。当事人往往会在个人的身份认同、个性、独特性和做决定的自由方面受到激惹，他们会体验到对自己感到陌生和不信任（去人格化），可能会出现妄想，认为自己内心的想法和感受被别人获悉或者甚至被他人控制。这种从外部被他人或者超自然的力量控制的观念可能会导致其表现出让人觉得古怪的或者无法满足的语言和行为方式。然后，可能会表现出难以把自己的体验用语言总结（象征化障碍）或者无法按字面意思理解交流中的用语（具体化），例如谚语。

根据ICD，要诊断精神分裂症，必须要有至少持续一个月的精神分裂症阳性症状，根据《精神障碍诊断与统计手册》要有至少持续六个月的阴性症状，并且其中还有至少一个月的急性阳性症状。没有任何一个单独的症状能够足以做出诊断，或者对于做出诊断是必不可少的，这就是说没有一个症状必然符合所有被诊断为精神分裂症的患者。根据ICD必须至少有下列症状之一被观察到：

- 思维鸣响，思维插入，思维撤走，思维广播；
- 被控制妄想，被影响妄想，被强制感涉及躯体运动、四肢运动、思维、行动和知觉；
- 对患者的行为进行跟踪性评论，或相互对患者加以讨论的幻听，或来源于身体某一部分的其他类型的幻听；
- 持续性，与文化不相称，怪异的妄想。

至少必须有以下两项的特征被观察到：

- 持续性幻听；
- 词语新作和思维连贯性障碍；
- 紧张性症状，缄默及木僵；

- 阴性症状，如情感淡漠、言语贫乏、情感迟钝（须排除由药物所致的情况）。

进一步的精神分裂症过程的症状，在ICD中作为亚型来诊断，被害妄想（偏执）、自闭性退缩、全面的解体、青春痴呆症（尤其是在少年阶段：思维混乱同时伴有活跃的幼稚的情绪），还有紧张症，一动也不动（Dilling et al. 2004）。接下来我们特别聚焦于在F20中被定义为精神分裂类别的精神障碍。

表1　ICD-10精神分裂症、精神分裂性和妄想性障碍

F20-29　精神分裂症、精神分裂性和妄想性障碍

F20	精神分裂症
F20.0	偏执型精神分裂症
F20.1	青春型精神分裂症
F20.2	紧张型精神分裂症
F20.3	未分化型精神分裂症
F20.4	精神分裂症后抑郁
F20.5	残留型精神分裂症
F20.6	单纯型精神分裂症
F20.8	其他精神分裂症
F20.9	精神分裂症，未特定
F21	分裂型障碍
F22	持久的妄想性障碍
F23	急性而短暂的精神病性障碍
F24	感应性妄想性障碍
F25	分裂情感性障碍

病程

　　精神障碍会以缓慢的和不断加重的或是急性的严重的非正常的行为起病。在病程中症状表现的差别很大，至少通过合适的治疗，一个慢性化的发展病程并非被看作是无法避免的（如同诊断名称的恐怖性所暗示的那样）（Dilling et al. 2004）。可能会出现的情况是，在一生中只有单次的精神病发作，也可以是患者学会了与他的症状相处，迅速地识别发病前的症状并且获得与自身情况相符的专业支持——并且最终痊愈作为心理治疗过程的结果也是可能的。不过也会有持续的病程，慢性的和不断加重的病程（关于长期病程参见Ciompi 1980；Ciompi & Müller 1976；Harding et al. 1987）。

遗传与环境

　　在专业领域，精神病遗传性的问题长期以来都是一个争论的焦点。报告显示该精神障碍在家庭中有累积的现象并且双生子研究中至少部分建议一个特别的基因因素，所谓的易感性（易受损）。然而，自1963年以来发表的所有研究中一致率的平均值只有22.4%（Joseph 2004，S. 68）。由于同卵双胞胎的环境更加相似（与异卵双胞胎相比）以及他们频繁的身份认同的扩散，这个平均值比实际的因素稍高。在总结性的描述中常常还给出一个约50%的值，其中既往的研究方法使得有缺陷的研究也被计算进去了。

　　我们知道的最著名的关于精神分裂性精神病遗传与环境作用的研究是前瞻性的芬兰的收养家庭研究，由蒂耶纳里等人（Tienari 1991；Tienari et al. 1987，1993，2004）进行。在20年的随访中，306名儿童，其母亲被诊断有不同形式的精神分裂性精神病，他们被其他家庭收养，这些儿童与另一组没有精神分裂性诊断母亲的被收养的孩子相比较。同时，对收养家庭的父母进行了细致的精神疾病的检查以及家庭大致的互动与关系中的障碍的调查。结果显示，母亲有精神分裂症诊断的这组儿童（"高基因风险"）大部分只有是在收养家庭的沟通被看作是"有障碍的"关系模式，被评估为"确实不正常"时，以及养父母中的一方或是双方被诊断为严重的精神疾病（严重的人格障碍或是精神病）时，才会被做出精神病性的诊断。在健康的收养家庭中"高基因风险组"的儿童患病率是29个当中有4个（13%），亲生母亲没有精神病性诊断的儿童患病率是45个里面有3个（7%）。这些差别没有统计学意义。在收养家庭中，其中父母一方或双方有严重的精神疾病，"高基因风险组"的儿童92人中有30人（33%）发展出精神分裂性障碍，"低基因风险组"的儿童105人中有21人（20%）发展出精神分裂性障碍。这个差异是有显著统计学意义的。互动障碍是通过奥卢家庭评估量表[1]评估的。其中最有意义的结果是：缺乏共情、中断的沟通、亲子冲突以及跨越边界和关系纠缠。

这些发现成为解释基因和家庭环境之间很大程度上必然的相互作用在促发精神分裂症发展中的证据。基因—环境相互作用因此被定义为环境因素敏感性的基因控制。并且这个敏感性既存在于功能不良的环境因素中也存在于保护性的环境因素中。

温尼（Wynne）以其沟通偏差概念（Wynne & Singer 1963）为基础进行了家庭沟通障碍的操作性研究。得出的结论是，对于有基因易感性的人良好的家庭和社会背景条件明显提供了好的保护，并且还能够促进和激发这些人特别的天赋与能力——这是基因—环境互动一个很有说服力的证据。

相反，瓦尔伯格（Wahlberg et al. 1997）可以从蒂耶纳里的研究数据中发现，虽然养子通过他的有精神疾病的亲生母亲携带了高基因风险，但是其思维障碍通常只有在养父母有沟通偏差的家庭环境下才会发展出来。然而他们在没有沟通障碍的养父母家庭中不会发展出思维障碍。

暂时的系统的精神病概念

自20世纪40年代以来精神分裂性精神病在家庭和社会条件背景下的概念被发展出来，对此我们只做简要的说明，例如"精神分裂症源性母亲"的概念（Fromm-Reichmann 1948），沙利文（Sullivan）的"精神病的人际理论"（1962），精神分裂症孩子父母的婚姻结构倾斜的概念（maritalskew），双重束缚理论（Bateson et al. 1956），"精神分裂症患者父母的沟通偏差概念"（Wynne & Singer 1963）或者"情感表达"概

48

---

1 OPAS，芬兰语为Oulun PerheArviointiSkaala，英文为Oulu Family Rating Scale。——译注

念（Vaughn & Leff 1976；Miklowitz et al. 1984）。

很多旧的理论如今是被批判地看待的。从当今的视角来看从20世纪60到80年代的家庭治疗概念包含的推论，可能会对传统的权力和性别角色的概念稳定化并且作为暗含的、隐藏的归因，可能会把家庭看作导致精神疾病的原因。由此就会对家庭成员造成暗示的或明显的伤害。他们被看作替罪羊或者是被贴上"原本的病人"的标签。这些发展最终汇集起来，从80年代开始尤其是在美国，父母和父母小组在一个"精神疾病国家联盟"中联合起来，他们公开与家庭治疗展开论战。在德国，社会精神病学家克劳斯·德内尔（Klaus Dörner）提出了"家庭自由宣言"（Dörner et al. 2001）。1988年，美国著名的家庭研究学者和治疗师莱曼·温尼在一篇文章中提出质疑："家庭治疗师和家庭：他们真的可以共同工作吗?"

▍关系模式

精神分裂症性精神病的很多核心症状体现了交流的形式，无法被其他人作为有意义的贡献来解码，相对于社会相关的框架呈现为"疯狂的"。为了理解精神病性交流过程，其中精神分裂症患者与他们的家庭、他们的治疗机构和他们其他的社会网络联系在一起，由赛文尼·帕拉佐莉领导的米兰小组（Selvini Palazzoli 1977）和由史第尔林（如Stierlin 1984；Stierlin et al. 1986；Simon et al. 1989；Retzer 1994，2002；Schweitzer & Schumacher 1995）领导的海德堡小组，以美国在这方面早期所做的贡献为基础进一步发展了这些贡献，在此值得进行详细的描述。

软性现实建构——构成精神分裂症性交流模式的材料？

个体疯狂的交流形式在特定的交流环境里长势非常好，其中有一种建立"软性现实建构"的倾向占据着主导（Simon et al. 1989）。在其中交流的参与者极有可能很少确定，他们想要表达什么，以及不想表达什么。他们的描述总是模糊的、不确定的、意思不清晰的。很多表达可以是也可以不是。实际上是什么，并不是硬性的和板上钉钉的，而是保持着海绵状的。这些软性的现实建构通过一系列不同的机制，通常是在多个参与者的共同作用下被制造出来的。

　　精神科医生莱曼·温尼和罗夏墨迹图专家玛格丽特·辛格（Margret Singer）在家庭治疗研究的早期（1963）就已经列出了一张关于交流的小的偏差的清单，其中包括如突兀的转换话题、关联性的词语链，或者后一位说话者讲的话与前一位说话者所讲的内容无关。这就使得连贯的意义结构非常难以形成。这种同时的，被称为时间上只有最小的偏移的，几乎同时发出的两个完全相悖的冲动的表达（"我爱你！"——"别靠近我！"），以及非常快速的在这两个相互矛盾的倾向之间的振荡使得差异和矛盾在有意义的内容中几乎无法体验到，并且在彼此当中变得模糊。

　　交流的参与者可能会对另一个人的立场、意见、被表达的愿望、表达出的批评提出强烈的质疑，但是同时又非常强调亲密并且可能是对关系的同等的兴趣。作为一种变换的形式，罗纳尔德·莱恩（Ronald Laing 1974）描述了神秘化：一方不断地劝说另一方，他本来是怎样的或者他现在想要什么，即使这些看起来根本不是这样（"你本来应该是……"——"你原本应该想要的是……"）。贝特森等人（Bateson et al. 1956）把这个过程描述成"双重束缚"，作为一个交流困境的例子，其中一个人获得两个相悖的行为要求。无论他决定做哪个，他接下来都会得到信号，他选错了（"你从来没有给我送过花！"——然而接下来在被送花之后："我该怎么说呢，你并不是自愿给我送花的！"）。

　　适合软性现实建构的是快速变换的关系联盟——如果联盟快速转换，参与者有时与这一方联合针对另一方，然后再和另一方联合针对这一方。因此同时会伴随着一个强烈的负性情绪的交换："高情感表达"（Vaughn & Leff 1976；Miklowitz 1984），也被称为过度卷入，交流的参与者在一个非常紧密的关系框架下相互发出指责的、贬低的以及同时非常情绪化的评论和评价（"你必须总是把衬衣挂在裤子外面吗？——你知不知道，我看到这个有多难受，以至于我晚上很难睡着吗？"）。

精神分裂症、分裂情感性精神病和躁狂抑郁精神病模式的区别

　　在海德堡大学的家庭治疗研究所，于1984—1990年间开展了一项精神分裂症、分

50

裂情感性精神病和躁狂抑郁精神病的系统家庭治疗研究项目。在此要对家庭进行治疗，其中一位家庭成员有上述的诊断之一。海德堡的概念是在帕罗阿托的"心理研究所"（Bateson et al. 1956）和米兰小组（Selvini Palazzoli et al. 1977）前期工作的基础上建立起来的，并且特别是将认知理论的观点作为了补充。有100多个家庭接受了门诊家庭治疗，其中60例既有病历也在家庭实验中被系统地研究，在治疗期间观察了他们在以下相关概念"现实建构""逻辑模式""时间模式"和"联盟"中的相似性和差异。

51

- **硬性或软性现实建构**：作为"硬性"现实是指在一致的交流中发展出的对现实的描述由高度的联系性、不可改变性和可预测性来定义。相反，"软性"现实描述是指那些每时每刻都可以快速改变的、难以预测和预计的、联系性较低的描述。

- **逻辑模式的层面**：家庭现实建构的逻辑组织在"非此即彼"和"兼而有之"模式之间做出区分。"非此即彼"的世界观是僵化的一对反义词如黑或者白、好或者坏、正常或发疯的分类。不存在中间地带和灰色地带、内心冲突、分级、意义双关。家庭的"兼而有之"世界建构更有可能体验到多样性、过渡、多重意义和中间地带，其中在极端的情况下，这些家庭动力的沟通模式不再可以被区分和被定义。

- **时间模式的层面**：在冲突形成中的对抗倾向使得暂时以两种不同的方式进行组织：同步（同时可以观察到）或者历时（一个接一个可以观察到）。在极端的形式下可能会出现同时（对抗者消失在彼此之中）或历时的解离（对抗者完全脱离彼此）。

- **关系模式和联盟的层面**：作为外部的观察者人们可以描述家庭中的子系统和联盟的建立、它们的定义、边界的划分、持续性和变化性，以及隐蔽和公开。

这项研究的结果形成了不同的类型，根据这些类型，分别有（年轻）精神分裂症、分裂情感性障碍和躁狂抑郁患者的家庭被区分开来：

根据这些类型，（年轻的）被诊断为精神分裂症的患者家庭中的交流常常有这样的特征，软性的、不清楚的，甚至混乱的现实建构。会涉及非常冲突的立场，极少达成一致，但是冲突更多是隐蔽地较劲儿。相反的观点在紧邻的时间序列上出现（同时），交流只能短暂地维持，过不了多久就导致出现筋疲力尽。参与者相互之间的关系如何仍旧是不清楚的，联盟也经常转换。

52

在有躁狂抑郁症患者的家庭中，这些（典型的表现）看起来截然不同。在此，交流的参与者往往有非常清楚的单一的立场，比如患者躁狂的行为被"正常的"成员单一片面地评价或者对于他的抑郁行为以提出清楚的要求来回应——"自己振作起来"。对抗的观点只有在长时间的观察中（历时的）才可以被发现，例如通过在几个月的抑郁行为之后曾经的抑郁症现在突然"转为躁狂"，并且之前善解人意的家庭成员现在变成了气愤的控制者。关系的联盟在此长期保持着稳定，以便激励和振奋患者（在抑郁阶段）或控制患者（在躁狂阶段）。

关于分裂情感性精神病患者的沟通在这个分类中看起来是一种介于这两个极端之间的中间形式：比抑郁患者更活跃，比精神分裂症患者更清晰。这样的一个副作用是，冲突的张力以及由此而来的，比如伴侣分手或者患者自杀的风险，在分裂情感性精神病的交流中常常比在躁狂抑郁交流，以及被短暂激发但是长期感到耗竭的精神分裂症交流中要高。

沟通，联结，边界，避免冲突

家庭中这些看起来很难理解的交流模式以及家庭成员的精神病性行为以依恋理论的背景来考虑是有意义的（von Sydow 2002）。早期的家庭治疗师当中鲍温（Bowen 1960）对此表明，有些家庭（部分）当中跨越很多代发展出了紧密的联结（需要花三代的时间制造出一个精神分裂症），但是参与者内在的稳定性及其建立边界的能力是不确定的。相似的描述有曼佐斯（Mentzos 2000）提出的精神分裂症的核心两难困境，当一个人与另一个人在关系中相遇，他想要保持有边界的身份认同，但是同时关系的稳定性只有以牺牲自己独立的身份认同为代价才能保持。所以就形成了这样

53

表2　有精神分裂症、分裂情感性或者躁狂抑郁诊断家庭成员的家庭典型类型的描述

（Simon et al. 1989，S. 200）

模式 ＼ 家庭类型	精神分裂症	分裂情感性	躁狂抑郁
1.现实建构："硬性或软性"	极度的软性；强烈的交流偏差；混乱	硬性和软性并存；除了清晰的沟通也有沟通的偏差	硬性；非常清楚和不可改变的观点；努力使沟通表达的意思一清二楚
2.逻辑模式："非此即彼"与"兼而有之"	每个人遵从"非此即彼"的模式；无法对关于现实的隐蔽冲突达成一致	每个人遵从"非此即彼"的模式；对于现实有一致的地方也有公开的和隐蔽的冲突	每个人遵从"非此即彼"的模式；没有公开的关于现实的冲突
3.时间模式："同时"与"历时"	相反的观点同时存在（同时性的解离）	相反的观点同时存在，历时的一个接一个（同时和历时的解离）	相反的观点历时的一个接一个（历时的解离）
4.关系模式和联盟："清楚与不清楚"	没有清晰的关系的定义；不清楚的时常变化的联盟	清楚和不清楚的关系定义和联盟并存，有时会快速转换	清晰和固定的关系定义；只有在长期的时间过程中才会有变化的联盟模式

54　的家庭画面，家庭作为一个团体，其中个体很难被识别出来，其中冲突被看作是很难忍受的并且显示出"情绪单位的泥团"（鲍温引自Simon et al. 1999，S. 333）。谁害怕被离弃，谁难以讲出"不"，谁因此避免充满冲突的主题，对于这些人来说，似乎一方面，对另一个人有一种更加强烈的依恋，另一方面，一种软的、不清楚的交流方式是有吸引力的。通过这样的方式他能够留在物理的关系里并且同时能够保持一小段距离，而且非常确定，他不会离开交流的共同体。薛福伦（Scheflen 1981）根据录像记录下来的母子两人的互动序列可以在有和没有精神分裂症成员两者之间做出非常清晰的描述，前者常常更紧密地坐在一起，但是看起来却不是那么亲密：很多精神分裂症患者对他的家庭成员在空间上表现出明显的亲近，但是对此同时会发出制造距离的信号。这促进了一种看起来没有冲突的状态。精神分裂症的冲突管理尤

其依赖三种机制（Retzer 2004）：

1. 避免清晰地标记出对立面。

2. 避免对此达成一致：对立面是否确实是对立面。

3. 快速地在相反的两个立场之间摆动，以至于这些对立变得模糊。

病理化，逐出交流

但是，在此已经快速形成了一个风险：如果交流变得偏离正常并且处在一个偏差不断增大的过程中，那么这个完全偏离交流者渐渐地被病理化，然后早晚有一天他会受到威胁被赶出平等的沟通，他被"逐出教会"。他所说的话再也无法表达可以理解的意义，他（或她）再也不会被当作交流的对象被认真对待。如果这种情况经常发生，这就成了一张精神分裂症生涯的入场券。在此两种不同的偏差导致不同的社会反应：

- 关于所谓的阳性症状，其中特定的怪异行为方式发展并展现出来，如妄想、幻听、对自身和对他人的攻击行为，患者展现出**过多**的行为方式，是人们出乎意料的。这会招致社会控制性的限制措施。

- 对于阴性症状（即行为方式的缺失，被称为情感淡漠、动力缺乏、社会退缩等等），他或她没有展示出或**很少**展示出那些原本认为他应该有的行为。这会招致周围的人采取激活或者补偿性的训练和康复措施。

55

慢性化

如果当事人以这样的方式被安顿在精神病患者的贫民窟中，以至于这种情况越来越成为他生活的基本状态（"主业：精神残障"），一个新的过程特质就开始了。对此除了一位患者和他的家人，更多的环境因素必须要共同发挥作用，尤其是专业人士和社会法律规定。这个过程被我们用一个讽刺的表述"关于具体精神问题慢性化的建议"列表（von Schlippe & Schweitzer 1996，S. 113）详尽地描述出来。

▍ 去除障碍

在此，我们首先详细介绍在海德堡1985—1990年之间发展出的系统—建构心理治疗模式。我们通过参考其他方法对其加以补充，这些方法把社会环境同样纳入进来，但将其与不同的哲学和操作方法相结合。

把被逐出交流的人重新引入

家庭治疗干预的一个重要特征是对人们的精神病体验去病理化，做法是强调他的人际组成部分。这是通过把隔离在交流之外的成员重新引入沟通之中得以实现的，通过把被诊断为精神分裂症的人的语言和行为方式与他的社会环境联系起来（Retzer 2004）。以下操作方法在这种情况下被保留下来：

56

- **与精神分裂症患者交谈**：这项操作要做的是，主要是与"发疯的"家庭成员，最好与他首先并且大部分时候，正常地和理智地交谈。这么做往往首先会让家庭成员感到吃惊，然而过一段时间他们会越来越放松地倾听。

- **从（不）理解的和（缺失的）观点中解脱出来**：在这种情况下，治疗师对于被诊断为精神分裂症的家庭成员确定，他对此一定有好的和可以理解的理由，目前以无法理解的方式表达和行动，即使这些目前还无法被社会环境（被他自己）理解。由于与社会环境的联系不能通过可理解性来建立，在这种方法中，它是通过意向性来创造的：这种意图是可以被理解的和被欣赏的，即使内容似乎无法理解。

- **势均力敌的交流伙伴之间的元沟通**：元沟通是对此的交流，即人们想要如何相互交谈。通常与精神分裂症成员的对话进行一段时间后，人们会注意到，现在已经进行了很长时间真正理智的相互交谈，是否这样的情况经常出现，什么时候没有，人们如何能够做到，在别处也是可以理解的或是不可以理解的沟通。对此，治疗师把"疯狂的交谈"也看作一种能力，对于每个人不是同等容易的，也是一种练习，并且需要在一种被邀请的背景下出现。

对疾病概念提出质疑

以系统家庭治疗的视角来看（以及与之相联系的认知理论，我们在第一章里已经提到过）精神病被看作一种现象，人们既不能把它们说成是存在的实体，也不能当作是不存在的。它们能够（至少也能）被看作社会建构。因此，它更感兴趣的是询问，从不同的可能的建构中会产生哪些结果。把精神病当作疾病实体来看或者不这么做会有什么改变？令人感兴趣的是提出诊断的实用性结果。疾病概念和诊断会影响被诊断的人一方面如何与周围的环境打交道，另一方面如何与他们自己打交道。对此一个重要的策略是，把精神病举止看作一种行为，对此人们可以决定，在何时它需要在社会背景下被证明是有意义的。这样一种观察方式的意义在于，每一个个体在家庭中可以学会承担责任并且因此能够忍受一定程度的内疚感的压力，这种压力会在采取了一种反对另一位家庭成员的独立的立场时产生（参见 Ruf 2005）。它也意味着，可能存在这样的可能性，当背景条件发生变化时，也可以告别精神病（Simon 1990）。

研究中被证实（Retzer 1994），脱离僵化的生物医学疾病观点，尤其对于短期生病的患者（平均五年的病程）随后会出现复发率下降的现象。对于长期的疾病生涯，相反，对疾病概念提出质疑往往更容易使其感到害怕，尤其是当生活的基础是建立在一种被书面确认的残疾身份之上。在此，一种最有可能涉及的情况是，由于残障导致的贫困生活需要一种不再被质疑的长久的诊断来加以保护（Schweitzer & Schumacher 1995，S. 298 ff.）。

雷策尔（Retzer 1994，2004）提出了以下的系统策略用来脱离和去除精神分裂症和分裂情感性精神病相关的疾病概念：

- **对被归因的性格以及与之相联系的对行为的评价进行转化**："当患者被其他人称为偏执的时候，他具体会做什么或者说什么？他必须怎么做（多长时间），使得他不再被看作偏执？"

- **对行为从时间上、空间上和互动中背景化**："他在何时、何地对谁会做什么？并且其他人对此会做何反应？"

- **把症状性的精神分裂症行为与其他人的行为方式联系起来称为反馈循环圈：** "比如，当家庭成员试图让患者安静下来，她接下来会真的更安静还是更加不安？"

- **探索社会背景对症状性精神分裂症行为的反应：** "当她表现出精神分裂症，然后母亲会做什么？并且，如果母亲无法让她安静下来，接下来父亲会做什么？然后母亲对此会做何反应？"

- **探索有问题的和症状性精神分裂症行为的产生：** "患者必须做什么，才能让家属认为，现在是一次新的精神病危机又开始了？"

小心的对冲突加工

在精神分裂症患者的沟通中所提倡的回避冲突首先被看作可以接受的，认可它是有意义的并且是受人尊敬的，但是同时与他们一起制定有助于进一步发展的应对方式。这在很多对精神分裂症患者及其家属系统治疗的典型的干预中可以体现出来（案例参见 Schweitzer & Schumacher 1995；Schweitzer 2002；Retzer 2004；Ruf 2005）。

- **有意地推迟对冲突的解决：** 可以建议患者及其家属，在接下来的时间（在另行通知以前，暂时……）以及在特定的关系情况下（在这些具体的生活情境下，直到条件改变）对冲突的澄清和解决有意地还要再往后推迟——恰恰是鉴于可能的结果和风险。

- 预防冲突的症状处方：治疗师可以建议，当某种冲突即将发生时，有时可以有意识地恰恰在这个时候表现出症状性的行为。这种让冲突变得可见的策略，可以使得过去会引起冲突的症状现在能够解决冲突。

- 将一种同时性的时间组织转化成一件接一件地进行：当冲突的倾向不是所有的同一时间的（同时的），而是一个接一个（历时的）被表达出来和发挥出来（与之相关的说法见本书关于焦虑障碍的章节），冲突就可以在时间上凸显出来。在此推荐一些被证明是有效的仪式，即一系列的行为以象征性的有意义的时间顺序表现出来。一种经典的形式是建议患者在双日比平时

更多地不清楚地表达，并且在单日可能允许有时变得可以被理解（Selvini　59
Palazzoli et al. 1979）。

- 治疗性的分裂：这种策略在这些方面有帮助，消除僵化的历时性解体和硬性的"非此即彼"模式。两个治疗师分别代表冲突中明确的一方，并且最终也不会达成一致——由此一来，在治疗系统的文化中就引入了一种不明确的评价。因此冲突保持着悬而未决并且允许被评价为"兼而有之"（两者都对）以及被评价为"两者皆非"（两者都不对）。

预防复发

当详细讨论，人们如何能够把一种精神病的状态独自或共同再一次制造出来，在人们想要这样做的时候，通常会导致很多治疗性的可以利用的"停止的想法"。这样一种预防复发的措施可以采取不同的形式（参见 von Schlippe & Schweitzer 1996，S. 215；Retzer 2004）：

- **预先谈谈可以避免的**：家庭成员会被问到，谁必须具体做什么，必须发生什么，才能使得症状性的精神分裂症行为再一次出现。

- **对复发与复发之间的区别进行描述、解释和评估**：尤其是对于那些被诊断为慢性精神分裂症的人，在人们自身和他的社会环境之间在复发时的区别被渐渐隐去。区别要被明确地标记出来，最近一次想象中的复发与之前相比在多大程度上已经完全不同了——原本一次突发事件就是一次复发。

- **探索不出现复发的负面结果**：放弃精神分裂症行为可能会有负面的结果，会失去社会的福利待遇（退休、住所或照顾），存在受到约束的不被批准的行为游戏空间。精神病性行为能够被维持下来，如果它被证明是有用的，要想与它说再见之前，至少需要发展出替代性的行为选择和解决策略，以　60
便与那些想要理解他们的纠缠不休的出于好意的家人建立边界，或者为了确保替代与精神病相关联的提早退休这样的未来经济来源。

对慢性情况的咨询

在此，首先是关于获得一种对于慢性化现象的（建构的）中立态度，如提前退休，持续地受到社会的帮助，被纳入持续的被照顾的机构并建立长期的关系。把这些安排视为当时最好的选择加以赞赏，这是采取合作态度的前提，这样就不会给来访者带来不恰当的改变的压力（Schweitzer 2001；Armbruster et al. 2002）。在这个基础上，就可以建议不同的行为方式：

- **让慢性化的策略变得清晰**：搞清楚所有参与者（患者、亲属、邻居、专业照护人员）到目前为止和将来需要做什么以及怎么做，对慢性化（可以）做出贡献。

- **赞赏好的理由**：对形成慢性化的与背景相关的好的理由表示赞赏——这些理由通常与所有参与者在经历艰难的时光后压力减轻，看到了可能性的边界，做好了准备去保护彼此有关。

- **打听出路**：探索、讨论以及在想象中表演从慢性化过程中跳出来的可能性：来访者想要在哪些方面比从前多一些由自己来决定的生活；在哪些方面可能照顾服务并不是必需的；对于谁的帮助他可能有时甚至完全不再需要了？

- **把内心冲突表现到极致**：把赞同和反对慢性化过程之间的内心冲突就此表现到极致，使得有可能产生新的决定。仔细地考虑这个跳出来的过程会给人制造出恐惧。因此，在心理上必须能够随时刹车，欣赏地认可保持这种状态的可能性，正如在预防复发时把精神病的复发从另一方面作为有意义的刹车带着欣赏加以考虑。

- **心理治疗所诱导的危机**：对于长期的患者会出现潜在的制造出的危机，当出现新的要求时，要么是关于更多的独立自主（例如，比如要长期照顾生病的孩子的父母一方去世）或者是关于更多的机构化的照顾。对此人们不想等待，有时会在患者的生活中引发一种"心理治疗诱导的危机"（Ciompi 1977）——例如在一所康复机构，由于所有精神病患者坚持无视正常的义务和要求（例如，要求卫生习惯、日常作息、家务等等），因此那里开始变得令人不舒服。

- **"陪同"代替谈话**：长期的患者通常很少讲话并且他们的社会环境通常也很少提供关于他们的有趣的（新的）信息。在此行动往往比讲话更重要。对此的原则是，帮助者系统一方故意的对慢性化的异乎寻常的行为方式夸张地提供支持和促进（"陪同""代理"），以至于患者自身从这种冲动中觉察到并且停止这种不同寻常的行为，因为他们自己已经受够了。

心理教育的，家庭取向的治疗方法

对于精神分裂症患者心理教育的重要要素包括（Hornung 2002；Marley 2004）：

- 更准确的不断更新的传授关于精神分裂性障碍的形成、诊断、病程的信息，关于具体的家庭应对策略，如家庭成员自己有意识地与患者过于令人有压力的要求划清界限，以及通过提供关于药物和副作用的信息提高依从性。
- 对患者提出现实的要求，人们可以在做家务方面对他有何期待，如个人卫生、服用药物或者找工作？
- 争取最佳的药物，通过谈论每一种药的作用和副作用，以及由医生建议的药物和由患者接受的药物之间的冲突区，使得这两种观点尽可能达成一致。
- 通过及时发现早期的预警症状，早期识别有威胁的循环，并且制订一个个体化的危机干预计划。

62

心理教育治疗虽然也是家庭取向的，但是并非系统取向的。它被看作长期抗精神病药物的补充。药物既可以被看作一个成功的参与的前提，也可以被看作心理教育的重要内容。心理教育项目通常是半标准化的安排，往往是针对4到6位患者，最有可能的是由两位治疗师进行10到15次会谈。把家属也纳入进来的做法是在两个焦点上同时进行的，也就是分成两个组，分别是针对患者和针对家属的。在这些项目中，把家属一起纳入进来可以进一步降低20%的复发的风险（Pitschel-Waltz et al. 2001）。一种对家庭教育的、以应对为取向的治疗原则在很多指南里都出现了。所以，比如在德国精神病学、心理治疗与神经病学（DGPPN）的《精神分裂症治疗指南》里被称为"行为分析—沟通训练—问题解决策略—针对具体问题的行为策略"。

与之相反，"夫妻和家庭治疗指南"（与科学医学专业协会工作联盟一致）既把教育式家庭干预又把系统家庭治疗称为经临床证实的有效的流派（Wirsching & Scheib 2004, S. 5）。

在两种方法之间大约在1990年有一次激烈的讨论（Simon & Weber 1988；Hahlweg et al. 1989；Weber & Retzer 1991；Retzer 1991；Bäuml & Pitschel-Waltz 2003），我们在此简单总结一下这些批判的方面（参见Herzog & Schweitzer 1993）：心理教育的家庭干预的方式看起来在很多方面同时是"问题和方法"（Hunter et al. 1988）。这种疾病概念以终生的认知和情感障碍为出发点，展现出对于敏感因素密集的社会背景的易感性。通过对早期症状的监控、抗精神病药物和压力管理虽然可以在一定程度上对疾病加以控制，但是人们需要对疾病始终保持警惕。对此，从系统的视角来看要减轻家属的压力需要花大代价，也就是说病人角色的固化和疾病这件事的妖魔化，患者什么也不需要做，只需自动地运转。家属只能学会为患者做安排，给他适合的治疗，以不同的方式与他相处，才能降低家庭中的压力水平。如此一来，家庭中的和睦是要通过疾病慢性化为代价来获得，虽然这较少负性地运作，但是也失去了一个机会：每一个涉及的人可以是患者，也可以是健康人，可以把他们看作某种特定家庭模式的参与者，并且所有人都可以共同提高他们的可能性，发展出创造性的模式，在其中疾病不再是一个主题（或者至少是变少了）。心理教育项目的一个特别重要的作用看上去实际是，家庭成员对患者的期望降低了。对于一些家庭来说，这些疾病概念是一种安慰（"现在我们知道了，我们的处境，并且我们可以采取相应的做法"），对于另一些家庭是令人沮丧的（"现在我们知道了，我们这一辈子家里都有个残疾人，很有可能我们要做的事会越来越多"）。在近几年有一系列其他的方法发展出来，避免了一种缩减家庭治疗的观点（如一开始所描述的）以及一种单纯进行教育的方法的风险。它们将一种系统的观点与一种社区取向的方法结合起来，也就是说它们比迄今为止上述提到的方法更加强调社会网络的想法。这些方法将在下面加以介绍。

精神病的多家庭治疗

多家庭团体治疗（MFGT）于1960年左右在美国已经发展起来（Laqueur et al. 1964）。在新的社会政治背景下它又一次赢得了新的发展，尤其是通过麦克法兰（McFarlane 1983，2002）发表的文章，并且当时在欧洲也经历了一次共振（Asen & Schuff 2006）。我们的描述以马利（Marley 2004）为取向。在多家庭团体治疗中由两位治疗师与四到六个家庭在某个固定的疗程里一起工作。他们通过一个共同的问题联系在一起（此处是有一位被诊断为精神分裂症的家庭成员），值得推荐的做法是他们也处于相似的家庭阶段（比如有青少年或者年轻的成年子女），但是除此之外很有可能在社会阶层、民族起源和家庭风格上完全不同。

多家庭团体治疗遵循三个主要目标：避免复发、改善家庭成员的心理社会状态以及建立家庭的社会网络。避免复发致力于，通过邀请家庭从隔离、自我羞耻感和自我压力过大的道路上走出来，并且通过努力争取减少批评性的卷入的沟通（较低的"情感表达"）。家庭成员的心理社会状态应该通过鼓励他们更加地不依赖彼此而得以改善。最后，理想的是从这个团体当中发展一些持久的、跨越家庭的和稳固的人际圈，通过这个人际圈在危机时刻也可以获得支持。多家庭团体治疗可以在开放的或者封闭的团体中开展，可以是短期的或长期的。麦克法兰最喜爱的是对被诊断为精神分裂症的患者家庭进行长期的和封闭的团体治疗，他认为这是最有效的，但是并不总是能实现的模式。一个多家庭团体治疗的过程可以用四个依次进行的主要阶段来描述：

1. **把团体成员聚拢到一起**：首先，一位治疗师去认识每一个感兴趣的家庭以及每一位家庭成员，了解他们对疾病的理解、他们的目标、长处和弱点以及每个成员在团体中预计感受到的压力。由她向家庭解释团体的目标和如何进行。

2. **促进团体的团结**：所有团体成员介绍他们自己以及他们的状况和动机。有经验的团体成员帮助新的加入者熟悉团体并找到方向。治疗师运用不同的设置和技术促进家庭之间的对话（对一个家庭中的成员的提问变换形式以及转向对其他的家庭或者家庭成员提问，每两个家庭之间进行小组谈话）。不断强调家庭是专家：他们精通如何胜任有精神分裂症的日常生活。

65 3. **分离和解决问题**：如果团体中的凝聚力和信任增长了，接下来不同的成员就可以相互之间提问，指明一些事，对假设和实践提出问题。探索解决典型的日常问题的策略。对此家庭（成员）往往也会明白，社会退缩和隔离，过度卷入和内部的批评是怎样把解决问题变得困难的。

4. **建立一个社会支持网络**：如果除了团体见面之外他们也能够建立日常生活中的关系，这个团体就成功了。在团体中共同体验，其他的家庭如何被相似的情绪深深影响，以及相似地进行顽强的抗争，能够在这个最初的多家庭团体之外发展出一定程度的对新的熟人和关系的开放性。

在多家庭团体治疗中，有时某一个家庭会时不时地变得很重要，他们坐在一个大圈的内部，并且讨论一个典型的情况，讨论由其中一位治疗师来主持，或者他们尝试解决一个对于他们来说典型的问题。其他的家庭坐在外圈，倾听并且发挥的功能是为这个家庭做古希腊式的合颂：他们对所听到的内容给出评论、提出建议以及讲讲自己的经历。治疗师必须认真地留意，是否以及何时这个家庭可以富有成效地利用这种情形，这种高强度的聚焦对于一些家庭来说可能是难以承受的压力。不断地会请出某一个家庭来承担一次会谈的带领者。领导的角色需要轮换。并且此处也需要治疗师有好的洞察力，关于何时哪一个家庭敢于承担这个角色。

多家庭团体治疗特别的优势在于使家中有被诊断为精神分裂症成员的家庭打破了隔离的状态，并且可以利用所有参与的家庭作为令人心力交瘁的日常问题的专家的经验，当在涉及战胜危机、慢性的持续的压力、入院和出院回家、服药以及拒绝服药、被挫败了的希望以及重新获得信任时。

66 ## 适应需求的治疗和对话式系统治疗：赛库拉等人的方法

在芬兰，从1975年开始，在治疗首发精神分裂症方面发展出了"需求取向"治疗的理念（概况参见 Aderhold et al. 2003；Alanen et al. 2003），其中大约从1984年开始，系统治疗方法发挥了重要的作用（Lehtinen 2003）。它很好地整合到了公共医疗卫生

系统当中。需求取向的意思是，不再遵循一种标准化的干预程序。更加重视与患者
及其周围的人达成密切的一致，从大量可供使用的社会精神病学、精神药物和心理
治疗干预中结合特殊的病史背景选出最适合的方法。尤其是在拉普兰西北部运用的
这种方法，取得了一致的效果，亚科·赛库拉（Jaako Seikkula）的方法，是受到了
汤姆·安德森（Tom Andersen）和俄罗斯语言哲学家巴赫京（Bakhtin）的"开放式对
话"理念的启发，把这个理念加入到了治疗当中（Seikkula et al. 2003）。赛库拉等人
（Seikkula et al. 1994，2003）描述了如下的实践方法：

- **心理团队——不依赖地点**：当有首发精神病发作时，一个由门诊部和住院
  部精神科工作人员组成的团队在与当事人商定之后会在24小时之内到达精
  神病发病地点（家中、工作场所、学校等等）。

- **汇集多种心理治疗方法作为核心的工作安排**：在此会把所有感觉会涉及的
  以及愿意共同提供帮助的人召集在一起。这么做遵循一个开放式对话的原
  则：允许充分的表达，无须做出解释，致力于对情况达成共同的理解，然
  后从中就可以产生一个进一步的治疗计划。

- **缓慢和合作地做出决定**：只有在充分考虑了是否需要开始住院还是门诊治
  疗，是否需要服用抗精神病药物等等，才会做出决定。在此所体现出的价
  值观是，不能匆忙地做出决定，为的是不要过早地打开接受治疗的生涯，
  这样的话可能会让重返社会变得困难。

- **治疗的持续性**：一开始组成的精神病治疗团队会在接下来的3年里持续为这
  位患者负责——会保证他治疗的持续性。治疗方法的汇集作为对案例理解
  和治疗计划的中心地带会在这个时间跨度内根据患者的需求不断地开展。

　　到目前为止，由赛库拉对治疗结果的自然观察研究，对先后进行的两组治疗队
列——一组33位患者和另一组42位患者的5年来的病例记录（Seikkula et al. 2006）展示
出令人印象深刻的结果（第一组主要是米兰小组方法，第二组主要以开放式对话原
则为取向）：两组都显示出非常低的住院天数，提早退休低发生率以及较少的其他障
碍，联合使用极低剂量的抗精神病药物。这些首发精神病患者中的70%甚至在这段共

67

同研究的5年期间没有服用抗精神病药物治疗。48%的患者除了接受系统干预，还根据需要接受了另外的个体治疗（大部分患者已经从他们的原生家庭中分离出来）。

这些经验现在在美国和德国也引起了极大的兴趣（Keller 2002；Gottwalz & Aderhold 2002）。但是这种方法在组织方面与芬兰相比实践起来要困难得多，其中需要统一的疾病服务财政上的合作，在治疗的持续性和灵活性方面与拥有更加分散的治疗系统的国家相比，要求更高。福尔克马尔·阿德霍尔德，一位在德国推行该方法的代表人物，强调人们可以从芬兰的经验中学到，"在对精神分裂症干预的过程中及时性是尤其重要的：心理社会（也包括系统式的）方法越早运用效果越好。需求取向的治疗使得一种有意义的，由患者和他的社会网络为主共同调控的不同的治疗形式能够补充进来"（个人讲述，2005）。根据阿德霍尔德的观点，背景化和治疗的持续性已被人们意识到是对精神病心理社会治疗的重要起效因素。挑战在于，在服务体系中如何把这些变为现实，而在组织机构上不会像芬兰那样的一个模子。

68

2.2 抑郁症——出于不能和不愿[1]

▌障碍概况

处于抑郁期，兴趣减退、情绪低落和意志消沉的体验是一种普遍的现象（Wolfersdorff & Rupprecht 2001）。这些未达到诊断标准的抑郁的形式与被临床诊断为（严重）抑郁症的现象要区分开来。抑郁症被看作一种最常见的情感障碍，也被称为心境障碍（在ICD-10: F3，与躁狂和双相障碍归在一起），依据一组典型的症状表现并且一定的持续时间以及典型的病程模式来做出诊断和描述（Wolferdorf & Rupprecht 2001）。在抑郁期所表现出来的明显倾向是，低估自己的力量和长处并且说自己不行，夸大和渲染每一处错误，以及构想出内在的灾难场景（Beck et al. 1999）。在悲伤、抑制、意志力缺乏，甚至自杀倾向之上，是"难以忍受的超社会化的重量，它使人陷入沮丧和失败"（Linares & Campo 2003，S. 39）。此外，忧郁的情绪会独立地

---

1 我们感谢伦敦的艾亚·阿森博士和海德堡的心理学硕士安德利亚·埃贝克-诺伦对这一章节的贡献。

自我加工，并且发展成一种自主性的功能，它具有一种极端的有威胁性的特质，一
种彻底的毁灭的和完全隔绝的感觉："'抑郁症患者已经死亡，而且他知道，他死
了。'这句话是说给我自己的……我是徒劳的。"（Jens 2001，S. 519 f.）

69

表3　ICD-10中的抑郁障碍

F30-39　心境［情感］障碍

F32.0　轻度抑郁发作

F32.1　中度抑郁发作

F32.2　重度抑郁发作，不伴精神病性症状

F32.3　重度抑郁发作，伴精神病性症状

F33.0　复发性抑郁障碍，目前为轻度发作

F33.1　复发性抑郁障碍，目前为中度发作

F33.2　复发性抑郁障碍，目前为不伴精神病性症状的重度发作

F33.3　复发性抑郁障碍，目前为伴精神病性症状的重度发作

表4　依据ICD-10抑郁发作的症状（Wolfersdorf & Rupprecht 2001，S. 391）

主要症状（有二到三个症状，且持续两周以上）

- 忧郁情绪
- 兴趣和快乐感丧失
- 动力减退

其他症状（有二到四个症状）

- 注意力无法集中和注意力减退
- 自我价值感和自信降低

- 自罪感，无价值感
- 对未来的看法是消极的和悲观的
- 自杀观念，自伤和自杀行为
- 睡眠障碍
- 食欲减退

躯体综合征

- 兴趣和快乐感丧失
- 对社交和快乐的事缺乏反应
- 早醒（比通常的时间早两小时以上）
- 早晨情绪和动力最差，可以观察到的精神运动迟滞或抑制
- 明显的食欲减退
- 最近一个月体重减轻（超过体重的5%）
- 明显的性欲减退

在ICD-10中对抑郁发作（F32）和复发性抑郁障碍（F33）做了区分（Dilling et al. 2004；Dilling & Freyberger 2005）。抑郁发作时（轻度、中度或重度），当事人承受着一种对他们来说程度不同寻常的压抑情绪以及对自我的愤怒和不合适的自责感以及动力和活力的减退。喜悦的能力受到损害（快感消失），兴趣和注意力减退，同时伴有睡眠障碍。如果这些状态持续至少两周，在病史中没有躁狂或轻躁狂症状出现，并且这种状态不是由躯体疾病或者物质滥用引发的，就可以称之为抑郁发作。最严重的形式是重度抑郁发作伴有精神病性症状（F32.3或者，这个状态重复出现，F33.3），其特征是出现抑郁虚无主义妄想和幻听或者一种抑郁木僵状态（完全丧失动力），存在自杀或者液体和营养摄入不足等危及生命的危险。

抑郁症风险

抑郁症是最常见的精神障碍，属于目前世界上最常见的五大疾病之一，并且

呈逐年上升趋势（Wolfersdorf & Rupprecht 2001）。人在一生当中至少有一次抑郁发作（所谓的终生患病率）的概率是15%（女性是20%—25%，男性是7%—12%）；持续的抑郁障碍（慢性抑郁症，心境障碍）发病率是2%—4%（Wolfersdorf & Rupprecht 2001）。抑郁症被认为是可复发性障碍，有15%—30%的患者发展成慢性病程并且会对当事人造成严重的限制。所有首发的抑郁患者当中有20%—25%会由于疾病的严重性首先被送至住院治疗。所有的抑郁障碍终生自杀率是4%—5%。共病具有重要的意义，慢性躯体疾病（尤其是癌症）伴抑郁症的发病率通常是30%—40%（Staab & Ludwig 1993）。

抑郁症和伴侣关系

抑郁症在成年人中往往和伴侣关系过程有密切的联系（Brown & Harris 1978）。退缩—拘谨地交流—更加紧张—争吵—退缩这样的发展过程会自己建立起来。功能不良的伴侣关系展示出一个更加频繁的更强的抑郁复发的可能性（例如，Beach & Nelson 1990；Perlmutter 1995；Fiedler et al. 1998）。如果配偶对他们婚姻的质量有截然不同的评价，避免冲突，同时彼此之间的互动不明确，那么被诊断为抑郁的配偶临床复发率更高（Backenstrass et al. 2001）。根据比奇和芬彻姆（Beach & Fincham 1998）抑郁症临床研究提出的观点，夫妻治疗在以下情况对抑郁症尤其有效：

- 在抑郁症发病前不时有婚姻问题出现；
- 患者是女性（！）；
- 独立于夫妻关系之外的（功能不良的）个体认知和个体问题不是很突出。

性别—差别

女性被诊断为抑郁症的发生率高于男性（Jones & Zalewski 1994）。有三个方面可能对此有影响：女性由于缺乏影响力而有更多的压抑的体验，她们表达通常的痛苦的方式与男性不同（"更加沮丧"），最后，专业人士对于女性相比男性更容易做出抑郁的诊断。已婚女性的抑郁症在增多，如果她们体验到了婚姻中的决策能力以及家务的分配不平等（Whisman & Jacobson 1989）。伴随着对婚姻的不满意会出现抑郁，而不是反过来（Beach & Nelson 1990；Rounsaville et al. 1979）。相反，男性似乎对工作压力或是解雇的抑郁反应比女性更强烈。但是他们处理抑郁情绪的方式也和女性不同（Falicov 2003），相比女性他们会更多地饮酒和依赖药物，发生反社会行为和自杀（同年龄段的男性自杀率比女性高8到10倍）。

抑郁和移民

从发展中国家到工业国家的工作移民，往往以躯体主诉来表现焦虑和抑郁的感受，即以一种躯体化障碍的形式，正如在他们本土文化中体验到身体和精神是统一在一起的。躯体的不适比起心理问题有较少的病耻感，而且求助的方式（医生、医院等等）也更加明确（Eberding & von Schlippe 2001）。

"跨国"家庭通常的情况是，年轻的成年家庭成员长期在移民国家工作，他们的配偶和祖父母在自己的国家生活，孩子们根据经济、时间和上学情况有几年在这里度过，有几年在那里度过。他们证明了新型的抑郁—关系—动力（Falicov 2003，S. 381 ff.）。所以很多拉丁美洲的女性在美国体验到了更多的个人自由，而拉丁美洲的男性相反却失去了令其感到安全的大男子主义特权，这就使得抑郁模式反转了。孩子们频繁的（早年）分离经历和父母相应的内疚感可能但不一定能被双重的文化背景所补偿，工作移民有必要并且是有益处的。如果移民家庭中孩子在移民国家越来越不听父母的管教，父母抑郁的风险将大大增加。如果父母非常严格地坚持传统的价值观，尤其使处在青少年期的女儿自杀的风险增高。一种灵活的逐渐的文化适应，既不是快速地摒弃原有的价值观也不是僵化地顽固守旧，这种方式也许是防止此类抑郁相关风险的最好的保护（Suarez-Orozco & Suarez-Orozco 2001）。

抑郁和家庭支持

家庭环境中的支持、联结和认可使得从统计学上不太可能出现抑郁现象（Hops et al. 1990；McFarlane et al. 1994），促进更快的康复和对抑郁病程准确的预测（例如，

McCullough et al. 1994；Kocsis et al. 1997）。相反，单靠药物成功治疗抑郁症往往无法起到解决家庭关系问题的作用（Krantz & Moos 1987；Keitner & Miller 1990）。

抑郁和批评

聚焦"情感表达"的研究强调，与伴侣一起生活的抑郁症患者，其临床结局与伴侣对患者表达批评的程度有关（Vaughn & Leff 1976；Hooley et al. 1986）。布兹拉夫和胡莱（Butzlaff & Hooley 1998）在这些研究的基础上发现，夫妻之间"情感表达"的程度在抑郁症进一步的（九个月的）进展中比精神分裂症更容易预测。莱夫（Leff）等人发现，系统式夫妻治疗相比抗抑郁药物治疗的优越性（Leff et al. 2000，2003）在于，不仅伴侣的批评态度减少了，而且更重要的是患者更少地卷入针对这种批评态度的互动中。

抑郁症和依恋

童年早期形成的依恋模式（依据鲍尔比［Bowlby］的理论）似乎是抑郁症的一个有效预测因素（Sexson et al. 2001）。凯斯勒等人（Kessler et al. 1997）在一项大型的抑郁和焦虑障碍双胞胎研究中证明，亲子分离和父母一方的离世等环境因素独立于基因因素可增加成年期患病的易感性。

如果孩子生活在父母患抑郁症的家庭

如果被临床诊断出患有抑郁症的成年人有孩子的话，那么系统治疗是非常值得推荐的，为孩子们对待父母的抑郁症提供支持。对于孩子而言，父母的疾病也可以成为个人成长的挑战并且对增强家庭凝聚力有促进作用。在此有两个方面被作为决定性因素提出来：

- 帮助孩子表达情感，表达他们在与父母的抑郁行为打交道时的体验（Focht-Birkerts & Beardslee 2000）；
- 帮助孩子理解父母的疾病（Beardslee et al. 1992）。

74　　　**如果青少年时期的抑郁体验被忽视**

对于青少年来说，一方面，抑郁情绪是正常现象，在这个人生阶段常常会出现（Elmen & Offer 1993）。青少年期抑郁症的发病率在4%—8%（Birmaher et al. 1996）。另一方面，恰恰因此会存在抑郁症状在临床上被忽视的风险（Lewinsohn et al. 1993）。有研究证据表明，这些在青少年时期被忽视的抑郁症会一直持续到成年期，尤其是在关系领域留下痕迹。当青少年经历父母分居或离婚，对于父母来说有一个重要的挑战就是不要低估和轻视他们处于青少年期的孩子的抑郁表现。尽管有时候他们看起来是稳定的，但是青少年可能很容易受到家庭剧变的影响并容易患上抑郁症。

文化特异性的抑郁行为和体验的表现

塞利格曼（Seligman 1990），一位早期的关于"习得性无助"的美国研究者，把"当今美国抑郁症的流行"放在个人主义和自给自足的文化意识形态中来理解（又参见Ruf 2005）。生活中不可避免的丧失和失败会被仅仅归咎于个体及其失败，而不是更大的单位，如上帝、国家或家庭。这样的文化把自我感觉良好和积极的情绪作为标准，并且难以忍受负面的情绪。另一方面，抑郁的成因目前被认为是与神经生物学有关，宣称可以通过药物有效地治疗，而这种看法成为社会上普遍认可和接受的。在这种文化中，自杀被看作抑郁症可悲的结局。在不同的文化中（Falicov 2003列举来自日本的案例）自杀反而被看作一种大胆的举措，因为个体是次要的，避免了接下来由于自己的抑郁症为集体带来耻辱。

75　　　**抑郁思维和体验的个人模式**

关于抑郁症的个案研究被详细地开展过了。利纳雷斯和坎波（Linares & Campo 2003）提出"成为重要他人期待的样子以及完成他们的期待是迫切的需要"是抑郁症患者身份认同的核心基础（S. 39）。在精神分析中发挥核心作用的是丧失体验、不安全感或者失望的体验，以及这些体验被加工处理的形式，后来发展出抑郁的患者的童年期尤其被强调：为了寻找安全感，他们一方面发展出一种对其他人强烈的依赖性，但是同时表现出一种（在经验中不被允许的）对这种依赖性的反抗。在这两个极端之间的对立关系中会发展出抑郁症状（Schauenburg 2000）。

贝克等人（Beck et al. 1999）对功能不良的认知图式的描述很有名。他们发现"认知的三角"即对世界、自己和未来持一种负面的看法，在这样的背景下表现出单面性、单维度、绝对化、概括的和不变的描述的倾向。这些模式的形成是通过早期社会化经验（在此典型的模式被称为"习得性无助"）未加检验的引导，创伤体验或者慢性压力，它们是强烈的自动化的。在背后存在的对自己和对世界的高要求以及理想化的基本信念，支持着这些非理性的、不恰当的认知。

系统催眠理念对抑郁症的动力学描述是完全相似的（Schmidt 2001）。他们把它看作一个人解离活动的表达，他们非自主的、自我催眠的想象和自我暗示。可以说他们自己让自己抑郁了。对此施密特（Schmidt）证明，抑郁症首先可以解释为一种对立的紧张状态，一边是一种内在的方面，对更加美好的生活可能性的渴望，一边是一种更阴郁的一面，而这一面不断地占了上风。内心斗争不断失败的体验强化了失去希望和自我贬低并且形成一种恶性循环。但是可以发现，这种状态虽然是受到压抑的，但是指引生命的内在方面是存在的，完全有可能先把方向转向自身的资源。

席佩克和绍布（Schiepek & Schaub 1991）在模拟模型中用迭代微分方程来描述抑郁障碍发生随时间推移的关系。一些参数，如"要求""满足""害怕失败"和"战胜"，减弱或增强相互之间的作用。由此他们可以证明，例如，随着时间的推移，当参数"战胜"渐渐地和持续地被提升后，参数"害怕失败"急剧下降。

76

▌关系模式

"不足为奇的是，一个患抑郁症的女人的丈夫已经吸引了大批作者的注意力……并且在系统家庭治疗显赫人物的画廊中享有特权地位，同时还有精神分裂症患者的母亲、神经性厌食女孩的父亲以及酒精成瘾者的妻子。但是要把目光放在关系上就要避免简化地贴标签，同样，制造抑郁症的丈夫这种说法，如同有人用相应的方式在精神分裂症源性的母亲中所做的那样，都是不公平的。"（Linares & Campo 2003，S. 31）

　　抑郁的行为方式在紧密的社会关系，比如在伴侣关系中可能会起到什么作用？琼斯和阿森（Jones & Asen 2002）以及其他作者提出了以下几种可能性：

　　邀请参与：抑郁信号可以起到向伴侣发出信号的作用，他或她应该更大力度地参与进来。利纳雷斯和坎波（Linares & Campo 2003）做了这样的描述："被抑郁症笼罩的情绪气候是……冰冷和受约束的……令人难以想象，说道：'看着我，因为我感到孤单。'"这样就可能将那些无法讲出来的症状、愿望和需求变得清晰可见。

　　联结故人：抑郁行为可以隐喻地将特定的家庭事件象征出来——其中可以对已故家庭成员的记忆清晰的保持或者借此与已故者持久的联结被表达出来。图宾根的修辞学家瓦尔特·延斯（Walter Jens）在一次采访中表达了他自己经历的抑郁症与他的因重度抑郁症去世的母亲及其密切的联系："当时我的心里不断浮现出一句诗：'你走母亲的黑暗的路。你走母亲的黑暗的路。'她喊我并引诱我：'来吧，我的孩子'……现在她要求，她曾经给我的：'走我的路！'"（Jens 2001，S. 520）

　　忠诚：这也可以被理解为忠诚。在治疗中从代际的角度往往呈现出，父母如果有苦难的（例如抑郁症）命运并且他想对父母非常忠诚，他往往（无意识地）不敢允许自己比父母过得更好。然而，有些人采取了相反的立场，即永远的帮助者，努力试图帮助其他（抑郁的）人。施米德鲍尔（Schmidbauer 1997）把这种现象描述为"帮助者综合征"。

　　伴侣联结：抑郁行为可以起到维持系统的作用，它至少能够在一段时间内阻止伴侣或者孩子离家。通过症状，另一方将自己定义为弱者，如此一来同时也就掩盖了另一个特征：通过抑郁症，强者会被迫使去帮助弱者，这样一来就调换了位置。研究（对抑郁症女性患者）证明婚姻品质和抑郁症之间的关联可以在沟通序列中表达出来，赖特尔（Reiter 1993，1997）把它称为互动模式（见下页插图）。

　　这两个描述都证明了，在系统的视角下运用的观点，也就是关于这样一个问题：抑郁症对伴侣关系中的平衡有什么意义。利纳雷斯和坎波（Linares & Campo 2003）假设，在一种最初基于对称性（平等）建立起来的伴侣关系中这种对称性已经丧失。抑郁症在此重新建立了对称性，但是由于它受到多方面的波动的影响，这种对称性是不稳定的。

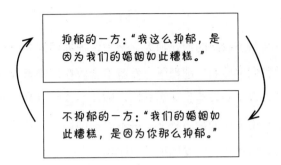

追求完美的压力——将无冲突和凝聚力作为最高价值：在社会系统中共享的、集体的、会制造压力的一类观念："人能够并且必须总是做对全部的事"，可能会导致抑郁症，因为这些要求对参与者来说是过分的苛求，并且会因此导致他们的失败。这尤其适用于试图在人际关系中秉持这样的观念把一切都做对，即把没有冲突和凝聚力作为最高的价值（比如Simon 1995）。由此往往会导致强烈的家庭忠诚的义务，自身的和他人的需求之间的平衡（根据史第尔林的观念即有联结的个体化）由于这种忠诚的需要可能会变得困难。在治疗中值得去做的是，赞赏这些为忠诚所做的努力，但是同时要支持这些与自身需求之间达到一个最佳的平衡（Schmidt 2001）。如果表达和遵从自身的需求与占主导的家庭意识（"只要没有冲突，一切都是不足为奇的，都是正常的"）不一致的话，就会引发巨大的内疚感。总而言之，被诊断为抑郁症的人所在的整个家庭系统似乎是很容易让人产生内疚感的。因此在家庭治疗中恰恰要注意，不要把家庭治疗的设置变成一场控诉——根据这个口号，"得抑郁症要归咎于家庭"。因此与家庭建立关系的阶段应该聚焦于家庭的能力和资源（Schmidt 2001）。

有帮助的帮助者，无助的被帮助者：以抑郁的方式沟通的成员邀请他们的沟通对象，积极地展现出鼓励他人的表现（"昂起头"），承担更多的责任，而事后却没有得到成功的印证。反过来，一位之前过度负责的人，通过切换到一个抑郁的位置上，如今给了之前那个无助的一方机会，从他那方面掌握主动权。

去除障碍

当我们作为一名系统取向的治疗师为之努力，把抑郁行为作为一种解决问题的尝试来理解，然后我们主要的兴趣理所当然就不会放在探索患者所有那些不再能胜任的方面。同样没有意义的做法是从头到尾追溯他们这些限制的发展史，并且从治疗会谈的一开始就搜集详尽的病历档案……不去询问病史，而是看重描述那些展现出抑郁行为的背景。与患者一起发展出关于症状在关系建立中的作用的假设并且资源取向地探索，哪些解决问题的尝试在所形成的问题中已经具备了……我们寻找这个有争议的行为的"好的理由"并且直接询问我们的患者，比如，自从形成了抑郁症状，他们的生活发生了什么变化，在这样的背景下抑郁症对什么来说可能会是一个解决问题的尝试。回答这样的问题并不容易，为了获得这个问题的答案，有时需要治疗师反复多次的尝试……在我日常工作的背景中，患者已经为他们的抑郁行为找到了很多有意义的成分：

- 休息一下
- 把责任交给其他人
- 通过把他人变成拯救者和帮助者，而凸显他们的重要性
- 用抑郁症邀请其他人减少对他们提出的要求
- 说服其他人，不要转移对他们的关心
- 获得鼓励和安慰

有时候，一个人甚至会进行一场正儿八经的爱情测试，以此检验：谁真的爱我？谁会对一个像我这样可怕的人不离不弃？（Ebbecke-Nohlen 2001，S. 164 ff.）

对于抑郁症患者/来访者的治疗工作中有大量的系统工具可以用得上。接下来会逐一介绍这些可以考虑的方法和技术。

建立关系并且"同步"

在节奏、精力水平和情绪上与患者保持联结是很好的。一个过度兴奋的治疗师可能会让他的患者气馁（"又见到一个有那么多动力的人，而我却只有那么少"）。因

此，我们建议以一种欣赏的基本态度作为关系的基础，在此基础上不试图消除来访者的抑郁情绪。这也意味着要暂且忍受一段在抑郁沼泽中的共同经历和共同振荡，至少一开始是这样。如果患者自我贬低和精力缺失的循环圈本身被看作是合理的、有意义的，而且没有试图直接打破它，那么这个循环圈至少会受到扰动（Ruf 2005）。因此，抑郁症可以被看作后退："您什么时候决定要后退？后退对于哪方面来说有好处？要继续保持这种后退的状态多长时间是有意义的？"

外化

把抑郁症外化，把抑郁症的行为当作一种独立存在的事物（White & Epston 1990；Weber et al. 1988；Retzer et al. 1989；Schmidt 2001），例如作为"拜访者"，被证明对于家庭成员来说是非常有帮助的：

"我有抑郁症！"

"哦！您把它带来了吗？还是它坐在家里等着您？"

"不，我当然把它带来了，它属于我！"

"请您想象一下，如果它此刻坐在房间里，它会坐在哪里？"

"很难想象，但是可能在那儿。（指向一把椅子）"

"当它坐在那个位置上，它会说些什么？"

"可能：这一切都是徒劳的。"

"那么，您相信它吗？"

"是的，确实如此！"

"请您想象一下，抑郁症究竟是一个男人还是一个女人？"

"女的。"

"啊，是她，那么她会去度一个应得的长假，比如在地中海阳光下待上三个星期：那您会有什么改变？"

"我想，不会有什么改变。"

81

　　"您说得对，我的问题问错了：明天早上会有何不同，您根据什么会发觉这个习以为常的顾问不在了？"

　　"可能我起床会稍微高兴一点儿！"（Schmidt 2001）

　　另一种可能性是，例如带着欣赏的态度把抑郁症当作一个警示灯或保镖，它总是在起着确保某些事情的作用，例如"我不会一直超负荷""我不会变得太傲慢""我的父母不想与这样一个鲁莽的艾瑞库斯有任何瓜葛"等等。

　　　　在一个案例中，患者痛苦承受的沉重负担，通过六块黑色的煤砖来象征，他连续几个星期把这些煤砖放在背包里随身背着。每一次，当他卸下背包，他就会感觉好一些。在一次家庭会谈中，他的妻子对丈夫提出，把这些象征抑郁的煤砖交给她一段时间，使得她能够体验一下这其中是什么感受。接下来他的两个孩子也尝试了背着煤砖的感受。患者通过这次非常投入的体验深受感动并且体会到了家庭的支持。治疗师一开始的想法是在治疗结束时象征性地焚烧煤砖，但遭到了强烈的反对；相反，它们被放在厨房里一个特殊的位置作为对多年来的痛苦岁月的纪念。（Schmidt 2001）

内在家庭会议

　　在抑郁症的过程中内在不同的人格部分往往相互敌对并且相互排斥。对此系统治疗理念中的"内在家庭会议"（Schmidt 2001；Schindler 2005）或者与内在家庭的工作（Schwartz 1997）提供了干预方法：在此，会与来访者一起看看，这些不同的内在部分是如何相互争吵的。在团体治疗的背景下可以把这些不同的人格部分拟人化，并且戏剧性地表演出来，在个体治疗中可以做的是，把他们通过象征物在房间里摆出来（例如，用坐垫，来访者可以依次坐在上面）。施密特（Schmidt 2001，S. 425 f.）介绍了用催眠治疗的方法来进行这样的干预（描述部分有缩减）：

治疗师："看起来是这样的，似乎在您内在有很多个不同的灵魂或派别在相互较量。"

来访者："是的，有时候几乎要把我撕裂。这个非常耗费能量！"

治疗师："我相信您。我们所有人讲话时通常都是如此，仿佛在我们的体验里我们总是一致的。但是确切地说，实际的情况是，一方感觉准备好了，另一方就开始与之抗争。请您比较一下，当您说，这是一方面，这是另一个方面，但是两者都不能算一个作为完整的人的我，对此您体验到哪些不同的影响？"

来访者："当我说'我抑郁了'，然后又说'我不应该这样'，会使我感到非常大的压力。但是如果只有其中一个方面，我就会感觉压力小很多。并且，如果有抑郁的一方面存在，那么就可能会存在另一个方面。我感觉像是打开了一扇窗，我有更多'空间'……"

治疗师："我是否正确理解了您，您的身体通过其他的感受和身体反应向您报告，第二种对它更有好处？"

来访者："是的，当我想象它只是一面的时候就会更轻松。"

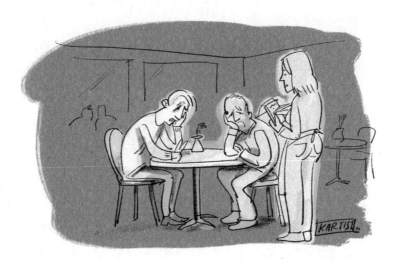

插图1 "两位抑郁症！"[1]

---

1 原文为"Zwei Depressos！"。此处把 Espresso（浓咖啡）替换成了 Depresso。——译注

83　　　接下来就可以对抑郁的一面解读和欣赏，因为它包含了有价值和正当需要的信息，这些信息迄今为止只能用这种方式表达，但在未来可能也会以其他方式表达。由此抑郁症可以作为一个监督者，对每次表达合理的需求是否成功给出重要的反馈。

恶化的提问代替解决的提问

对于心灰意冷的来访者提问问题的例外情况或者奇迹提问往往不会被接招。相反，这样一个提问"您必须做什么或者您必须对自己说什么，使得情况变得更糟？"是富有成效的。对于恶化的提问的回答可以用于布置家庭作业。自我惩罚的信念（"我做任何事都是错的""我一事无成"）适合在团体治疗中作为说唱团或者在个体治疗当中作为心灵体操被不断复述，直到来访者做出反应想到新的句子，其特点是，要么对这种自我惩罚感到越来越反抗和愤怒，将问题微观化，要么提出新的解决办法（关于说唱团和恶化的提问参阅 von Schlippe & Schweitzer 1996）。下面的说唱团练习是一个家庭治疗的一部分，是以拒学的女儿为出发点，在章节3.6中有详细的描述。

　　　　一位母亲，因为7岁的女儿目前已经长达一年拒绝上学而感到抑郁，女儿上小学一年级，目前母亲的真实情况是已经转变成自责。当女儿在一年之后又重新去上学了，母亲仍旧停留在这种自责的状态中。我们探讨了，她在内心当中会对自己说什么话，当她如此这般打击自己的时候。对此她最重要的句子是："我做的一切都是错的。"现在这句话在家庭治疗中为母亲反复演唱，即由女儿、10岁的儿子、丈夫和治疗师组成的四重奏。母亲在大约听了六遍之后，浮现出反抗和怀疑的表情。她打断道："我并没有把一切都做错。"接下来由治疗师、爸爸和儿子继续演唱主旋律，"我做的一切都是错的"；另一方面，7岁的女儿用银铃般的声音吟诵："但不是所有的事。"这个银铃声现在完全动摇了这忧郁的信念。微笑和放松浮现出来；在接下来的对话中，这位母亲逐渐开始改变她以前一成不变、阴暗自责的看法。

一个系统治疗手册

琼斯和阿森（Jones & Asen 2002）在伦敦抑郁症干预研究项目的框架下发展出一套针对严重抑郁患者及其伴侣的系统式夫妻治疗手册。疗程为9个月，分为20次会谈。

这套手册主要是依据米兰小组的方法和结构—策略式治疗而制定。它不仅仅是针对抑郁症。它由10个主要的治疗要点组成。其中耳熟能详的系统技术有：假设；加入和参与；循环干预；活现，即直接在场景中呈现有争议的方面和主题；聚焦资源和长处；解决问题；挑战；可视化技术，特别是家谱图的工作；积极赋义；在治疗间隔期布置家庭作业。

特别强调的是对性别问题的关注。为此会在夫妻治疗中提供个体会谈以及围绕夫妻离婚或者离婚冲动的议题讨论。除了这些通常的系统治疗方法，还包括一系列专门针对抑郁症的治疗关键点：

1. 关于抑郁症的诊断以及患抑郁症的家庭成员及其伴侣对疾病赋予的意义（归因理论，沉重和无望的体验），在治疗的一开始，治疗师必须对此给予充分的尊重，并且不能过早地对此提出质疑。

2. 在一个以个体为中心来理解抑郁症的过程中，伴侣一开始是作为信息提供者，然后慢慢地便作为协同治疗师，这时渐渐地请他从自己作为伴侣的角度来谈谈。

3. 当收集了足够的信息并建立了充分的信任之后，就可以把抑郁改释为在某种程度上对于实际生活的关系过程有用的标志，否则关系可能会更加充满冲突或痛苦。

4. 逐渐考虑先前提到的无助感体验的问题，比如虐待或剥削，以及抑郁症是如何作为一种出路，尽可能地去应对这些经历。在这一点上可以探讨的主题是，从过去的无力的经历中可以学到什么经验和教训在未来生活中能用得上。

5. 如果伴侣之间的抑郁症相处模式发生改变，可以根据需要请索引患者的其他重要的关系人来参加个别会谈，只有患者和关系人参加会谈。比如母亲、父亲、一个孩子、一个重要的同事等等。

6. 预防复发，即假想的演练，患者在未来如何被邀请参加抑郁的"荣誉回合"，他们如何设计这些回合，以及他们的伴侣如何在一个或另一个方向上支持他们，这些在最后阶段是很重要的。

一个来自艾亚·阿森的案例故事在此作为简单的总结（详细内容参阅 Verneals & Asen 1998）：

32岁的莎拉从她14岁时便开始了长期的精神科和心理治疗的经历。她的抑郁发作又复发了，她有一周的时间都是躺在床上，目前她接受了夫妻治疗。她讲道，她的父母一直对她非常严厉地批评指责，因此她的自我价值感很低。她谈到儿子也是批评性的评价，儿子现在8岁，是她在第一段婚姻中与前夫所生。他是"无法控制的"并且现在导致了她的抑郁。她的伴侣比尔和她一起来做夫妻治疗，他们有一个15个月大的女儿。比尔在治疗室中坐在尽可能远离莎拉的地方。他也是用批评性的语言谈论莎拉，就此而言，他想离开莎拉，因为她总是那么丧。他对抑郁症的态度是："这和我无关。她在认识我之前已经抑郁了很久。"因此他也怀疑，他一起到这里来究竟有没有意义。

治疗师首先感谢比尔能够同来。为了帮助患者，家庭成员一同参与治疗总是有用的。众所周知，家里一个人抑郁了，伴侣和子女都会受到影响，并且他们的反应反过来又会影响抑郁症。比尔也想说说，莎拉的抑郁症有何表现，每个人与之有怎样的关联。比尔开始了一段冗长而批判性的独白。治疗师很少打断他，但是有时会提问："当她这么做的时候，然后您会做什么？接着她会作何反应？"有时治疗师会请莎拉对比尔的讲述做出评论，但是不会就她对此的不同意见进行直接讨论。前两次会谈中比尔的表现如同一位纯粹的信息提供者，想要把客观的信息带过来。莎拉最初的表现保持在一个纯粹的来访者角色里，听一位专家谈论她的精神状况。然而，渐渐地她被邀请发表评论，对这些言论的真实性提出质疑。在第三次会谈中，比尔被问到，他是否有什么办法可以使莎拉的抑郁症恶化或好转。他经过深思熟虑后想出来了。他举例说明了最近几周抑郁症的波动情况，以及这与他的反应有何关系。他证实了自己鼓励她所用的方法——对此莎拉接话说："你几乎从来没有这样做过！"紧接着她说道，"这使我感到很郁闷"。比尔一开始感到当头一棒，但渐渐地，他们都开始讨论关系问题，例如关于典型的周六晚上的讨论主题"外出还是待在家里"。

现在治疗师鼓励他们进行活现，意思是把关于这个周六晚上的争论直接在这次会谈中场景再现。当两个人声音都提高的时候，比尔感到不舒服并对莎拉说，她现在争论得如此活灵活现就是因为她有抑郁症。治疗师问莎拉："您此刻是感到抑郁还是生气？"同时问比尔："您究竟是如何知道，当她激动时，是因为抑郁还是生气呢？"这引向了一场有趣的谈话，是关于他们每个人是如何把抑郁作为借口使得一切照旧。在这次会谈结尾，治疗师建议他们做一项家庭作业。在接下来一周，他们每个人需要单独记日记，记录莎拉抑郁的时间和事件，以及她恼火的事件。两人回来都报告了，这个自我观察过程如何让他们清晰地发现，她生气的时候有那么多，但是这些生气隐藏在"我今天很抑郁"这句话后面。莎拉觉得这样很自由；但是比尔更喜欢"当我的妻子更温和的时候"。

现在会经常对争吵这个主题进行讨论。在会谈中会在治疗师的监督下通过简短的角色扮演练习争吵。在家里需要在有控制的争吵场景中进行不超过五分钟的争吵以此积累进一步的经验。这使得两人都回忆起了他们的原生家庭。比尔回忆起他的父母总是在孩子面前争吵，使得他希望自己的伴侣可以与自己和睦相处。渐渐地他意识到，莎拉的抑郁可能是两人为了这种和气的生活而付出的代价。莎拉如何使比尔停止对她持续的批评？起初她把比尔一天当中对她所做出的批评性评价录了一卷录音带以及一个列表。她会在一天结束时交给比尔。在治疗师的支持下她与比尔进行协商，如何能够减少评价的次数，以及她如何帮助他，不要如此挑剔。

10周后，莎拉在贝克抑郁问卷中的自评得分逐渐下降。她现在改变了焦点。她的抑郁症也与8岁的艾德有关。她感到与儿子亲近非常困难。因此安排了一次只有母子参加的会谈，会谈围绕他们的关系进行。在接下来的夫妻会谈中莎拉和比尔谈论了他们最初的期待，围绕他们的期待，会谈的焦点转向了他们的关系。

还有一次会谈莎拉带着她的妈妈一起来参加；两个人讨论了来自过去的问题以及这些对于作为年经妈妈的莎拉如今有怎样的影响。

在经过了28周的治疗后，这对夫妻想要"在治疗中休个假"，但是他们还希望能够确保得到再回来治疗的可能性。他们在两个月后再次回来做治疗。事情进展顺利，莎拉不再抑郁，但是双方希望考虑如何避免莎拉的抑郁和他们的关系出现双重的复发。治疗研究结果显示莎拉在治疗结束时以及两年后的病历记录中都显示她不再抑郁。

这个治疗是在伦敦抑郁症干预研究项目的框架下进行的。它包括为期28周的14次会谈和一次两个月后的随访。其中12次会谈是夫妻会谈。根据情况其中一次是与夫妻和两个孩子共同进行的，一次是患者只和她的大儿子参加，一次是患者和她的妈妈。这种治疗理念的特点是，一方面系统的循环的干预形式与对人、对问题和解决办法中立的态度一致的整合，另一方面是会谈中行动取向的元素（活现），以及索解取向的提问（例如，对抑郁症的例外提问）。

这项伦敦抑郁症干预研究（Leff et al. 2000）引起了特别的关注不仅是因为这个案例故事，而是因为它部分地出乎意料的结果。这项研究是将系统式夫妻治疗与个体认知行为治疗及三环类抗抑郁药物治疗三组进行随机对照研究。在此系统式夫妻治疗显示中止率最低（当11名患者中有8名中断治疗之后，认知行为治疗组中途退出参加本项研究）并且贝克抑郁问卷的结果最好。汉密尔顿抑郁量表评分仅在治疗结束和一年后的病历中显示出具有可比性的结果。在花费方面对于系统式夫妻治疗来说虽然直接的治疗费用明显更高，但是对于随访治疗期的费用大大降低。总的费用与药物治疗费用想当，但是相比之下具有明显更好的治疗效果。在很多其他治疗成年抑郁症患者的研究（Friedman 1975；Keitner 2004）以及青少年患者的研究（Brent et al. 1997；Diamond et al. 2002）中显示出不同的系统式夫妻和家庭治疗类型的疗效与具有可比性的抗抑郁药物治疗（三环类抗抑郁药物）和认知行为个体治疗通常疗效相当，这些治疗方法的联合治疗疗效通常优于单一治疗。

2.3　焦虑症和惊恐障碍——为关系中的自由空间提供恰到好处的剂量[1]　88

▋ 障碍概况

在ICD-10中第F4项列出了神经症、应激障碍和躯体形式障碍。其中第F40项描述了恐怖症（即广场恐怖症伴或不伴惊恐障碍、社交恐怖症、特定孤立性恐怖症和其他），第F41项旨在描述"其他焦虑障碍"（惊恐障碍、广泛性焦虑障碍、焦虑抑郁混合障碍等）。F40和F41之间的区别在于，第一类患者的恐惧与明确定义的、通常不危　89险的，但被患者视为威胁性的情境或物体有关，如狭窄、封闭的空间，乘坐公共交通工具或登高。这些都被认为是危险的，因此会回避或者忍受强烈的恐惧。事实上，其他人并不觉得这种情况是有威胁的，也不会刻意减少这些体验。第二类患者的特点是不局限于某一特定情况的恐惧和担忧。惊恐障碍伴随着反复发作的严重焦虑，这种发作往往是不可预测的，而且突然出现犹如从天而降。在广泛性焦虑障碍的情况下，患者处于一种长期的持续升高的紧张状态，这种紧张状态不会限定在特定的情况下，通常伴随着增加的对焦虑的期待或者被描述为"对焦虑的焦虑"。这两类患者都有焦虑主导的想法。他们围绕着这些主题，失去控制，害怕会死亡或者患上致　90命的疾病，害怕会晕倒、发疯或者出洋相（详见Butollo & Maragkos 2005）。

表5　ICD-10中的焦虑障碍

F40　恐怖性焦虑障碍

F40.0　广场恐怖

F40.00　不伴惊恐障碍

F40.01　伴惊恐障碍

1　我们感谢曼海姆的心理学硕士洛塔尔·埃德、莱比锡的心理学硕士克劳迪娅·莫里、萨尔布吕肯的温弗里德·豪斯博士和诺德豪森的贝蒂娜·维特默德博士为本章节所做的贡献。

F40.1 社交恐怖

F40.2 特定的（孤立的）恐怖症（恐高症、单纯恐怖症、幽闭恐怖症、动物恐怖症）

F40.8 其他恐怖性焦虑障碍

F40.9 恐怖性焦虑障碍，未特定

F41　其他焦虑障碍

F41.0 惊恐障碍（反复出现的严重焦虑、惊恐发作、惊恐状态）

F41.1 广泛性焦虑障碍（焦虑反应，焦虑）

F41.2 混合性焦虑和抑郁障碍

F41.3 其他混合性焦虑障碍

F41.8 其他特定的焦虑障碍

F41.9 焦虑障碍，未特定

焦虑症常与抑郁症、双相情感障碍或药物滥用等疾病合并发生。然而，患者也经常患有社交恐怖症和伴广场恐怖症的惊恐障碍。对此细致的诊断是很重要的，因为，例如社交恐怖症往往隐藏在其他症状之下（Ambühl et al. 2001，S. 46）。卡斯帕和林德（Caspar & Linde 2000，S. 5）报告了下列关于惊恐障碍的共病率：

- 广场恐怖症：惊恐发作影响10%—67%的患者。
- 强迫障碍：14%—15%的惊恐障碍患者在其一生中发展为强迫性疾病。
- 特定恐怖症和社交恐怖症：15%的惊恐障碍患者一生中都有特定的恐怖症，11%的人有社交恐怖症。
- 广泛性焦虑障碍：24%的人患有惊恐障碍。
- 躯体化障碍：尤其是与所谓的"心脏神经官能症"的鉴别诊断很困难。许多惊恐障碍患者有轻微但可识别的心脏问题，当然，这不能用频繁地对他们说"您什么问题都没有"来解决（Wittmund 2005）。

表6 流行病学和患病率（马格拉夫和斯特里安［Margraf & Strian o. J.］）

主要原发性焦虑症的社会人口学数据				
焦虑障碍类型	终生患病率 （人口百分比）	实际相关性[1]	起病时间[2] （年龄）	性别比
所有焦虑障碍	15.0	-	-	-
惊恐综合征（不伴广场恐怖症）	2.2	+++	26	w > m
广场恐怖症（伴或不伴惊恐发作）	5.0	+++	27	w > m
社交恐怖症	2.0	++	17	w = m
特定恐怖症	8.5	+	7	w > m
广泛性焦虑综合征	4.0	++	23	w > m
强迫综合征	2.5	+	26	w = m
创伤后应激障碍	?	+	-	?

1 + = 相对较低的治疗行为，++ = 强烈的治疗行为，+++ = 非常强烈的治疗行为（个别焦虑症患者在寻求治疗行为和使用专业帮助方面有显著差异。）
2 平均值，不同类型的焦虑障碍的标准差有明显差异

▍关系模式

关于焦虑障碍患者的原生家庭状况有大量的研究：父母患焦虑障碍是一个风险因素（Joraschky & Petrowski 2003）。家庭凝聚感低和父母之间长期的慢性冲突会导致子女焦虑。父母认为自己婚姻质量差的，孩子更容易出现焦虑障碍和惊恐障碍。关于社交恐怖症，乔拉施基和佩特罗斯基（Joraschky & Petrowski 2003）报道了家庭中僵化的价值观和观念，在实际行为中没有被遵守，但是在违反时却被要求，在这样的背景下强调了羞耻感。

关于焦虑动力和家庭模式之间的关系，埃森（Essen 1998）描述了下列家庭历史中常见的事件：

- 在自己的生命或原生家庭中早期或剧烈的丧失，例如失去家园、亲密家庭成员过早死亡或与暴力有关的事件。

- 家庭状况迫使早早地长大成人，通常与内在或外在的要求和负担过重有关。

91

- 对父母双方都有强烈的忠诚，既体验到深厚的联结但是同时又感到矛盾的要求。

焦虑障碍也会或多或少地与患者当前的社会关系系统联系在一起。孤立的恐怖症往往与既往的经验有关，而不会把其在家庭中的功能作为主题。而广场恐怖症、惊恐障碍和广泛性焦虑障碍却不同（Eher et al. 1997；Häuser & Eher 2000）。惊恐障碍可以被认为是一种对称升级的对伴侣的愤怒和对这种愤怒的后果的焦虑之间的终产物以及由此引发的冲突。这种恶化升级的动力将会通过惊恐发作的出现而被终止，这种无法再同时整合的攻击和恐惧的感觉会被分解。先前还是如此有威胁性的愤怒被分割了，关系被美化了，并且伴侣被理想化了。通过比较恐惧/惊恐的感受和愤怒/生气的感受使得两者同时被确定：两组感受触发了相似的躯体伴随症状或反应。把愤怒误解为恐惧可以在关系动力中起到避免争端和冲突的作用。往往与害怕失去伴侣有关的改变趋势（例如关于角色分配），由此就会被阻止。"我感到害怕"的说法就夫妻动力而言一方面有利于促成更多的亲近感（伴侣更多地待在家里陪伴患者）从而满足患者和伴侣的安全需要。另一方面，当伴侣由于恐惧症状回避参加共同的活动，也能导致更多的距离。因此，焦虑症状可以在夫妻关系的框架下作为调节关系距离远近的工具。

所以不足为奇的是，大部分的广场恐怖症是在长期的伴侣关系中发展出来的，并且症状往往具有明确的调控关系的功能（Butollo & Maragkos 2005）。症状也许代表了这样一种感受：被囚禁在这样的伴侣关系中，他们几乎没有发言权并且感受不到亲密关系的体验。广场恐怖症和惊恐障碍可能提示，刚刚经历了危及生命的剧烈转变并且这个变故还没有被恰当地处理或者也可能是一个转变即将发生，例如在长期的伴侣关系中的冲突，职业女性在休完产假后需要重返职场。问题往往与某个生命阶段有强烈的关联性。女性常常受到影响。霍尔姆（Holm 1982）描述，当焦虑障碍出现时，人们最初观察到的活力和热情是如何被"冻结"在看起来有利于一种僵硬和正确的，很好地适应了外界的表象之下："我对这些女性通常所具有的激情感到惊讶。"（S. 410）婚姻往往会被描述为好的，但是没有热情，对这种绝对正确的情形有一定程度的不满。

去除障碍

确定任务和途径

患者在治疗中提出的任务通常是："帮助我消除我的恐惧。"很多焦虑症患者往往对日常生活不再胜任，因为他们由于疾病的原因在基本的生活领域（出门、购物、运动、社交）感到明显受限。因此，重中之重的首要任务，把欣赏作为"入场券"（Wittmund 2005）很有可能意味着，要以一种症状取向的做法开始。

尽管有些患者对焦虑障碍知之甚少或者对治疗焦虑症状的具体工作了解不多，   93
为了能应付疾病并且重新建立日常生活的节律，有相当一部分患者存在较高的复发风险。对于这些患者不仅仅要考虑战胜恐惧。对于患者提出的问题"为什么偏偏是我？"以及"为什么是现在？"需要的是超越特定情况的焦虑管理视角。通常存在一种慢性压力的背景，只有在急性症状消退后患者才会对它敏感。或者按照系统的说法：这也涉及要探索，如果患者的症状没有了，他将会把时间和精力投注在哪里，即在患者的系统中疾病制造了哪些意义或者对于什么来说它恰恰是一种好的解决办法。在治疗的过程中从长远来看要围绕两个重点：

1. 患者需要一个有用的模型来解释对他们来说极其可怕的身体的感觉和伴随的恐惧症状。行为治疗师在这里描述了大量的可以在治疗过程一开始时使用的解释模型，例如，恐惧的恶性循环，思想、情绪和行为之间的关系，或者把恐惧解释为"能量供应反应"（参见 Wilms et al. 2004b）。

2. 患者同样需要支持，以制定解决根本问题和所谓的压力议题。在焦虑症患者中，他们的问题和压力通常分为三个方面：

   （1）**紧张和放松的平衡**：在此围绕着一个突出的问题："我要做些什么来替代应对焦虑症所做的事？"很多患者在原本是放松的情形中也遭受焦虑的折磨（晚上坐在沙发上、旅游时等）。通过提问，他们在这些时刻脑子里在想什么，会揭露担忧的来源。工作和成绩被看得很重；享受、休假和放松往往太少。患者的社会网络有时也是相当狭小的；朋友和熟人不能或者很少提供对疾病的理解；家庭成员由于充当长期的陪伴者或者动员活   94

动的人而常常感到不堪重负。

（2）**冲突与沟通**：焦虑症患者经常处理消极的恐惧，对于他人可能的对他们的看法——他们内心的缺陷发言团。恐惧、完美主义者对自己的高要求以及负面情绪形成的不确定性（如愤怒和生气）都有可能在私人和职业环境中导致回避行为和积聚冲突。

（3）**当前的或过去的生活中经历的变化**：当拓展背景来看，焦虑障碍可以被描述成一种"改革受阻"的形式。如果把当前的或者过去的生命阶段任务考虑进来，重点是一直反复出现的没有充分完成的角色转换：从原生家庭中离开，开始自己的工作生涯，关心和照顾父母，自己的孩子离家。标准、家庭规则和原生家庭的任务都很少发生改变，如若改变方式和违反规则，通常内疚感和羞耻感都会随之而来（Wilms et al. 2004a）。

问题描述的组织模式

在焦虑障碍中引人注意之处在于，在来访者的叙述中时间起到特别的作用。社交恐怖患者堪称"预测大师"（Eder 2003，2004）：未来取向的、关于将会发生什么，这样的想法是一个核心问题。他们坚信，可怕的事情会发生或者其他人会以他们认为的方式评价他们。在此值得注意的是，在这些描述中时间可谓是浓缩的和停止的。如埃德（Eder 2003，S. 18）所写的，描述往往不再是单个步骤，而是回忆起一部电影，定格在某个画面。在此，不同的过程层面会同时被结合起来，具有高度的负面意义：尴尬的行为、不希望的植物神经反应、他人审视的目光、他人的看法。场景的细节进展是缺失的，它们发挥冻结的作用并汇集成一个问题，必须如何做以避开这种情形。这导致了一种以缺陷的和自我病理的描述以及一种"'一切照旧综合征'的确认逻辑"（Simon & Rech-Simon 1999，S. 219）为特征的场景：是一种自我延续的叙事形式。如果人们留意一个叙述是在同步还是历时的维度，取决于一个结构是描述连续事件的顺序，还是通过元素之间的相互作用及其联系来描述，那么焦虑的患者往往会这样做，对时间序列采用压缩和同步的方式来描述。因此，在治疗上，可以通过这样一种可能的途径，通过提问引入历时模式，把被浓缩的情形稀释并将其转换为连续的顺序，包含了对来访者采取行动的可能性。一个非常好的提问是："然后呢？"它把浓缩的结构分解，并且引入了接下来的概念。"那么然后，然后你会做什么？"引出了操作的层面和行为的选择（再次）。恰恰这一方面在问题叙述中没有得到足够的考虑。因为来访者自己并不认为自己是原本的行为者，而是作为情况的受害者。这些根深蒂固的认知秩序模式必须受到批判性的质疑，并为来访者开辟一个新的可能性领域。对于治疗策略，可以提出悖论性的要求，以此激励来访者制造出问题情境或者在问题解决之前寻找问题情境，即与问题一起进入情境，主动地制造一个"在这之后"的经验。

　　在会谈中与来访者反复地在问题的叙述上进进出出的做法被证明是有效的。这为原始的问题叙述结果增加了一个新的变量，对此，通过与引入一个历时模式相结合的方式，在某种程度上起到"系统脱敏"的作用（Eder 2003）。想象中的灾难会一步一步地被表演出来，并且被"然后呢"这个提问吓跑了。

多模式操作

96

　　通常推荐的做法是把不同的干预方法联合起来。如前所述，其他流派的实践者证明有效的方法我们也接受（例如Ambühl et al. 2001），如处理引发焦虑的认知上的信念模式、系统脱敏或者刺激暴露/面质，只要这些对于有使用意愿的患者适用即可（Häuser 1994；Wittmund 2005）。我们会对接受或拒绝焦虑障碍标准治疗程序[1]的意愿进行探讨，调查愿意或拒绝的原因并提出相关的假设，成功的治疗对于患者的关系会产生什么结果。在此可以运用著名的奇迹提问，目的是对一种没有焦虑障碍的生活做出细致的描绘。对此可以强调，症状具有一种联结的功能以及意味着对于一段可能的分离或侵入的关系的解决办法：

- 假如，有一种奇迹疗法可以帮助您的妻子消除焦虑症。谁会是第一个发觉

---

[1]　有10%—25%的患者拒绝使用暴露疗法（Caspar & Linde 2000）。

的人，何时会发觉？在什么情况下您会首先想到，如果焦虑症还在也许会变得更好？比如当她晚上独自和她的女友出门，那么她接下来会做什么？

- 假设，著名的"焦虑诊所"提供的某个项目对您有帮助/没帮助，然后您会有什么不同的想法和做法？

- 对于保持焦虑最重要的理由是什么？家庭当中的哪个人最有可能至少在某种程度上站在这一边？

- 如果您的妻子决定，积极地战胜焦虑，她的勇气是什么：然后她的婚姻中有可能会有更多还是更少的争吵？这对您来说会怎么样？

把伴侣和其他家庭成员纳入进来

97

刚刚描述的问题和关于关系模式的段落已经表明，伴侣亲自参与或至少通过循环提问的方式参与是很重要的。夫妻治疗的问题可以而且应该得到澄清。在许多情况下这可能是一个重要的干预措施，即使伴侣最初可能没有看到直接的必要性。然而，应该很好地执行的是询问关于伴侣运动范围不断扩大的后果。例如，霍尔姆（Holm 1982）报告说，在焦虑症状的案例中，大量治疗的中止可以解释为，在某种程度上伴侣变成了没有症状、独立、活跃和享受生活乐趣的女性，焦虑症状稳定伴侣关系的功能就会丧失。在此，重要的是与双方一起检查夫妻关系的基础，如果有必要，在关系的稳定或拉开距离方面给予帮助。让其他家庭成员参与治疗通常效果很好，因为他们常常因为支持/陪伴的功能而自己感到负担过重，并表示愿意改变（关于伴侣的观点，也参见 Wilms et al. 2004b）。

> Z家庭——"妈妈，如果没有我你会做什么？"[1]
> Z女士是一位参加了行为—系统治疗取向的针对焦虑障碍的团体治疗的患者。她注意到女儿的行为模式，她认得这些行为表现，她担心这些可能是她女儿

---

[1] 摘自魏因海姆家庭治疗研究所的克劳迪娅·莫里2005年的毕业论文《行为治疗门诊中系统结构的建立》。

焦虑症萌芽的迹象。Z女士已经失业好几年了。丈夫在建筑行业工作，由于在其他城市有工作任务，经常不在家。16岁的女儿雅娜是唯一的孩子，即将从技校毕业。从诊断的角度来看，Z女士患有广场恐怖症，不伴有惊恐发作（F40.0）。她的回避行为非常明显，尽管她能够在其他家庭成员，主要是她的女儿的陪伴下去令人焦虑的场合。她避免使用公共交通工具和去离家更远的地方。

在不到两年的时间里，在莱比锡大学的行为治疗门诊的框架内，总共进行了13次家庭会谈。对于治疗的任务，家庭成员一致认为：全家都很担心女儿的行为可能是焦虑症的开始。女儿雅娜应该变好。当她在没有母亲的情况下做一些事情，更经常地与朋友见面，更经常地笑，更爱玩时，这个治疗目标就实现了。

在接下来的8次家庭会谈中有两个重点：与家庭一起发展出多种关于雅娜行为方式的假设和解释模型以及改变对家庭故事的观点。其中要澄清的是，雅娜当前处在父母之间调解人的位置或者也是父母与外公外婆之间的调解人。母亲与其父母，尤其是与她的母亲联结紧密，往往会导致Z先生和Z太太之间的冲突，雅娜要从中调解。一方面雅娜得到了父母的许可，从"窃听者和调解人"的位置上退出，如果这对于她来说压力太大的话。另一方面对Z女士当时的怀孕经历和接下来这个年轻的家庭的艰难时光进行工作：Z女士在雅娜3岁之前仍然是住在自己的父母那里，因为Z先生由于在军队服役而经常不在家，而且在经济上不可能负担起共同的生活空间。Z女士父母的不满情绪以及Z女士与父母之间的冲突往往以对女儿的"责备"而告终（"我们为了你承担了这一切"）。在这段时间里，外祖父母发挥了一个强有力的支持作用，我们也认识到父亲因工作繁忙而缺席的困难处境。

第二个重点是非常日常化的工作，也是与女儿的症状有关以及传授具体的应对策略。此外，我们在家谱图工作的框架内对所描述的危险认知（"我可能会死，我可能会心脏病发作"）进行了研究，因为事实证明，在这两个家庭中，都有子女比他们的父母更早死于心脏病发作。鼓励女儿写一份遗嘱，以分配她的物质和非物质的遗产。在下一次会谈中，雅娜报告说她考虑了一个星期，然后决定不写遗嘱："我太年轻了还不到死的时候，所以这事不需要我费神！"

　　总的来说，"雅娜也患有焦虑症"的话题被游戏式地处理了。人们一次又一次地被问到，如果这不是一种疾病，而是正常的"成长的烦恼"，会有什么不同？在这点上又形成了两个假设：一方面，焦虑症状可能是父母之间的"黏合剂"。如果雅娜要踏上自己的人生道路，夫妻关系会发生什么变化，特别是母亲会发生什么变化？从这个角度来看，这是一个女儿与父母逐渐分离的议题，在此有必要看一看，因为家庭历史而存在什么规则。第二个假设是，在这个家庭系统中，女性的软弱、恐惧和无助是可爱的。那么，母亲和女儿在焦虑症状方面的相似之处将是一种女性身份认同的形式。

　　通过系统治疗的技术，包括定期反思、家谱图工作、代际的视角、雕塑工作以及回馈仪式，起到的作用是扰动家庭当前的模式和家庭游戏。在项目实施过程中，Z家庭明显地变得更加亲密无间（夫妻层面和父女层面）。雅娜开始与朋友们做更多的事情，并且能够与父母拉开一小段距离，而不失去他们的保护和安全感。在会谈最初开始时，她估计自己有20%的健康、80%的疾病；8次会谈后，她描述自己有90%的健康和10%的疾病。所有参与者都对结果感到满意，决定结束会谈。

　　仅仅两个月后，这家人与我联系，要求重新开始会谈。因为他们的女儿情况明显变糟了。在接下来的5次会谈中，每次都会根据家庭的要求来商定内容，将会继续陪伴家庭一年。

　　重点是对这个家庭中的女性形象的处理（理想形象、现实形象、例外情况和其他选择）其中还涉及母亲保持自己边界的权利，雅娜对未来、伴侣关系和孩子的想法，以及与原生家庭分离的模式。在此通过尽早结婚生子或者通过对母亲的拒绝和贬低母亲的价值而脱离原生家庭。在这种观点的帮助下，母亲和女儿之间的共同焦虑症状成为一种女性之间的沟通纽带，可以被看作对相互忠诚的保证。在结尾会谈中，Z家庭讨论了即将到来的女儿的离家，并制定解决方案模式，其中要充分考虑所有人的需要。尽管目前为家庭提供了夫妻会谈以及Z女士参加应对焦虑障碍的团体，家庭没有再使用精神科门诊提供的其他任何服务。

焦虑症的情境化

针对焦虑障碍和惊恐障碍的核心系统治疗策略在于语言上将焦虑症情境化。关于例外情况的提问，关于在不同情况下体验到的焦虑程度量化的提问，可以帮助来访者体验到自己是有自我能力的（例子来自Eder 2003，S. 19）：

> LE：在一个从1到100的量表上打分，如果1是最低分，100代表解决方案，那么您会给自己打多少分呢？
>
> HM：那么30分吧。
>
> LE：您是从哪里开始的？
>
> HM：从0开始的。
>
> LE：那么您究竟是如何从0来到30的呢？
>
> HM：我把所有的责任都交出去了，并且说，现在你能做什么就由你来做吧。
>
> LE：您现在没有低于30分是怎么做到的？
>
> HM：我认为原因在于，我慢慢地意识到我在新的环境里被接纳了。
>
> LE：根据什么发现的？
>
> HM：人们（指同事）跟我交谈，他们来找我并对某些领域向我请教，他们认为在这些领域我可能更加了解。
>
> LE：其他人是怎么会有这样的想法的？
>
> HM：我在这个领域已有3年的经验。
>
> LE：还有什么是对这30分有贡献的吗？
>
> HM：是的，我渐渐地又能够准确估计我的工作环境，这带给我一些自信心。

量尺提问可以持续地在治疗过程中使用，作为询问行为的贡献、解释和评价的切入点。来访者可以把任务一起带走，在量尺的帮助下做出预测以及评估。那些在量表上打分的人，对他想去哪里以及谁或者什么有助于他向目标迈进有了一个想法。

解释模型

此外，重要的是，从中得出一个观点，当事人自己如何看待自己的疾病理论以及由此引发了哪些获得支持的愿望。一贯的做法是，如果躯体的不适和障碍没有可诊断的器质性的原因在一开始就是突出的特点（参见章节2.7），那么就值得对围绕着焦虑产生的每一种现实描述的软的或硬的方面充满尊敬地进行探索及提问，谁把症状看作是生物学因素导致的，谁对此有不同的想法，这一方的假设和论据是什么，以及一方和另一方的代表是如何相互理解彼此的派别。维特默德（Wittmund 2005）证明了对变化的焦虑这个方面是被远远低估。当患者理解了一种焦虑症状伴随着多种多样的人生的过渡阶段，这是谁也无法绕过的，但是它们对于每个人来说都体现出一个任务（休完产假之后职业上新的定向、孩子离家、工作上或者个人生活重新定位的抉择等等），他们明显感到轻松了很多。在此可以找到一个很好的联结点，治疗工作不把重点放在障碍上，这对于首先以身体为取向的患者通常也可以很好地传达和被理解。

会谈进行的过程，一开始依据生物医学的解释看起来与心身角度的解释截然不同。在第一种情况下对焦虑障碍的情景化可以采用以下的提问形式（Häuser 1994）：

- 心身角度软性的现实建构在众所周知的说法的帮助下更加容易使人理解身体的变化与焦虑之间的关联："心跳到了嗓子眼""恐惧掐住了喉咙""吓得尿裤子"。

- 焦虑第一次出现在您的生活中是什么时候？谁是第一个注意到的？它被称为什么？如果当时那个人就把它说成是"焦虑障碍"，那么如今一切会变得更好还是更困难？

- 其他人做何反应？关系发生了什么变化？如果焦虑症没有出现在您的生活中，有可能会发生什么？会有更多还是更少的争吵，更多还是更少的争论、亲近、性生活、联系、共同点等等？

- 父母和兄弟姐妹如何处理自己的焦虑感？在此可以把创伤作为话题，尤其是在童年时期经受的严重的压力，能够导致神经生物学的改变，这会使得日后焦虑障碍和惊恐障碍的风险增加。

关于硬性的（单纯的生物医学）现实建构以下的提问可以用得上：

- 您生活中的哪些方面受到不明原因的焦虑的损害，哪些方面没有？您如何解释您可以一如既往地做到，保持自己的生活领域不受损害？

- 假设，已经证实焦虑症确实与器质性的原因有关，对此人们什么也做不了。那么这对您来说意味着什么？如果您做出决定要把一个生活领域从焦虑那里夺回来，那么这个领域可能是什么？假设，您取得了成功，您的丈夫和您的妈妈以及其他您生活中的重要他人可能会说什么，您的哪些特质对此会有帮助？

- 如果我们在医院确诊您的心脏是健康的，您的不适是由焦虑引发的，那么您的家庭医生和您的丈夫会说什么？他们对待您的行为方式会发生什么变化？这对您有帮助吗？

- 您最近一次不顾这种不明原因的身体不适驾车出行是什么时候？您是如何做到的，您当时是怎么想的？

- 假设一下，您在结束这里的会谈之后又到另一家医院去看病，在那里您得到了与我们在这里所说的恰恰相反的结论。您会如何对待，您是更有动力开始做心理治疗还是对于您来说意味着相反的情况？

差异性提问能够使人们对偏离先前预期的事件产生积极的敏感性（Häuser 1994）：

- 如果您在家中您的家人在场或者您独自在家的时候，您这么做就仿佛是惊恐发作，那么会发生什么？请您尝试一下：您至少尝试一次这么做就仿佛您发生了惊恐发作并且请您观察一下，您的伴侣是否可以觉察出一个真正的发作和扮演的发作之间的差异。

- 如果您对驾车的焦虑（用一个0到100的量尺来打分）是40分（而不是一直以来的90分），那么会有什么不同？如果您只是这么做，仿佛是40分，那么谁会发觉，谁会对此感到吃惊？

对身体的反应赋予意义，同样可以在会谈中作为主题。身体的感觉如心悸会被患者当作疾病的迹象。在此重要的是进行改释，例如："心悸并不是焦虑，这是一个信号，说明我此刻有活力，尽管心跳得比较剧烈，不过如果心不跳，我也就活不了了！"

解除问题恍惚状态

那些承受恐怖性焦虑障碍痛苦的人，往往是问题恍惚状态的专家（Eder 2003）：在准备阶段和评判性的情形中内心的情景会建立起来，这些情景预示着灾难的发生，他们会描绘每一个细节并且仅仅关注消极的方面。这些方面已经被联系在一起并且用一种强烈的共时性的时间关联加以描述。对此可以提供一个对现实风光的解构："它是怎样的，它具体是怎样的，接下来发生了什么，会发生什么，它意味着什么，然后您会做什么？"治疗性的元策略在此意味着从所有的角度观看，对所有的结果发问！在此也可以使之得以放松和解放的是，讲讲其他被诊断为焦虑障碍和惊恐障碍的患者的（错误）方法。

103　　　　　所以可以讲述一位患者的故事，从医院里医生谈话的片段中断章取义或者在医生某些医嘱提醒中截取而来，"在体育活动时要注意，有可能会对心脏有损害"（或者："如果您过于放松，血栓有可能松动会直接流向心脏""睡眠问题往往是抑郁症的首要表现"）。脱离了原本（通常是急性病）的背景，这些说法就不再具有医学的重要意义，但是对于患者来说却保留着一种显著的行为导向的作用。"从您的角度来看，您会给这些患者什么建议？"

夸张、幽默、挑衅对于解除问题恍惚状态很有帮助。以此为导向的提问技术遵循的目标是，支持患者把伴随着焦虑的戏剧化的想法表现到荒谬的地步。这种技术在20世纪30年代已经由维克多·弗兰克尔（Viktor Frankl）在治疗恐怖症时使用过。例如，弗兰克尔敦促害怕有自杀念头的患者对自己说（根据Kriz 2001）：

- "好的，我现在走到大街上，就是要发疯。太好了，现在是一个绝好的机会，现在我要把自己扔到汽车下面，我已经太久没有这么做了。"

- "昨天，我想把自己往汽车下面扔10次，今天我想干20次。鲜血就是要这样飞溅。"

- "现在我要朝有轨电车走过去。到那里我要展现一下，我是如何粉身碎骨的。"

在这个背景下可以很好地使用系统式的夸张提问和恶化的提问（参见 Häuser 1994）：

- 您必须想到什么，必须注意身体的哪些感受，才能使您十分确定，您会获得一次惊恐发作？

- 您今天早上如何做到，读了报纸上的讣告并且没有出现心梗发作？

- 您昨天是如何逃脱心脏猝死的？

- 您今天在有轨电车上死了几次？如何死的？只有5次？

- 您是如何成功地做到健健康康地来到这里的？

夸张的提问和恶化的提问或者挑衅式的干预当然只有在治疗关系足以承受这些时才能使用。

外化

104

通过外化技术（White & Epston 1990）可以把恐怖症和焦虑症当作一种存在的客体来看待，并且为它们命名。这就可以在软性现实建构中用隐喻的方式表达出来，由来访者自己为他们的障碍找出隐喻，例如"浮躁的人""青蛙"或者"焦虑怪物"。在硬性现实建构时可以有这样的表达如"发作""攻击"或"抱怨"，接下来可以提问：

- 您把生活的百分之多少交给了浮躁的人，您自己保留了百分之多少？焦虑诱惑您对自己产生了哪些想法和看法？您原本同意这些想法吗？

- 您原本愿意接受焦虑怪物的邀请吗？您是否告诉过它您不愿意？您是怎么做的？您会向那些还从未成功拒绝过邀请的人推荐什么，他可以怎么做？

有没有至少偶尔接受邀请是有好的理由的，如何能区分这其中的差异？一个完全没有任何焦虑的人是否会是一个有同情心的谈话对象或者对他来说是否也会有缺憾？

- 当您最近一次没有被青蛙阻碍您参与生活，您是怎么想的，怎么做的？您自己的哪些品质因此尤其是被您意识到的？您家里的哪个人会尤其赞赏您的品质？

- 这些神秘的发作迄今为止对您家人的生活造成了什么影响？如果这些神秘的发作继续拜访您，您的家人会作何反应？

焦虑的外化对于直接面对由焦虑触发的情形恰恰是一个很有帮助的策略："如果您把焦虑想象成一个人，这会儿这个人坐在哪里？哦，在您的腿上。难怪您这会儿无法呼吸了。也许您可以请他坐在您的旁边！"

105　　　　一位女患者在她长期无法独自一人去做的情形中采用了这个技术。在她上车之前，她为焦虑打开副驾驶那边的门，并且给她在副驾驶的位置上系好安全带。在驾驶的过程中她就与这位副驾驶交谈。同样对她有帮助的是这个想法"我不是一个人单独在路上"。焦虑慢慢地失去了它的恐惧并且被改释成了一位谈话对象。

根据经验，儿童对于这种方法的反应非常好。托特尔（Tootell 2002）介绍了一个非常棒的案例，即与一位有社交恐怖症的男孩所做的工作。[1]在此对"难堪"进行了外化并且支持来访者与之抗争，同时把"自信"作为积极的品质进行外化以及对男孩成功与自信"合作"的时刻，特别提出赞赏。在这个治疗中也运用了如下写信的方法（S. 10 f.）：

1　下载网址：http://www.if-weinheim.de/download/Systhema_pdfs /Sys_2002/1_2002/Sys_1_2002_Tootell.pdf。

亲爱的迪伦，

你今天告诉我的事情，听起来像是你开始翻开了"难堪"的新的一页。例如，你没有让它阻止你在学校跳舞。你说，知道了每个人都必须这样做，对你有帮助。我想知道，你是否认为"难堪"只会降临到你身上，还是认为它影响了很多你这个年龄段的孩子？我们为什么如此担心自己看起来像什么样子？为什么人们在"难堪"时，会感到如此受伤？是什么在给"难堪"供给营养，使它对人们有如此大的影响力？

迪伦，你的下一次与"难堪"的对峙是在下周的游泳。你说学校的泳裤可以帮助解决这个问题，而且度过下周，你的自信心会大增。你妈妈说，她认为你的信心在上升，你欣赏和尊敬自己所拥有的人格。我们还一致同意，没有人是完美的，想要完美的人（比方我们说到的外貌方面）只是在欺骗自己。你还告诉我，其他男孩现在想和你做朋友，比如上周末来找你的迈克，还有杰森·阿姆斯特朗。迪伦，你认为迈克和杰森喜欢你什么，他们为什么想和你在一起？

……

衷心的祝福，

安德鲁

与内在家庭工作的系统治疗

对于焦虑障碍与内在部分的对话也可以很好地带入治疗室并且置身在场景中（Schwartz 1997；Schmidt 2004；Schindler 2005）：不同的部分或声音围绕着一个核心，即自我，被排序，把它们画在黑板上，请来访者为每一个部分命名。其中自我作为管理者发挥着重要的功能，她对每一个部分讲话与它们联结在一起并且自我坐在不同的椅子上被访谈。目标在于，即使是引发焦虑的那个部分也会被作为一个顾问得到认可，但不是要自动化地遵循它的建议。印第安人中酋长的形象是很有帮助的画面。他在认真听取了所有的论点并进行权衡之后做出自己的决定：每一个内在的部分需要被尊重并且他们被如此对待。在与焦虑障碍和惊恐障碍工作时有一种很不错的方式，埃森对此做了介绍（Essen 1998，S. 305 ff.）。

焦虑症的好的理由：改释

最后，正如已经指出的，焦虑症状有创造性和保留价值的方面要强调。维持焦虑或者恐惧行为有什么好的理由？有时，可以从中发展出一种适合的改释，例如，焦虑症为不做某事提供了良好的支持，这事长期以来都没有什么乐趣。焦虑症会成为伴侣关系争端中的盟友，例如，当它涉及太大的扩张欲望，或是关于抑制冲动或本能，要克制住过于强烈的独立的愿望，那么焦虑症就是关系生态的一个帮手。一旦认可了这一点，就可以开始讨论是否能用较小的代价取得类似的结果。值得推荐的是，特别是在夫妻关系背景中出现的焦虑症，要谨慎地探讨对自由和联结的愿望，以及实现这些愿望的机会和障碍。当对焦虑症的生态功能找到一个好的描述之后，就可以把它与症状处方的建议结合起来（Nardone 1997对此有详细的讨论）：焦虑症状绝对不应该过快地减少，至少目前一定要继续表现出来，当然，如果患者注意到病情减轻的话，他至少目前还是不应该对他的恐惧行为做出任何改变。

2.4 强迫症——为旧的控制之争所创的新的仪式[1]

❚ 障碍概况

强迫障碍（F42）指的是，严重的重复的和持续的强迫思维、强迫冲动（F42.0）或者强迫行为和强迫仪式（F42.1）或者两者都有（F42.2）。这些症状必须在一段时间内（至少两周）持续出现。强迫症的患病率为2%，是一种常见的精神障碍（Ecker 2002）。

1　我们感谢苏黎世的芭芭拉·迈尔博士和伯尔尼的汉斯鲁迪·安布尔博士为本章节所做的贡献。

表7 ICD-10 中的强迫症

F42 强迫性障碍

F42.0 以强迫思维或穷思竭虑为主

F42.1 以强迫动作（强迫仪式）为主

F42.2 混合性强迫思维和动作

F42.8 其他强迫障碍

F42.9 强迫障碍，未特定

强迫症是指诸如此类的想法和观念，主要表现为对可能发生的灾难的恐惧，这种灾难可能降临到他人或自己身上，对可怕事物的想象（例如斩首的图像）或带有性、亵渎或攻击性内容的冲动（例如人撞上地铁），以一种折磨人的方式不断强迫出现。强迫行为被定义为刻板的、重复的行为，以避免客观无害，但主观评估有威胁的事件。强迫仪式代表了一种象征性的尝试，以避免和消除这种危险（Hoffmann 2005）。强迫症通常具有自我冲突的体验，也就是说，当事人知道他的想法、他的体验和他的行为是夸张的和没有意义的。通常会尝试抵抗，但是在一段时间之后就会精疲力竭（例如Bader & Hänny 2005）。

强迫仪式是公开或隐藏的行为。最常见的强迫行为是强迫清洗和清洁、强迫控制、强迫排序、强迫重复（重复单词、数字、祈祷）、收集和囤积。强迫行为的执行并不令人愉快，但它确实会减少焦虑。当强迫行为被打断或停止时，该人会感到相当强烈的紧张，这被认为是无法忍受的。因此，在强迫症的情况下，痛苦的压力往往是非常巨大的，人们常常感激地承认，为克服这种症状所做的艰苦工作。然而从学习理论的角度来看，强迫行为不断通过紧张感的缓解而被负强化。一个人为了避免焦虑感使得他以这种无法停止的方式一次又一次地获得这种经验，人可以忍受这种体验并由此成功地与焦虑感抗争，从而通过这种方式使症状变得越来越强。

关系模式

这不仅仅是来自系统的观点，经常被强调的是，这种障碍的心理和人际方面往往是密切相关的。一方面，强迫症最重要的心理功能是保护当事人回避负性感受，如恐惧、愤怒、悲伤无助。另一方面是对某些方面发展缺陷的伪代偿，如在自我价值感、社交能力、对强烈情绪的耐受力和体验互动的能力。强迫症的人际功能尤其在于调控与身边关系近的人之间的关系距离。通过下意识的有攻击性的互动方式可以与之保持距离并且间接地也实现了保持个人边界的完整性，并且可以避免与他人产生重视感受的、自发的和紧密的关系（Hand 2002；Ambühl & Meier 2003a，2003b）。"强迫障碍必然也会导致人际关系障碍，而人际关系障碍也会促发和维持强迫行为和强迫障碍。"（Hand 2002，S. 83）强迫症会如此严重地干扰家庭日常生活，以至于人们很难摆脱它。然而，当事人往往会选择回避和隔离的方式，为了尽可能地减少与家人接触而引发的冲突升级。在一个家庭中往往一个或多个重要他人明显会被不同程度地卷入强迫症状之中。一个人的障碍如此一来就变成了整个系统的问题或障碍。尤其是当儿童或者青少年患病时，情况尤其严重。很多父母由于担心自己的孩子而参与到了强迫仪式中。奥马尔（Omer 2003）报道了很多有强迫症患儿的家庭所受到的严重负面影响：

- 强迫清洗（在家庭中一个孩子一天当中要长达数小时清洗自己，在特别严格的条件下，孩子必须要是家里第一个洗澡的人，即使父母和兄弟姐妹必须要等上几个小时）；

- 用餐仪式（要求餐盘和餐具必须按照特定的方式摆放，饭菜要按特定的方式分配，有时有绝对的要求，要第一个从锅里盛饭，即使父母和兄弟姐妹要等他的洗手仪式进行完毕而等上很长时间）；

- 要求自己的衣物必须和其他家人的衣物分开洗（在某些情况下妈妈必须要把洗衣机清洗完毕，然后才被允许把孩子的衣物放进去洗）；

- 检查所有的安全防范措施（有时在长期的仪式中，父母必须在监督下执行，把家里所有的门窗检查5到10遍）；

- 强迫收集（比如当孩子不在家的时候，父母要负责把整个系列的肥皂剧都录下来）；

- 要求家中所有的东西必须要按特定的方式摆放，孩子要求，其他人绝对不   110
  允许踏入他的房间（有时家里的其他一些区域也是禁区，比如只要孩子在，
  就绝对不允许其他人踏入厨房）；

- 父母对待兄弟姐妹和对待他要绝对保持对称（孩子要求自己要拥有一本一
  模一样的书，即使这本书是在很多年前买的）。

在很多所涉及的系统中，强迫症被看作一位不请自来的客人，不受欢迎地住下来（Ambühl 2004），或是一个怪兽控制着一切。它或多或少会导致公开的控制之战，但是无法决出胜负，很多时候他们通常是向强迫症投降：与强迫症更加紧密结盟的症状承担者就由此陷入了悖论冲突的境地。一方面他拥有一个强大的盟友，保障他在社会领域中的一个特殊地位；另一方面当事人为了在人际冲突中获取的短暂胜利而付出了长期的代价，常常感到不被人喜欢，别人在躲着自己，除此之外，他至少也同样承受着强迫症的痛苦折磨。汉德（Hand）把其称为"适应不良的和不断重复的'预防性的权力游戏'"（Hand 2002，S. 84），其中不仅关系中的每一方都深受其苦，而且使得治疗合作也很困难，因为症状与强烈的冲突张力和愤怒捆绑在一起，因此在治疗成功进展的过程中可能会出现暂时的冲突爆发。

一个家庭成员的强迫仪式几乎"必然"会把家庭成员带到一个强制选择的境地：要么他们或多或少地适应并参与强迫仪式，要么他们与之划清界限甚至是斗争和敌对（van Noppen et al. 1997）。专门编制的《强迫障碍家庭适应量表》（Calvocoressi et al. 1999）用于了解关于一个家庭成员的强迫行为的家庭反应的背景。其中更常见的反应是配合：四分之三的父母会被卷入孩子的强迫仪式中，四分之一的父母的反应是回绝和敌对的（Allsopp & Verduyn 1998）。这迫使亲属一方发出回避强迫的刺激   111
或要求，但最终还是放任这些不同寻常的行为，反而导致症状被维持下来。

成人强迫症患者通常会把伴侣紧紧地拉进强迫症（Hafner 1982；一个生动的案例可参见Ebbecke-Nohlen 2003的夫妻治疗）。夫妻通常会与第三方建立关系，使得伴侣

关系被赋予意义，这可能是孩子、家庭或者共同的事业。所以强迫障碍也可以按照夫妻关系的组织原则作为第三方的代替对象（Lenz et al. 2000）。强迫障碍是一种以高强度和高密度的交流为特征的障碍。围绕强迫症发展出来的动力也许可以和夫妻关系中酒精依赖者的酒瓶相提并论：很多时间和精力都会花在上面，用来控制症状。大量改变的尝试往往是长年累月的治疗，这些都变成了夫妻关系生活中固定的组成部分，为夫妻之间和朋友之间制造出谈话的素材，引发了幻想，没有强迫症生活将会瘫痪，直至最后他们难以想象没有症状的生活会是什么样子。

家庭动力

关于特定的家庭动力学的观点构成了一个关于强迫障碍形成的假设。对于障碍的背景甚或原因仅仅在家庭中寻找，这在过去导致了从当今的观点来看显然不合适的结果（例如"丈夫切除术"，即把丈夫从受到干扰的夫妻关系中切割掉，作为上述妻子患强迫症的夫妻接受检查后的结果）。因此接下来的观察不能以简单的线性因果模式来理解，而是看作对于个人取向的解释模式的贡献。儿科医生圭达诺（Guidano 1987）报道了某些父母，他们通常以一种极端成熟和强调责任的方式要求自己的孩子，把儿童当作成人看待，推崇单一的道德价值观和伦理原则。"有病的"感觉，如生气或者性的感受在这种价值观和原则下被认为是不合适的，按照家庭准则最好是应该感受不到的。然而，因为感受是（本能使然）必然的和不可避免的，孩子尝试通过强迫行为去应对这个悖论性的要求。完美主义、整洁有序、理智化代替了情感的温暖，社会隔离以及相应的家庭风格往往可以和强迫障碍联系在一起（Adams 1972；Fine 1973；Guidano 1987；Welfare 1993）。有时，但不如其他精神障碍常见，有强迫行为的孩子与一位缺席的忙于工作的父亲、过度控制孩子的母亲组成了三角化的关系（Friedmann & Silvers 1977；Dalton 1983）。显而易见，背景条件在强迫障碍的形成中发挥着作用，但是并非线性因果关系。从自组织的视角来看，一个行为或多或少存在着偶然性，通过特定的情况成为一个沟通模式的重要组成部分，在此并非环境导致了疾病或者健康。对此有一个我们临床当中的案例：

一位男青年，因为强迫行为来做心理治疗，不过他的情况还没有达到强迫症的诊断标准：他每天晚上都要强迫性地检查浴室里的所有水龙头，并且要按照特定的方式把它们全部拧到朝着墙的方向。在治疗过程中，他决定要从父母的房子里搬出去自己住。在他搬出去之后他的强迫冲动就停止了。他自己也无法解释清楚这是怎么回事。故事继续进展，有一位女性来访者，她也有相似的无法解释的体验，她尤其是在工作的地方会表现出来。在她听了那位男青年的故事后，她决定找机会调动工作换个岗位，换了岗位之后她的强迫冲动也消失了。

去除障碍

首先，需要明确说明，对于严重的强迫障碍单靠系统治疗是无法奇迹般地把患者治愈的。虽然有一系列关于短程治疗成功的案例报道（Nardone 1997，2003；Koch 1999），但是由于强迫症自身不断强化的固有动力，强迫症的治疗几乎无法绕过专门针对症状本身的治疗。专门针对强迫症状的治疗是三大治疗支柱之一，在此基础上各种治疗发挥着支持治疗强迫症的作用（Ambühl & Meier 2003a，2003b）。处理与强迫症相关的潜在问题和处理强迫症的人际互动功能是对症治疗的补充：从症状的视角发展出的干预方法，用于克服强迫症以及建立其他形式的情绪管理形式是治疗目标。问题视角指明针对可能导致强迫症的冲突、创伤和发展缺陷的澄清和应对性干预。系统视角明确治疗的要点在于改善对强迫症起到正性维持功能的关系模式和家庭动力。

对于已经运作多年而慢性化的严重的强迫循环，根据目前的知识水平最好的方案是通过一套有良好基础的暴露疗法（暴露—反应管理Hand 2002；Ambühl & Meier 2003a；Hoffmann & Hofmann 2004）。与此同时仍然需要建立一个广泛的治疗合同，通常需要把与来访者密切联系（涉及的人）的社会关系网络一起纳入进来。在此系统方法与行为治疗措施的联合是被强烈推荐的，同样，行为治疗师也强调要把系统治疗放在与暴露疗法同等重要的位置上（Hand 2002）。

这是一个由多种细致的适应证和不同治疗目标组成的任务，要确定障碍的哪些

113

方面有哪些治疗要点，通过哪些干预方法以及按照什么治疗顺序来完成。对此有两个例子清楚地表明不同的治疗视角是如何有意义地和必要地相互补充的。

一位女同事报道：有一位女性来访者，她来寻求心理治疗的愿望是想要更好地理解自己的症状。由于她有严重的强迫症状她在医院住院治疗了三个月。如她所述，她的症状通过被训练而减轻，但是她对此并不满意，尽管现在她的症状已经不出现了。在做了三次咨询之后，她给治疗师讲了她的经历：在她十几岁的时候，她的继父长达数年对她实施性侵。她的妈妈知道这件事，但是却要求她要对这个男人像什么事都没有发生过一样，因为她的妈妈害怕，把丑事揭穿后这个男人会离开她。每当来访者回到家，为了她的妈妈，她要跟这个男人握手打招呼，她就会感觉自己被玷污了，她对自己感到恶心。这就是她当时的内心处境，她在这样的处境下走向了强迫行为，强迫行为对她来说是一条自我拯救的出路，但是却在医生的训练下被堵上了。

安布尔和海因格·哈迪曼（Ambühl & Heiniger Haldimann 2005）报道了一位有严重的强迫清洗症状的男性来访者。在对他的治疗过程中，先是进行了为期4个月共15次的心理治疗精心准备阶段，其中包括他对自己行为的观察和记录任务、家庭会谈以及为迎接下一阶段的心理干预所做的各种准备。随后，来访者进入了密集的暴露疗法阶段，在治疗师的指导下来访者逐步去触摸他一直以来避免碰到的物品。在进行到暴露级别的最高点时，来访者心中最痛苦的那个部分被带了出来。他从心灵最深处发出撕心裂肺的大喊，他哭了很久，并且开始控诉当年他的同学对他的欺凌给他带来的痛苦与屈辱。当他的强迫行为逐渐消失，他还需要再进行多次的心理干预。因为以前在强迫症的外衣的掩盖下，他和家人之间强烈的、有攻击色彩的矛盾冲突没有显露出来，所以当强迫症被移开之后，他与家人的关系也需要重建。此外，来访者还参加了针对提升社交能力的团体治疗。整个治疗过程共包括了69次心理治疗，持续了两年之久，其中有51次个体治疗、10次家庭治疗和7次团体治疗。这个强迫症的成功治疗案例提醒大家不要固守一

种治疗流派（一次只用一种文字游戏），签订灵活的治疗协议并且整合多种治疗
形式和干预策略是最有效的做法。

接下来介绍一些系统治疗的干预方法，这是专门针对受到强迫症折磨的来访者
且被证实有效的方法。

建立关系和改释

建立起一个值得信赖的和接纳的治疗关系对于强迫障碍至关重要。尤其是不要
犯错误，即劝说患者他的行为是没有意义的，正如前面所描述的，患者无论如何也
有相似的看法。可以尝试采用症状自身的逻辑与患者相遇，也就是主动采纳这种奇
特的观念，认真地考量可能性，这其中可能包含着什么意义，放在背景中去寻找，
症状可能在这其中发挥着一种重要的有意义的功能（Nardone 1997，S. 85）。紧接着
就可以做改释，至少目前来看还不到合适的时间，就这样简单地把强迫性的仪式用
心理治疗消除掉。相反，可以建议至少到下次治疗之前继续保留这个仪式的进行，
而无须尝试去控制它。把仪式重新定义为某种可能的重要的事物往往会使得紧张感   115
的些许减轻和症状压力的缓解：出于是一种不受强迫的症状使得当事人至少暂时不
需要去压抑它。在一个值得信赖的关系的基础上和一个对症状成功的改释之后就可
以转向对仪式的工作。

仪式

因为强迫症状大部分是包含自身仪式的，有时就提供了机会，同样也以仪式的
方式与之工作。治疗性的仪式无论如何都可堪称系统治疗的一个重要工具（Imber-
Black et al. 1998）。纳尔多内（Nardone 1997）和库克（Koch 1999）描述了一些可能
性，这些当然是在一个通过其他很多方面被熟知的治疗框架下的干预，单独一个仪
式是无法消除症状的，在此需要注意的是，仪式的这种结构"做更多相同的事"并
非对所有的患者都适合，因为有些患者试图用相似的方式与强迫症打交道，而不是

与之正面的斗争。

- 一种策略在于，强迫症状是所谓的用来对付自己的。如果症状一直都出现，就应该用明确规定的比平时更多的次数来重复它："重复您的仪式10次，恰好10次，不多也不少！当您想要过马路时折返回来5次，而不是像平时那样只返回2到3次！也就是：当您总是有这种感觉，这件您不能被允许做的事，您必须做的时候，您不要对抗，而是有意识地重复这个仪式10次。"纳尔多内建议，这项任务给出的时候要具有说服力和暗示性，为的是制造一种特别的聚焦注意力的状态："现在，我给您布置一项任务，它看起来可能有些奇怪，但是我下次治疗的时候就会给您做出解释！"（Nardone 1997，S. 88）对于尴尬的局面，即来访者通过这样的一种做法而感到是在屈从时，我们需要对此有所觉察，并且非常敏锐地加以处理。在下一个步骤中，当症状有所减轻时可以按照一种悖论的逻辑预测一次复发，并且把重复的次数再次提升。

116
- 另一种仪式与强迫观念有关："请您每天花10分钟的时间（一分不多，一分不少）坐下来，设置一个闹钟，集中思考您的恐惧，10分钟之后您就去洗手间洗把脸，然后继续干您日常生活中要干的事！"通过这种仪式患者可以放弃那些被恐惧占据的内容并且对此适应（参见Salkovskis & Kirk 1996）。
- 接下来的仪式是关于改变症状行为对环境的作用，并且有助于获得改变模式的想法："在接下来的10天里（一天不多，一天不少）拒绝与您的问题相关的一切帮助，您观察一下这样一来会触发什么事情，并请您记录下来！"

中断模式的工作

这个中断模式的方法也是一种不做什么的干预，在系统中会使得进程明显驶向一个不稳定的和波动的阶段。因此，需要释放创造力，要求发展出一些新东西。这个不确定的阶段往往会令来访者感到恐惧，但是也会使治疗师吓得退却。因此，对于强迫症患者来说需要在建立了稳定的治疗关系之后再引入这项干预。通常要先声明这个任务会带来扰动和变化，没有人，甚至治疗师也无法预料会发生什么。直到承受的压力足够大，以至于所有的参与者，尤其是患者本人同意之后，才能实施这个干预。它的要义在于，布置一个任务，停止做特定的行为，这是迄今为止一直由长期以来的沟通模式所承载的，比如不再谈论强迫观念。

伦茨等人（Lenz et al. 2000）报道了一对夫妻，其中丈夫长期遭受强迫观念的折磨，担心会杀死妻子。这些想法和幻想日日夜夜折磨着他，他已经接受了5年心理治疗，他们夫妻俩不断地谈论着相关的话题，一整天都是围绕着这些念头来运作的，家里所有的尖锐的东西都被拿走了，夫妻一起走路的时候妻子总是要在马路靠墙的一侧，以防止她的丈夫把她推到行驶的汽车下面。症状变成了生活中一个固定的组成部分，非常多的时间、能量和注意力都用在谈论这些事上面了。在一次（简略）结尾干预中治疗师给出了以下建议："我们准备好了要支持你们，实现你们的愿望，过上没有强迫观念的生活。但是我们想警告你们：如果你们不彻底改变你们的生活，我们是没办法帮助你们把强迫观念从你们的生活中和关系中去除的。你们必须想好，你们的生活要发生巨大的改变。我们没人知道这个变化是什么样的，有可能治疗成功之后你们甚至会离婚。你们还想做这个心理治疗吗？你们好好考虑一下！"（两个人不假思索地肯定地回答"想"！）"好的，在你们4周以后再过来时，我们会给你们布置一个任务。这个任务对你们来说会非常非常地难以坚持，治疗的成功取决于你们的合作。因此你们需要有非常强烈的动机，否则就难办了。我们还不能够确信，你们是否带来了足够强的动机，但是你们可以展示给我们看。这项任务会让你们的生活彻底改变，因此它也很难办到。"

4周之后的下一次咨询中，治疗师给这对夫妻布置了这个任务，他们两位在日常的交流和行动中停止一切与症状有关的内容：不再谈论，不再提及。丈夫必须表现得仿佛这个问题不存在，不管脑子里发生了什么。这对夫妻需要在第二天决定他们是否愿意这么做。第二天他们打来电话说，他们决定实施这个任务。

117

在接下来的治疗过程中，没过多久这个症状就不再起作用了，而夫妻之间的关系出现了明显的波动，他们之前固定的角色发生了反转，这个过程最后演变成他们要解决夫妻通常出现的关系危机。最后治疗以这对夫妻和平分手结束。

非暴力抵抗——有强迫障碍患儿的家庭重建父母在场的一种模式

本章一开始介绍了一些案例，其中孩子的强迫症状会把整个家庭拉入这条轨道。在此奥马尔（Omer 2003）建议一种咨询模式，只对父母运用。核心在于采用一种双重策略支持父母，通过父母明确地表达不支持强迫症状，而且同时向孩子发出明显的大量积极的关系信号。运用这种方式需要达到，既不是表现出针对强迫症状的互补行为，即放弃，也不是不断地对称升级并且最终以失败而收场。

在这个背景下，父母的内疚感发挥着重要作用，导致失去了"父母在场"（Omer & von Schlippe 2002，2004）：孩子指责父母，批评他们用恶劣的方式对待他。他们偏爱其他的孩子，他们只顾着自己的事业，因此父母要补偿孩子并且有责任让孩子重新好起来。他们与父母会继续清算旧账，有时会追溯到出生时甚至更早以前。要求对所谓的伤害做出一种彻底的补偿，导致孩子始终认为现实是有缺陷的和令人失望的。具有讽刺性的是，父母的每一次尝试，想要劝说或者补偿孩子只会导致一场升级的卷入。父母越是努力想让孩子做出妥协，孩子就越发坚信，他对父母的控诉符合事实。一个孩子有这样的想法，当父母如此费尽心思地要对他们的过错忏悔，他们实际上的过错还要有过之而无不及，正如他原本认为的那样。在这样的案例中表现为父母失去在场，父母出于良心不安做出让步并且相信，如果他们拒绝在孩子的强迫仪式中配合，他们的孩子是无法承受的。他们害怕拒绝会导致孩子极度的恐惧的爆发甚至是自杀。[1]

在一个详细的咨询过程中，会为父母介绍非暴力抵抗的方法。这些包括了一个作为核心的方法——静坐。父母坐在孩子的房间里，向孩子宣布他们的决定，他们

1　依据作者多年的经验，这些担心未被证实。

不再允许家庭被强迫症状消极地影响。在这个背景下很重要的是，清晰地说明，这不是出于父母的利益要去战胜孩子，而是作为父母的责任不再向强迫症屈服。通常，在此重要的是，预先和父母好好地谈一谈，如何应对可以预见到的孩子的情绪风暴（即大喊、愤怒的攻击等等），孩子想要通过这种方式让父母放弃他们的打算。父母绝对不要陷入冲突升级之中（即在孩子发起进攻的时候只做防守而不去回击）。总之，静坐要确保得到社会支持（家庭成员、其他亲戚、教父母、朋友），帮助父母这一方不出现冲突升级的举动。这个阶段在治疗过程中是最重要的，可能会非常激烈，因此助理治疗师（学生）要提供随时接听电话的准备，但是通常这个过程不会持续 119 太久（两到三周）。同时，在此之外，要对孩子展现出和解的姿态（欣赏的姿态），表现出与孩子之间重建一种充满爱的关系的意愿。这一点也很重要，这并不是作为一种贿赂的尝试或者被允许看作这种用途。正如奥马尔（Omer 2003）所报道的，所有这些措施不一定会导致强迫行为减少，但是却可以明显改善家庭氛围。

　　同样对于行为治疗师汉德（Hand 2002）来说，在很多强迫障碍的案例中，尤其是儿童和青少年患者或者家庭中有已成年的孩子患病，都要把整个家庭当作工作对象来处理。当有症状的孩子被卷入往往是非常糟糕的夫妻关系中，通过一次把父母的功能和夫妻的功能区分开来为目的的咨询，可以使状况有所缓解。他还指出，在形成假设和家庭取向的治疗中把兄弟姐妹之间的竞争考虑进来的重要性。兄弟姐妹往往会认为家庭关系被毁掉了，他们对家庭的状况感到很挫败并且他们实际上也需要自己的"兄弟姐妹支持团队"。他还提出，最初的建设性迹象是，因强迫症状的出现而被终止的愉快的家庭互动又恢复了。

2.5 创伤后应激障碍——一起重建安全感[1]

　　关于创伤后应激障碍在过去的十年中已经有了大量跨学科、跨流派的出版物（参

1　我们感谢施特拉尔松德的芭芭拉·布罗伊蒂加姆博士和翁斯特托夫的科内莉亚·奥斯特里赫博士为本章节所做的贡献。

看例如，van der Veer 1992；Fischer & Riedesser 1998；van der Kolk et al. 2000；Maercker 2003；Oestereich 2005）。在这个框架下，除了简要介绍这种疾病外，我们将着重介绍对患有创伤后应激障碍症状的人所采取的具有系统特色的和资源取向的治疗方法。特别是，我们将重点关注对遭受严重暴力的人的治疗。在此需要指出的是，当然，人们也有可能在不那么戏剧性的事件后发展出创伤后应激障碍。

"与受过创伤的人一起工作时，治疗师和患者都面临着强烈的情感体验……这种体验有可能迟早会把治疗师压垮。带着自己受过的伤反复的对峙变得太过强烈，人类无限制的残忍的可能性的暴露令人太难以承受，治疗关系中创伤的重演太具有威胁性。"（Turner et al. 2000，S. 388）

有少数的议题，即使是作为治疗师在面对它们时，也会受到如此强烈的邀请而陷入问题恍惚状态，比如与受过严重创伤的人工作。除了对所造成的痛苦做出必要的欣赏之外，很快就会失去一种资源取向和索解取向的视角，当人们迷失在所描述的事件和经历的恐怖之中，因为这些故事不仅被讲述，而且尤其会被当事人传递出气氛，并且唤起身体的感受。患有创伤后应激障碍的人，往往只以身体上不适状况的形式来体验情绪，这些情绪他们几乎无法用语言表达，因为创伤经历的储存主要以感觉碎片的形式发生；对创伤事件的记忆导致强烈的压力体验，主要是伴随着植物神经功能紊乱症状，如心率和血压升高（参见 van der Kolk 2000；Hüther 2001）。

因此，更重要的是，不要被事件的严重性所迷惑，而要保持内心的清醒，人类普遍具有克服创伤的潜在能力，否则人类可能无法生存："从进化过程中形成的心理生物学来看，人类是'创伤克服者'……魔鬼可以在内心被'抛在脑后'，而善美可以被凸显出来。"（Petzold et al. 2001，S. 340 f.；也可参见 Oestereich 2005）而这正是治疗的意义所在：与来访者一起就此工作，确保创伤不会掩盖整个生活，而是可以被作为个人经验的一个组成部分，被赋予一个内在的位置，而不会毒害生命。

说到这里，我们现在想看一下与这些人有关的工作，他们在经历了通常是严重的外部事件后出现了创伤后应激障碍，并体验到之前对自己和世界持有的信念如何突然发生了永久性的改变。在不太差的外部和内部条件下，人们在社会化的过程中发展出对自己完整性的意识，对自己生活故事的连贯性以及在一个可理解、有意义和可控制的世界中与其他人的联系的认识，这被称为连贯感（Antonovsky 1997），这是心理健康的一个基本边界条件。有严重创伤的人失去了相对应的"安全基地"的内部表征（Woodcock 2000）并且会

- 认为自己受到了伤害，并且今后会继续被伤害，因此
- 认为自己被损坏，没有价值，因此还会
- 把世界看成是充满敌意和无法控制的。

▌障碍概况

创伤后应激障碍是为数不多的在 ICD-10 和 DSM-IV 中被描述的疾病之一，其病因学的标准也被包括在其中。这意味着，创伤性事件被视为发生症状的原因；然而，将外部事件变成创伤性事件的决定性因素是那些受到这种事件影响的人对事件的个人评价（参见 Fischer & Riedesser 1998）。一方面，必须区分一次性创伤和慢性创伤；另一方面，必须区分所谓的"人为灾难"和非人为的创伤性事件，如自然灾害。事件究竟是否被称为或认定是创伤或创伤化，在很大程度上取决于社会政治背景，而社会政治背景又与各自的精神病学诊断实践密切相关（例如 Farrell 1998）。例如，在第一次世界大战之后，所谓的"战争颤抖者"（带着临床相关创伤回国的士兵）被认为是道德上的弱者、体质上的劣等者、懦夫、装病者。相似的情况也存在于第二次世界大战（历史概述参见 S. Sachsse et al. 1997）。大屠杀受害者的精神心理治疗（Stoffels 1991）使专家们注意到了极端创伤的重要意义，并形成了第一个治疗概念（如 Grubrich-Simitis 1979；Danieli 1994）。对美国越战的重新评估（Shay 1997）越来越显示出战争创伤对相关士兵的重要性。[1] 奥斯特里赫（Oestereich 2005，S. 48 f.）甚至在这里看到了将诊断加入清单的背景，因为直到相当晚的时候，在1980年才开始将其纳入 DSM-II，并在20世纪90年代才被纳入 ICD。此外，越来越多的人关注虐待、性虐待和其他暴力行为的心理影响，导致长期以来一直为人所熟知的事实相关的临床

122

---

[1] 仅仅一个数字就很可怕：在越南战争之后，死于自杀的退伍军人人数是原来的两倍。退伍军人死于自杀比死于战斗本身还要多（Shay 1997）。

问题被发现，诊断为创伤后应激障碍。此后，特别是在德国，直到20世纪90年代中期，只有少数心理治疗师熟悉这种诊断，从那时起，几乎出现了创伤热潮。在某些情况下，创伤后应激障碍已经成为一种时髦的诊断，这一趋势的隐患是对心理创伤实际是什么的轻视以及经验反应性的膨胀，所有情况都被描述为创伤性的（Stoffels 2004）。一个详细的关于障碍概况的介绍参见郎卡夫尔（Langkafel 2000，S. 3）。

123

表8　创伤后应激障碍诊断标准

F43.1　创伤后应激障碍

a. 个人接触到短期或长期的具有异乎寻常的威胁或灾难性程度的事件，几乎对任何人都会造成深深的绝望感。

b. 持续的回忆或由于侵入性的回想而重新体验到痛苦（称为闪回）、生动的记忆、重复的梦境，或在与应激事件相似或相关的情境下内心的困境。

c. 实际上或尽可能地避免与应激事件相似或相关的情况。这种行为在应激的经历之前不存在。

d. 1或2都可以。

1. 部分或完全不能回忆起应激事件的一些重要方面。

2. 持续出现心理敏感度和兴奋度提高的症状（在应激事件前没有出现），至少有两项以下特点：

- 难以入睡或维持睡眠
- 易怒或爆发性的愤怒
- 难以集中注意力
- 惊吓反应增加

e. 标准b、c和d在应激事件后或应激期结束的六个月内发生。（在某些特殊情况下，可以考虑症状开始得更晚，但这应该针对特定的情况单独说明。）

表中提到的闪回有特殊的意义：日常生活中遇到的中性刺激会突然激活记忆，使当事人面对难以控制的情感反应。汽车轮胎摩擦地面的尖锐声音如同一个人自己被逮捕时的声响，地铁里其他乘客身上的酒味和烟味会联系到强奸犯身上的气味，看到络腮胡的男人会让人回忆起一个准军事组织里进行大屠杀的男人，第一场雪使人联想到爬山遇到雪崩时的逃亡，这些例子都是可能触发闪回的情境，同样突然出现的身体和植物神经反应也有可能是触发点。腹痛，甚至是快乐兴奋的迹象，如心悸、呼吸急促，都会使当事人意外地被推入创伤性的情境之中。当人们一直试图避免接触这些可能的情况时，会导致完全退缩和情感麻木（Abdallah-Steinkopff 2001，S. 329 f.）。麻木也是治疗师会遇到的来访者出现的状态，当人们把他们的悲伤冻结在特定的地方，因而借此也会避免任何情感流动、激动和亲密接触或关系，以保护自己避免无法承受的感受。这种麻木和自我麻醉（"情感上的麻木"）往往伴随着社会隔离和内心空虚的感觉。经历过连续创伤的人（参见Keilson 1979）往往会受到特别严重的影响，即多重的、连续的可怕经历，比如有时是难民的孩子（Korritko 2002；Bräutigam 2000），或者是多年来受到严重的性虐待、身体虐待或严重剥夺的孩子。安东诺夫斯基（Antonovsky 1997）所描述的保持连贯感，是心理健康的一个组成部分。从系统自组织理论的角度来看，心理健康发生在一个连贯的生活叙事的持续再现中。一个连贯的生活叙事，"总是在被反复重新创造和重新讲述的"（Oestereich 2005，S. 50）。很容易理解的是，一个创伤性经历会永久地破坏这一过程，并唯独把"创伤决定的生活叙事的情节……"（S. 63）当作最贴切的经历，自己成了受害者。

经过这些解释，我们不难看出，对于这类障碍需要谨慎地建立治疗关系以及避免任何治疗性的压力（参见Reddemann 2001）是治疗开始时最紧迫的任务。对有责任意识的心理治疗工作的经典要求，特别是关于建立一个赞赏的和稳定的治疗关系（Langkafel 2000），当然也必须在系统的方法中加以考虑，因为在这一点上应该明确说明的是，没有专门的系统方法用来与经受创伤的人工作。然而，在这种背景下发展出的许多方法在一种系统的视角下可以很好地结合起来运用。恰恰在创伤工作中，一种僵化的流派取向很快就被证明是无用的，正如与相关机构的从业人员讨论的那样。在治疗创伤后应激障碍方面，系统的观点也有优势，标准化的做法是把背景考虑进来并且灵活地安排设置：创伤性经历总是发生在系统性的背景中，几乎总是与多人关系有关，即使不是在政治迫害的情况下，很多时候也必须把社会系统层面考虑到。这既适用于收集病史也适用于对创伤经历的个人整合和重新融入社会化的世界。此外，系统性的方法本身允许采取灵活的方法安排设置：所以翻译者和其他文化调解员在这种背景下往往是被需要的，他们可以在治疗过程中直接并且作为个体参与进来（例如，参见 Oestereich 1998，2005）。

对于在各种情况下有过戏剧性经历的人来说，选择一个疾病的类别是有意义的，这里就不讨论了。一个危险在于掩盖了社会和政治层面的问题，特别是在政治迫害的情况下（例如，参见 Baro 1989；Becker 1997）。系统治疗的观点绝不能停留在障碍概念（甚至是疾病）上。正如夏伊（Shay 1997）所描述的，从分类的角度思考问题导致不适当的距离感，特别是对这些来访者来说："……我们的教育系统［培养］咨询师、精神病学家、心理学家和治疗师的全部经验仅限于标记出自己是受过教育的，'这是一位立体派画家！……那是一幅埃尔·格列柯的作品'，但他们从未看到他们把视角放在哪里。'您只需要去倾听'，老兵们说，当他们想告诉心理健康专家，专家们需要知道什么，以便与他们合作。"（S. 35）

此外，创伤性经历不能仅在个人的自我内部空间里被当作个体的和内心的体验被概念化。在当事人所涉及的相关系统中被讲述的故事（叙事）是哪种风格，一种创伤经历是如何被加工处理的，尤其是如何被塑造而成的，有着决定性的影响。"必须同时考虑社会、政治和文化方面的现实经验，而这必须通过包括以下因素，诸如暴力和创伤的主观含义和与暴力行为相关的压力被体验和报道的方式和方法，以及对个人的社会支持的方式和程度。"（Bittenbinder 2000，S. 38）三个简短的例子可以清楚地说明这一点（来自 von Schlippe et al. 2003）：

　　　　一名来自科索沃的被强奸的穆斯林妇女表现出严重的抑郁，她说，她宁可自杀也不愿意让她的家人承受他们身边有一个被侵犯的人。

另一名同样是被强奸的波斯尼亚妇女患有严重的睡眠障碍，有时晚上只睡一个小时；在会谈中被明确的是，她担心自己在夜里不断重复的噩梦里会讲话，有可能会被她的丈夫和家人知道她发生了什么。

一对阿尔及利亚夫妇（都是50多岁的人）因为女方的睡眠障碍和恐惧而接受夫妻咨询。这名女性报告说，这些症状是在她听了一个关于"性虐待"的讲座后出现的。治疗师回忆到，在解放战争期间许多阿尔及利亚女性被法国士兵强奸。当被问及此事，引起了强烈的反应。是的，她被强奸了14次，并且在阿尔及利亚，虽然这很可怕，但"没有那么糟糕"，因为她知道，她是众多经历过类似情况的女性中的一员。只有在德国，她才会感到孤独，她是唯一遭受过这种命运的人。通过讲座和通过听众们的反应她清楚地认识到这一点。

在这些故事中，谁真正被描述为患者，谁是健康人以及这些分类在这样的系统背景中还意味着什么？最后一个例子恰恰表明，一个解决方案可以成为一个问题，当它发生在这样一个背景下，在其中，它不再是一个解决方案。创伤后应激障碍的诊断使得复杂的事件个体化，即使它很重要，例如，为了保证获得医疗或心理治疗的权利，在这种情况下至少要把这个过程当作是有问题的。在关于家庭复原力概念的章节中所描述的治疗概念（"多家庭团体"）在此可能提供了一种更合适地重构系统性方面的途径。 127

关系模式

受害者的故事和问题催眠

美国催眠治疗师里特曼（Ritterman 1987）描述了在遭受创伤的过程中，当事人及其周围的人如何制造了一种类似恍惚的状态，它减少了对自己个人的意识、自己的价值和自己行动的可能性，并把他们置于一个麻痹的咒语（"无法动弹的咒语"）之下。治疗的目的是解除当事人以及往往与他一起陷入其中的家庭成员的破坏性恍惚状态，并帮助当事人重建身份。当然，重要的是要承认和证实所经历的残酷的现实已经留下了印记。然而，同样重要的是，不要止步于此，因为这支持了一种问题催眠，特别是在严重暴力行为的情况下治疗师会被强烈地邀请进入问题催眠状态。

从系统的角度来看，询问问题是什么并不重要，重要的是谁来定义它，如何定义，以及哪些社会过程导致什么，使得它然后被命名为问题。问题不仅反映在社会关系中，而且社会关系也是通过对问题的描述而形成的。在与经历创伤的人工作的背景下，往往是把过去当作命运，把极端的创伤当作一种解释，当作对以后的生活产生无法改变的影响，一个被莱沃尔德（Levold 1994）描述为"强调受害者角色"的过程。然而，另一方面，这些受害者的慢性神经生物学改变也可以被证明，这表明了持久的和永久的机体的变化，例如，已证明海马萎缩（参见 Hüther 2001，2004；van der Kolk et al. 1996；van der Kolk 2000）。此外，治疗师暂时承认来访者的受害者身份，也是一种在潜在的感同身受的环境中开始重建信任的方式。

128　　可替代的描述是什么？"我是一个受害者！"的故事意味着一种特定的内在搜索过程，其中一次又一次地回到创伤中去。独自一人对创伤性经历的反复回忆和叙述是不愈合的。应该避免唤醒这样的印象：尝试一种可替代的叙事，对创伤的改释，仅仅通过反复要求人们改变他们的看法就可以实现。恰恰相反，它可能需要特别长的时间并且是困难的，直到找到一个内部参考点，从这个参考点出发当事人可以与他作为一个幸存者的力量联结，而不是他所经历的苦难。最后重要的是，它需要时间，使之反复被强调，也需要稳定的治疗关系，使之克服羞耻感，这种情绪往往非常顽固地阻止人们与他们所遭受的屈辱辩论。以一名14岁库尔德女孩的住院治疗为例，这里将简要地探讨治疗关系的各个层面。

玛丽亚每次来咨询，总是带着很强的态度。她所有的脆弱之中散发出一种不可动摇的自信。当玛丽亚和她的家人被告知她的进食障碍是由于心理原因造成的，她的这种态度出现了第一丝裂痕。这引来了对她的评估和建议，延长了玛丽亚的住院时间。从那以后，玛丽亚来咨询时脸色非常苍白，眼神空洞，在治疗中仿佛被身体的痛苦掏空了。她开始弯下腰绝望地哭泣。这种哭泣使治疗师感到非常无助，并在反移情中引发了胃痛和喉咙发紧的躯体不适感。患者终于能够清楚地表达，她在进食方面有多大的挣扎。她的内在是那么满，再也"没有什么东西可以装进去了"，既无法装进恐惧、担忧，也无法装进食物。对被驱逐到土耳其的恐惧极其强烈，因为接下来"一切都将从零开始"：她特别担心的是她的父亲，他面临着被带走的危险。治疗的任务首先是认可心理上的痛苦，对他们在土耳其警察那里和德国的外国人管理局已经遭受的屈辱表示同情和尊重。然而，更困难的任务是治疗师在面对不知所措、无力感和无助感时仍保持行动力。在接下来的时间里，治疗工作主要集中在寻找更多轻松愉快的回忆，并在想象中建立一个安全的领地；玛丽亚为自己选择了一个宽阔的景观，在那里她可以俯瞰一切。此外，处理玛丽亚的内疚感在治疗关系中发挥了重要作用。她报告说，特别是当她在白天原本感觉良好，她和她的病友们笑得很开心，但鉴于她对家庭的担忧，晚上睡觉前，她的内心会有一个声音使她陷入强烈的纠结。在反移情中，治疗师经常对玛丽亚感到内疚，因为她是一个不友好的东道国的代表，也是一个不合格的治疗师，她不能解决这个痛苦。当玛丽亚在治疗过程中表达了几次她的内疚感之后，她的情况明显好转了，她也可以与病友一起享受轻松愉快的时光了（摘自Bräutigam 2002，S.16）。

129

家庭是支持的源泉：家庭弹性

很多人在经历灾难、危机和逆境后，很少或没有表现出创伤后应激障碍的反应，有些人甚至从这样的事件中走出来，变得比以前更加坚强和有力量。显然，一个人的抵抗力（"心理弹性"），尤其是一个人在他或她的直接社会环境中得到的支持的质量（"家庭弹性"），在这里是至关重要的（Walsh 1998，2002）。同时，家庭总是一起受到影响，因而支持这个概念对此不能完全涵盖，也许称为家庭的免疫系统更合适（Ochs & Orban 2002）。

即使在困难的发展条件下，发展也可以相对不受干扰地进行，以后生活中的抗压能力甚至可以通过挺受住艰难的经历而提升（Bender & Lösel 2000）。这使得视角从缺陷和病理转移到家庭的品质和潜力。这种潜力可以在所有家庭中找到（甚至在所谓的多问题家庭或受创伤的家庭中）。根据沃尔什（Walsh 1998），促进和激励家庭弹性的关键过程是：

（1）家庭信仰系统

- 在痛苦中寻找意义
- 积极的前景
- 超越和灵性

（2）组织模式

- 灵活性
- 联结感
- 社会和经济资源

（3）沟通过程

- 清晰度
- 公开表达感情
- 协作解决问题

130　　　家庭弹性方法并不主要是为了创伤的心理治疗。相反，它关注的是与他们的团体和文化根基相联系的深层次的需要。例如，对于逃离科索沃的塞尔维亚种族灭绝的波斯尼亚和阿尔巴尼亚难民的心理创伤，建立了"多家庭小组"（Weine 1999；Rolland & Weine 2000；Walsh 2002）。这些小组提供了一个参与性环境，鼓励家庭分享他们的痛苦和生存故事。与此同时家庭资源得到强调和加强，如家庭勇气、家庭复原力、家庭信任、强大的亲属网络以及对他们所爱之人的兴趣。通过这种方式，鼓励家庭将其体验为他们的命运注定可以战胜悲惨，建立新的生活。该项目显示了科索沃家庭在多大程度上展现出高度的凝聚力和适应性的特点：适应性角色的灵活性。每个人，不管是活着还是死去，不管是在祖国还是在国外，都属于家庭，属于祖国，每个人都算数，每个人都被算在内。因此，有能力承担不在的（如被谋杀的、流离失所的、逃亡的）家庭成员的社会角色，尽管对他们来说有不可估量的悲痛但也成为这些家庭的巨大财富（Becker et al. 2000）。

一方面，在与受过创伤的人进行系统治疗时，往往有必要放弃系统的中立并采取立场以创造一个信任的基础（Bittenbinder 2000）。另一方面，除了要充分尊重文化根基的情况，例如难民和移民融入他们的文化和团体，也可以对他们的文化根基表现出一些不敬，这也是有帮助的（Cecchin et al. 1993）；即如果随着时间推移，它阻碍了进一步的变化和发展。因为文化和团体中的根基不仅能提供意义、支持和保护，而且有帮助的做法是对自身文化中某些遗留下来的标准提出质疑（参阅，被强奸的波斯尼亚妇女的例子）。对此系统式的提问技巧有助于以尊重的和关注的方式软化这些标准（Bittenbinder 2000）。

时间静止

科恩（Kohen 1998）指出了家庭治疗的另一个方面，即与因政治迫害而遭受创伤性丧失的家庭工作，科恩本人在阿根廷军事独裁时期，在其生命受到威胁的情况下开展心理治疗工作。对于那些在"肮脏战争"中成员失踪的家庭来说，往往缺乏可以进行告别和表达感情的仪式：没有坟墓，没有死亡纪念日，什么都没有。时间静止了，也许会产生这样的建构，在这种情况下，家人生活在不断的期待中，期待着失踪的人将会返回。僵化的仪式发展了出来，比如房间完全保持原样，在一些家庭中甚至餐桌仍要为失踪的成员按原样摆放。在此，系统治疗的任务在于，与家人一起制定告别和过渡的仪式，这使得彼此的情感在此流动，同时为难以承受的痛苦提供一个仪式化的安全框架。

因创伤而产生的家庭暴力

家庭中的另一个问题（也是一个难以启齿的问题）可能是在情绪紧张、拥挤的居住条件和闪回的背景下发生的暴力行为。常见的情况是暴力行为像连锁反应一样从上到下持续下去。

一名库尔德人在长期的监狱生活中受到了严重的折磨,他在"不再知道自己在做什么"的情况下虐待他的妻子。妻子对住处发生的情况感到完全不知所措,他们一起生活在一个非常狭小的空间里,长达数小时的哭泣,她不想再照顾她9个月大的孩子,因为她担心自己会伤害孩子。由于担心孩子,丈夫带着妻子去做心理治疗。首先,通过让朋友参与进来保障孩子的安全。在与妻子进行了几次单独会谈之后,其中包括悲伤辅导和两次夫妻会谈,丈夫承担了虐待妻子行为的责任,并在治疗仪式上向妻子道歉。在进一步的夫妻治疗和与夫妻双方的单独治疗中,发展出新的沟通模式和一个未来计划。整个治疗过程花了大约10个月的时间(摘自Bittenbinder 1992,S.12)。

132　　在这种情况下的核心要点是,治疗师除了要表现出对来访者的共情,对暴力倾向不能视而不见。遭受暴力创伤的人往往实施暴力行为的风险提高。这对于治疗工作来说是特别困难的,例如在上述案例中,受害者成为施暴者。这不仅是一个处理所经历的痛苦的问题,也是一个负责任地处理难以控制的情绪的问题。值得一提的是,很大一部分的性犯罪者本身也曾受到过性虐待。长期受到虐待或有严重受虐待经历的儿童有更大的风险继承他们的经验(参见Fischer & Riedesser 1998,S. 267)。然而,这并不是一个不可避免的动力:一些纵向研究现在表明,受过性虐待的儿童也可以不带症状地生活,自己也不会成为施暴者(参见Krischer et al. 2005)。

去除障碍

仍然对生活说"是"

严重和慢性创伤的治疗绝对不是一个可以在短期治疗的框架下处理的问题。有时需要花很长时间,直到找到一个新的参考点,实际上,活下来本身就可以被视为对于创伤事件来说取得了胜利,从而使其有可能跳出缺陷的叙述。治疗的艺术在于找到一种方法,将这些生活的残酷融入自己的生命叙事中,而不是对其忽视和低估，穿过与之相联系的感受，并且重新占有它们，最后"仍然对生活说'是'"，把维克多·弗兰克尔这句著名的话用上，这是他对自己在集中营中的监禁经历的总结。同时，治疗的可能性并不是万能的，一定程度的失望往往不可避免。寇里特科（Korritko 2002，S. 179）提到了位于科索沃的一个针对受创伤儿童而开设的治疗中心加布里埃尔（Gabriel）之家的铭文，布莱希特（Brecht）的一句话："雨水不往上流。当伤口愈合后，疤痕就会疼痛。"

必须特别注意避免在治疗过程中出现再次创伤现象。在治疗过程中，经典的净化灵魂过程的概念在这里会造成更多的伤害，而不是导致愈合（Shay 1997；Reddemann 2001）。成功的治疗并不一定意味着创伤已经完全消除。在建立了可靠信赖的治疗工作联盟之后，治疗的首要任务通常并不是与创伤对抗，而主要是采取稳定化的措施，建立一个安全基地，系统治疗会比通常情况下更大程度地普遍检查，在何种程度上应对日常生活的程序（安排一天的工作，确保安全存在）以及帮助建立和使用社会接触是必要的（参见Reddemann 2001）。在这样一个稳定的阶段之后，可以寻求与创伤的对话。在某些情况下，这也对治疗师提出了很高的要求，因为这往往涉及密集的哀悼过程，正如比特宾德（Bittenbinder 1992）所写的，目的是"陪伴走过心碎的历程"。

在这两个阶段里，使用并整合各种治疗方法是很有用的，例如心理教育方法（传授有关的事实信息，即使是应对这种经历的极端形式也是正常的）、EMDR疗法（眼动脱敏和再加工）[1]、艺术疗法（Bittenbinder 1992）、心理剧（Dhawan 1992）、社会关系图、重建生活故事、精神药物治疗。

使用家谱图工作

在家庭治疗中，在与创伤有关的方面，人们经常要处理一些禁忌，如果这些禁忌延续了几代人，并且具有家庭秘密的特征，往往是非常有压力的，因为他们创造

---

1 在此不再详细描述这一流派，具体方法可参见霍夫曼（Hofmann 1999）。

了一种怪诞的气氛，有一些东西只能感觉到，但无法摸到，无法命名。家庭中的界限、忠诚度和权力平衡受到微妙的影响（de Graaf 1998；Abrams 1999；Reich 2002）。父母想保护孩子，配偶想互相保护。为了忘记而耗费了很多精力。正如暴力问题一样，保密也保护了施暴者（Levold et al. 1993）。禁忌对施暴者有利，因为这个禁忌话题对家庭的影响更大。这种情况下，需要采取特别敏锐的鉴别力，与当事人一起仔细核实是否因为这不关孩子的事而不告诉他们，或者事情出于羞耻而被掩盖，因此仍然是禁忌。这尤其适用于所经历的性羞辱。向你的配偶讲述你所经历的强奸事件，可以是一种解放的行为，但这不应该被看作是一种绝对的做法。可以产生类似效果的做法是，有意识地决定只与治疗师分享这个秘密。麦戈德里克和格森（McGoldrick & Gerson 1990）认为未经处理的丧失、悲剧和创伤对代际和当前家庭进程的影响要比其他家庭变化和事件大得多。创伤的代际影响，特别是大屠杀（例如，Bar-On 1997；Stoffels 1991），也包括乱伦创伤（Sheinberg & Fraenkel 2001）有丰富的资料记录。

因此，对代际忠诚的关注特别是在系统式的创伤治疗中是非常重要的。在运用家谱图的工作中，可以探索各代人的自我相似性模式，相似的悲剧、创伤性经历和危机。探讨、认可和处理这些议题往往对当前的治疗过程有帮助（Heinl 1994）。在这项工作中，在创伤经历中被浓缩的时间视角（关于焦虑障碍章节）可以重新均衡化和历时化：关于祖父母和祖先如何处理困难经历的询问，他们今天会提出什么建议，如果他们还活着，就像问自己会对自己的孩子或孙子以后想要说什么一样有帮助，一个人是如何处理这些事件的，以及哪些也许甚至是全新的力量是在处理自己的困难经历过程中成长起来的。

治疗性分裂

处理在强大的忠诚关系中的幸存者内疚感起着特殊作用：意识到将自己的良好生活状况，甚至可能是自己的生存，归功于一个或多个与自己有联系的其他人的牺牲——可能是通过家庭关系，或是通过同民族的归属感——对于当事人自身的感受和咨询过程都会起到重要作用。这一点首先在第三帝国的集中营幸存者身上得到证明（例如Stoffels 1991）：一个人自己的抑郁、一个人自己的不快乐发挥着某种系统的功能，借此建立与死者的联系或与家中承受痛苦的人建立联系。忽视这项系统功能的治疗或咨询方法，例如，简单地通过仅仅提高生活质量为目标，可能会适得其反，因为背叛感只会被强化。关键是要尊重联结，并从这种尊重中提供一个新的意义框架（这往往也可能涉及仪式或仪式的元素）。幸存者的内疚感是一个深深触动和感动当事人的议题。因此，没有简单的解决方案；相反，必须承认和重视这个话题中固有的矛盾性。如果在系统治疗中利用引入不同观点的可能性，就可以成功。

在一个督导小组中，治疗师报告了一位受到严重创伤的来自伊拉克的来访者，她的父亲和兄弟被杀害，另一个兄弟在遭受酷刑后截瘫。她患有严重的抑郁症，有自杀的幻想，缺乏动力和自我责备。她和她的姐姐住在德国，姐姐非常关心她。治疗师非常投入，一方面试图激励当事人，把她从自我折磨中解脱出来，另一方面又要压制姐姐对她的影响。仔细分析后发现，在幸存者内疚感的背景下，姐妹俩已经形成了一个非常有意义的模式，如果来访者的情况得到改善，就会严重威胁到她们的生活模式。这是因为来访者的抑郁症一方面是对她留在身后的家庭的致敬，另一方面也是给予姐姐以意义和生活任务。经过长时间的争议性讨论形成了一个评论，从一种治疗性的分裂的意义上[1]，在小组中反映出各种矛盾的立场。治疗师把它带给了来访者："如您所知，我已经向我的小组谈了我们在一起的工作，正如我所承诺的那样，我现在想告诉您是什么思想打动了我们。我们已经非常投入地听了您的故事，我们感觉像是在跟两个您打交道，他们在您对家人的深深的爱中联系在一起，我们印象深刻的是您是如何活出您的忠诚的。对

136

---

1 分裂是这样一种治疗方法，其中要么是治疗师把自己内心的矛盾讲出来（"我不确定我是否真的可以建议你在这个时候做出一些改变，或者我是否愿意建议您不要发生任何改变，至少在这个时候！"），要么把矛盾的心理分担在不同的肩膀上（"团队中的一部分人这样想，另一部分人那样想……"）（von Schlippe & Schweitzer 1996, S. 181 ff.）。

于您的问题我们非常感动，我们不确定我们是否真的可以帮助您摆脱困境。我们在小组中还没能达成共识。一半的人说了以下的话：我们完全可以理解，Z 女士觉得她几乎不被允许继续生活下去。如何能接受您这里很安全，而您家人的处境却很糟糕，您怎么能在这里安然无恙，而那些最亲近的人都死了？我们暂时相信这一点，目前，也许在未来较长的一段时间里自责是您的方式，Z 女士，您已经找到了展现和积极保持您对家庭的爱和忠诚的方法。而您，Y 女士（姐姐），您通过关怀的方式来展现您的爱与忠诚。

另一半人想知道，如果父亲和已故的哥哥知道 Z 女士有多挣扎，他们会有什么感受。他们会理解吗？或者他们是否宁愿希望他们的两个姐妹还活着，而且她们或许可以通过过好她们自己的生活，并且在其中为自己的快乐留下空间，用这样的方式来展现对他们的爱。任何一点快乐的火花，小组中的这些人都觉得，这就像是父亲和哥哥面对那些曾对他们施以极其残酷的暴力的人，所取得的久违的小小的胜利。

当我们谈论这些想法时，我们突然想到，也许你们俩，Z 女士和 Y 女士，都有类似的感受和想法。Z 女士倾向于在悲伤中表现对家庭的忠诚，Y 女士更多的是生活在另一面，不断地找到快乐的火花。而当我们认为我们理解了这一点，我们思考了这样一个事实：可能没有正确的方法，甚至可能根本就没有解决方案。但我们理解你们在多大程度上试图找到一种好的方式，一方面在德国生活，另一方面与你们所爱的人联结在一起。我们想为你们应对这种情况的方式表达我们的敬意。"

治疗师在接下来的治疗中宣读了这个评论。两姐妹收到后非常感动。对于治疗师来说，她体验到了从一个巨大的压力中解放出来，那是一种不断地必须推动改变的压力。对于这对姐妹来说在接下来的过程中"快乐的火花"成为一个关键词：这不是关于一个过上幸福生活的问题，这怎么可能，但有可能的是，至少偶尔，在看电影或者与朋友聚会时，用快乐的火花来反抗杀害他们亲人的凶手（摘自 Schlippe et al. 2003, S. 164 ff.）。

2.6 边缘型综合征和其他人格障碍——当感受和依恋风格（过于）快速切换[1]

在系统治疗师看来，用人格障碍这个词作为原本要解决的问题，这样一个诊断往往使问题更难解决，而不是更容易解决（Lieb 1998）。在这个牢固的、与背景无关的人格概念背后，其他具有决定性意义的障碍可能会被掩盖，即诊断也是对某种（大概是非常困难的）关系质量的表达：一个人给另一个人贴上边缘型人格障碍的标签。如果这个过程被遗忘，例如，如果发现诊断结果在医疗记录和医生的信件中变得独立，它变得脱离了关系，并成为被下诊断的个人的一种逐渐慢性化的人格。有时，当事人自己不知道这种诊断，如果他知道了，那么他会强烈地抵抗它。有时，他或她会斩钉截铁地将这一诊断书醒目地摆在面前（"我是一个边缘型人格障碍患者！"），以此吸引特殊的关注和爱护。在专业领域，某些叙事传统已经建立起来，催生了新的治疗热潮。有严重障碍的患者变得越来越多，边缘型人格障碍患者的数量在不断增加。除了这样的事实之外，这种说法很难得到证实（实际上是否有更多的受害者？或只是被称为这样？），这种声明也被用来证明其在同事中的地位。那些经常与有严重障碍的患者工作的治疗师被认为是更有经验的，但也比其他人更有压力。

立伯（Lieb 1998）谈到了"以理解为幌子的病理化"所固有的"温和的贬低"。"一个人类学的概念……只能从外部角度适用于他人，而从内部角度适用于自己时却导致矛盾的概念……这个概念被当事人自己使用时，就会变得自相矛盾，不适合心理治疗的对话。然后，治疗师必须对他的患者保密，但这扰乱了关系。"（Lieb 1998，S. 43）

因此，在这种诊断中，甚至比其他诊断更为重要的是，观察者也被概念化。谁称这个人是边缘型人格障碍，这对治疗关系有什么影响？有没有人不同意，可以找到什么其他的描述，它们会是什么意思？如果人们认为"有障碍"的人可能是一个被虐待的对象的话，典型的边缘型症状，如严重的攻击性，再加上大量的焦虑和反

---

1 我们感谢海德堡的心理学硕士安德利亚·埃贝克-诺伦、布鲁赫萨尔的心理学硕士海科·基里安和埃登科本的汉斯·立伯博士为本章节所做的贡献。

社会部分或分裂的防御机制可能会变得可以理解，并作为一个适当的、创造性的反应/解决方案出现。因此，被诊断为边缘型人格障碍的人（至少是青少年）的原生家庭经常被描述为忽视的和情感虐待的，或者是混乱和不稳定的，有反社会行为和虐待行为，甚至包括性虐待（参见关系模式部分）。

因此，这种诊断需要以一种特殊的方式进行平衡。一方面，对诊断所隐含的问题的持久性允许一定的治疗性的耐心：诊断所表明的行为方式和情绪状态不会轻易地通过一些优雅的干预措施而改变。另一方面，重要的是不要让自己被疾病的严重性催眠和麻痹，而是要反复注意个人的行为和他/她周围的社会环境及专业领域内的描述和行动，如何能以一种尽可能有利于发展的方式结合起来。

▌ 障碍概况

ICD-10区分了各种人格障碍，表9中列出了这些数据。其特点是"性格构成和行为"的严重紊乱，通常是在幼年时获得的，"根深蒂固"和持久的行为模式表现为"对不同个人和社会情况的僵化反应"（Dilling et al. 2004）。当事人具有可以观察到的明显偏离文化预期和接受准则的内在经验和行为模式，尤其是冲动、情绪不稳定、反社会行为、自我伤害，以及持续追求刺激和被他人认可的欲望（Dammann & Janssen 2001）。

表9　人格障碍

F60　特异性人格障碍

F60.0　偏执型人格障碍

F60.1　分裂样人格障碍

F60.2　社交紊乱型人格障碍

F60.3　情绪不稳定型人格障碍

F60.30　冲动型

F60.31　边缘型

F60.4　　表演型人格障碍

F60.5　　强迫型人格障碍

F60.6　　焦虑型（回避型）人格障碍

F60.7　　依赖型人格障碍

F60.8　　其他特异性人格障碍

F60.9　　人格障碍，未特定

克恩伯格（Kernberg 1988a，Kernberg et al. 2000）、莱希森林（Leichsenring 2000）和斐德勒（Fiedler 1994，2000）等人都广泛讨论了人格障碍的鉴别诊断。在下文中，我们集中讨论边缘型人格障碍（BLS）。在ICD-10中，在排除了精神病、成瘾和脑器质性障碍之后，在以下情况下会提到这种疾病的存在，它除了具有所有人格障碍的一般特征之外（明显的偏差，个人痛苦，在认知、情感、冲动控制和人际功能方面的长期损害），还存在以下三个冲动型人格障碍（F60.30）的标准：

- 有明显的倾向性，会出其不意地采取行动，而不考虑行为后果；
- 有明显的与他人争吵或冲突的倾向，特别是当冲动的行动被劝阻时；
- 愤怒或暴力爆发的倾向，没有能力控制；
- 难以维持没有立即获得回报的行动；
- 波动的、不可预知的情绪。

　　此外，还必须满足以下两个标准，以鉴别边缘型人格障碍（F60.31）与其他冲动型人格障碍。

- 自我形象、目标和内部倾向性（包括性）的紊乱和不安全感；
- 倾向于卷入激烈但不稳定的关系；
- 夸张的努力，以避免被抛弃；
- 反复威胁或自我伤害的行为；
- 持续的空虚感。

其他作者列出了大量的其他症状。特征是不稳定性，以及当事人倾向于将重要他人视为绝对好的或绝对坏的／邪恶的，带着伟大的想法和对全能的幻想，并迷失在神奇的和偏执的想象中，或非常普遍地编造出戏剧性的、极端的生活故事（例如，Kernberg 1988b；Eckert et al. 1987）。较高的共病现象不断得到证实，边缘型人格障碍患者往往被诊断患有多种心理障碍（主要是药物滥用、情感障碍、进食障碍）。例如费耶等人（Fyer et al. 1988）报道了91%的边缘型人格障碍患者有多种诊断。

心理动力学角度对边缘型人格障碍的解释是，其本质上是通过求助于早期的防御机制，即分裂。边缘型人格障碍患者无法对重要他人的"好"和"坏"的部分整合起来感知，所以他只能感知到他们要么是好要么是坏，这是一幅在理想化和贬低之间不断摇摆的画面。在此无法深入探讨这个极其复杂的讨论[1]（详见例如Kernberg 1988a，1988b；Kernberg et al. 2000；Rohde-Dachser 1995，2000；Zeeck 2001）。

▍关系模式

被诊断为边缘型人格障碍的人经常被描述为，他们认为并感觉到与他们的家庭严重疏离。因此，对脱离和疏远的家庭关系模式以能力取向和尊重的态度进行探索可以成为一种治疗性干预（Cierpka 1998；Cierpka & Reich 2000）。然而，重要的是阻断对称升级的动力模式，因为如果允许患者和家人猛烈地相互指责和控诉，在会谈中就会很快形成激烈和暴躁的氛围。

家庭本身可以在各种家庭诊断清单和方法学手段的帮助下被描述为具有不同特点的不同家庭类型。相应的出版物读起来就像一份几乎所有的在家庭中可能发生的可怕事情的清单。泽克（Zeeck 2001，S. 341 f.）依据文献列出：

- 因死亡或长期分离而失去早期的依恋对象；

---

1 用心理动力学的语言长话短说：存在一个我组织（Ich-Organization），但它是"原始的"。好的和坏的自我和客体表征没有被整合。这与以下事实有关：尽管在早期发展中的自我分化和客体分化的步骤是完成的（不像在精神病性融合中，这个过程是缺失的），但是还有一个步骤没有成功，即对客体（另一个人，特别是母亲）的体验是既滋养（好）又失败（坏）。

- 父母之间的敌意和长期冲突；

- 家庭中频发酗酒；

- 性虐待和身体虐待，身体暴力；

- 家庭中情感性疾病的发病率较高；

- 边缘性行为的发生率增加，家庭中存在冲动和混乱的关系；

- 主要照顾者的行为不一致和不可预知。

此外，还会提到动荡的依恋模式，即在过度接近（与对占有和支配的恐惧有 142
关）和关系破裂（与对遗弃和瓦解的恐惧有关）的极端之间摇摆。齐尔普卡和赖希
（Cierpka & Reich 2000）描述了被诊断为边缘型人格障碍的患者的两种家庭类型（除
此之外还有第三个混合型）：

- 忽视、情感虐待的家庭，表现出情感剥夺的特征，与丧失的经历、分离以
  及操纵的父母相关

- 混乱的、不稳定的家庭，危机不断，关系混乱，婚姻冲突，酗酒，成瘾，
  自杀或反社会行为，性虐待，身体虐待和其他冲动模式。

令人吃惊的是，这些对家庭动力带着强烈负面色彩的描述的范围是如此广泛。
如果人们的目光只投向缺陷和病理，不仅仅是指诊断，也许还有家庭本身，那么人
们很快就会走进死胡同。因为这些处于"持续的关系混乱"中的家庭也有特殊的优
势和品质，比如展现出"高于平均水平的果断性"的特征（Kilian 2001）。因此，可
以理解的是，边缘型人格障碍可以被看作一种为了试图解决问题而"整合矛盾的特
殊形式"，这种尝试有多么的困难，但为此有"充分的理由"（Ebbecke-Nohlen 2000）。
在这样的背景下，埃贝克-诺伦（Ebbecke-Nahlen）命名了一系列行动和情绪倾向，
以及能力和资源，这些都是被诊断为边缘型人格障碍的人经常表现出来的（2004）：

- 调节关系距离远近的多种可能性；

- 生活的座右铭是："不变的是变化"；

- 尽情享受截然相反的需求；

- 在认知层面上有能力在各种选择之间快速交替；

- 在情感层面上有能力在欣赏和贬低之间快速切换；

143

- 为内心的紧张情绪找到一个表达方式；

- 设定边界，打开限制，跨越边界；

- 测试："谁会忍受我，像我这样的多变？"

治疗关系模式

为了保持治疗的灵活性，在此反思一下作为治疗师被邀请参与的具体关系模式是很有意义的。为了获得一个自我反思的机会，也就是获得一个进行自我观察的立场，一个重要的步骤是保持自己的行动能力和发展其他可供选择的可能性。

a）**邀请参加**：在其他任何类别的诊断中都不会出现"与环境的互动面临着如此直接、紧凑和坦率的挑战"（Kilian 2001，S. 169）。治疗师感到不得不以准警察的方式进行干预，进行保护，甚至偶尔卷入其中，这在督导中可能被证明是被卷入的动力的迹象。大多数时候，它是不愉快的动力，激烈的冲突紧张伴随着热切地寻求结盟甚至破坏性的互动，在这种情况下，人们会毫无防备地被卷入其中。

b）**邀请分裂**：从共同行动很快转到分裂。分裂作为边缘型人格障碍的一个重要机制，可以在帮助者系统当中引发强烈的动力：如果来访者很难同时觉察到自己和他人身上的不同状态（"好""坏"），就可能会导致这种分裂蔓延到团队，甚至蔓延到督导小组，其中同事们以最激烈的方式相互争斗。当发生这种情况时，有帮助的做法是，问问自己这种激烈的讨论多大程度上是属于患者和他的系统，而不是属于团队。

c）**邀请进行长期治疗或中止治疗**：有问题的依恋行为也会在临床中表现在治疗关系的形成上，要么是希望有一个非常长期的治疗时间，要么恰恰相反，有时是突然地由于分歧的升级而中断了治疗。患者通过贬低和提出挑衅性问题

144

反复测试治疗关系的可靠性，以及检测治疗关系是否以不同于早期关系经验的方式被"忍受"（Ruf 2005）。因此，中止治疗的情况是长期以来经常出现的一个现成的主题。

d）**邀请脱离背景**：在一次治疗过程当中必不可少的平静专注和沉着的内心态度往往会受到严峻的考验：当治疗师刚刚认为自己已经理解了一个事实时，就会发生一些事情。情绪和行为的变化如此频繁和迅速，几乎没有时间把红线保持在手中（参考案例）。顺便说一下，在安排家庭会谈时，这可能是一个障碍：由于各种原因，根本不可能成行。

▍去除障碍

施特雷克（Streeck 2000，S. 101）指出，障碍概况的复杂性特别适合于促进不同心理治疗流派之间的讨论，因为单一的治疗方法往往是不够的："在门诊治疗的患者，必须在出现自杀危机时住院治疗，而症状严重的患者……必须几乎总是要在住院条件下进行治疗；对许多患者来说，侧重于理解这种重复性行为模式的治疗方法要作为补充，还要采用主要针对改变当前行为的方法，以及把注意力的焦点放在从社会背景理解行为功能的方法，并且所有这些治疗方法，在某些情况下，还需要同时服用精神科药物以及补充性的社会治疗活动。"施特雷克-费舍尔（Streeck-Fischer 2000）要求在青少年患者中，除了心理治疗外，也应始终注意感觉运动发展方面可能存在的缺陷，这些缺陷不能仅仅通过交谈来弥补。

145

施特雷克（Streeck 2000）建议，在考虑治疗方法时，应明确患者在日常生活表现中的社会功能受损程度，他们（能）在多大程度上参与社会生活，以及对自杀的风险程度必须进行评估。在任何情况下，从施特雷克的角度来看，一个高耗费的治疗，而且通常在初期阶段进行住院治疗是有必要的。治疗的艺术在于，是把这些想法牢记在心，同时不要被卷入问题恍惚状态中。对于所有最初令人恐惧的、具有挑战性的症状，一个很好的治疗准则是：如果诊断不存在，如果人们并不知道诊断，我们将如何与当事人一起工作？立伯（Lieb 1998）在这方面写道，人们"只"需要放下一些东西，那就是成见。这并不意味着这样一来与个人以及可能与他们的家人一起工作会很容易。但是，这是一个在伙伴关系中合作的建设性的基本条件。这关系到始终对关系的建立保持敏感，保持"融洽的治疗关系"（Fürstenau 1992；Egidi & Boxbücher 1996）。该原则是："支持、共情、真诚。"（Kreisman & Straus 1992）

澄清任务

埃贝克-诺伦（Ebbecke-Nohlen 2001）指出，澄清任务恰恰对于这个精神障碍是多么的重要。它在治疗的开始同时为一致和不一致的领域创造了一个框架，这两个领域对进一步的治疗过程具有重要意义。当治疗师和来访者的想法相似时，通常就会达成共识，例如在治疗的形式或内容方面。协商一致支持治疗过程，并且还具有创造亲近关系的效果。对治疗过程很重要的还有那些最初在治疗师和来访者之间无法达成协议的领域，例如，治疗师不接受来访者提出的任务，或者调整后接受。在这些情况下，我们可以有意地谈论对期望的失望。如果在这种情况下，双方可以重新协商期望并取得成功，那么不仅对于治疗关系的建立迈出了重要的一步，而且在通常情况下也从症状背景中成功地迈出了解决问题的第一步。怀疑的态度"不再是一个障碍，而是成为一种资源"（S. 169），因为矛盾的动力是明确被允许和赞赏的。

系统式干预

在系统治疗中，与心理动力学方法不同，其目的并不是要在患者和治疗师之间建立一种主要的、个人的和情感的联系（Egidi & Boxbücher 1996）。在个体治疗中报告的强烈的矛盾心理，即来访者在治疗关系中体验并表现出来的行为，在系统式家庭治疗中不是工作的重点，因为在与家庭一起工作时，矛盾心理本身就是所谓的"患者"。那么，主要目标是试图通过以下方式建立一个安全的基础：

- 对家庭成员的依恋／非依恋行为积极赋义；
- 探讨丧失和虐待的经历，并试图将其纳入一个所有家庭成员都能接受的连贯的叙述中；

- 通过循环提问，使家庭成员关于冲动性爆发的认知和情绪背景变得清晰。接下来这些行为不被看作是破坏性行为，而是被积极赋义。例如，破坏性行为可以被描述为在似乎无望的情况下试图拯救自己。

与辩证行为疗法（Linehan 1994；Bohus & Bathruff 2001）或人际关系疗法（Klerman et al. 1984；Schramm 2000）相比，系统式的方法不是将症状看作一种适应不良的缺陷，而是作为创造性的解决方案。它不是围绕需要补偿的缺陷，也不涉及缺失的，仍然需要发展的技能。相应地，在系统治疗中，来访者被视为他们自身的专家，需要更多地与其探讨而非对其进行训练。因为，正如泽克（Zeeck 2001）所写的，家庭成员非常希望看到的方向是，能够把治疗师拉拢过来成为盟友，在治疗一开始介绍治疗师的中立立场的意义和功能，可以帮助防止失望和随后的贬低。因为，无论如何，在理想化和贬低之间摇摆是动力的一部分，准确预测这种发展并将其定义为治疗过程中可预见的一部分是有用的。为了保持自己作为治疗师的能力，这一点也很重要。对于处理愤怒、无力、无助和恐惧的反移情感受，在英雄式的过度承诺和无能感之间摇摆，是治疗过程中可预期的挑战之一（Zeeck 2001，S. 350）。治疗位置的丧失可能会导致"无可救药地纠缠于患者的剧目中"（Rohde-Dachser 2001）。不言而喻，在这种情况下，同时考虑到经常使用的自杀威胁，加入一个支持性的督导小组，在此具有特殊的意义。

基里安（Kilian 2001）指出，与治疗"强调感受的"心理障碍（抑郁症）不同，用一种经典的系统式方法，以缓慢、温和的循环提问的方式治疗不如顺畅快速的干预更加适用，即聚焦在可观察的行为和当前的互动事件。从对现状的描述出发，人们可以通过具体的干预措施对其进行干预（S. 173 ff.）：

- 积极赋义，也可能是对症状行为的积极评价，特别是在开始时（"你显然能够迅速接近陌生人"）；
- 幽默，偶尔是温和的讽刺、夸张和不断加强的描述，以必要的敏感度穿插在对话中，这可能会使患者发笑（"我现在应该在你面前剧烈颤抖，还是只有一点点恐惧？"）；

148

- 接下来，更频繁地提到目前可观察到的行为模式（"我看到你一提到你父亲就紧张得脸红。我完全可以想象在家里经常发生的情况"）；

- 不要过早也不要最后提出对症状情境化的改释（"如果你要走一条成功的职业和个人道路，这难道不是对你非常怀疑的父母的最大挑衅吗？"）；

- 最后，发展出少一些痛苦、压力或代价的替代行为（"假设你经常打自己耳光，而不是不定期地割伤自己，您也会感觉到过瘾吗？"）。

埃贝克-诺伦（Ebbecke-Nohlen 2000，2001）描述了一种与这些干预策略可以很好地兼容的方法，这种方法也是截然不同的。根据她的理解，边缘型人格障碍的特点是非此即彼的模式，是一幅黑白分明的心理矛盾的组织图：索引患者，以及他各式各样的社会系统也在短时间内交替出现喜爱和厌恶、依恋和自主、亲密和距离。诸如"精彩的"或"悲惨的"极端评价超过了相对的灰色的阴影（"平均""有点"）。因为从长远来看，这样做很累，而且很难坚持下去。只有在这些极端的位置之间快速转换，才能达到一个社会的和心理的平衡。重要的是要避免出现以下危险，即仅仅从两个方面二选其一。与之相反，对矛盾冲突的双方都应抱有同情的态度并保护好两者之间的振荡。

　　治疗师："您的症状对于什么来说是有好处的，或者换句话说，您现在这样的生活方式，对于什么来说是有好处的？"

　　来访者："我现在的生活方式，对什么都没有好处。我没有工作，我没有赚钱，我没有家庭，我甚至没有男朋友，而且我一直还在靠我的妈妈过活。此外，我是如此悲惨，我可以把自己扔掉。"

　　治疗师："是的，我已经明白了，您的生活统统跟好搭不上边，但是我的问题是针对别的主题。通常来说事情发生的方式总是有意义的，如同人们会如此表现或是他们在生活中选择的方式。一种特定的行为通常是为了解决一个潜在的情况。而这就是我的问题。症状对什么有意义？通过症状您的生活发生了什么变化？"

　　来访者："这样说似乎很傻，但我已经变得更加深刻和更加复杂了。如果不

是这样，我的生活会更容易，但我可以设身处地考虑其他人及其他情况，甚至超
过了对我的好处。"

治疗师："我是否可以理解为，您是说您对其他人已经形成了良好的触角，
但您没有充分注意到保持边界？"

来访者："是的，没错。"

治疗师："当我问您，您的症状有什么好处，它有什么意义，我并非仅仅寻
找单一的联系，而是为了一个好理由。症状对于什么还有重要的作用？"

来访者："也许最重要的是，我一直想成为特别的人。我绝对不想成为一个
普通人……而且我希望我可以一直陪着我的妈妈，并确保她过得不错……因为我
的病，我可以一直和她在一起，确保一切正常……"

治疗师："但现在真的令我印象深刻，您还想到了很多好的理由，也许还有
更多。我想告诉您为什么这一点对我来说非常重要。在我看来，解决方案的关键
正是在这里。如果您能找到您的症状的积极方面，那么您也可以考虑是否有其他
的方法和其他的可能性，而不是，比如说，发展出症状……"

来访者："也许我还不是一个无望的案例。"

（Ebbecke-Nohlen 2000，S. 39 f.）

矛盾需求的多样性可以得到承认和重视（例如，"感受自己"和"不感觉受伤"，
"打倒他"和"拥抱他"，"马上离开这里"和"终于回家了"）。如此观察的话，就
存在着一个解决问题的角度，将非此即彼的模式变成了一个兼而有之的模式（参见
Simon 1995）。来访者快速转换视角的能力可以用来改变根深蒂固的模式。这意味着
不再是必须做出支持或反对的决定，而是可以想象到的是，两者都可以实施。然而，
"兼而有之"的前提是，两种可能的选择都是潜在的等价的，具有积极的内涵。解决
办法可能是两件事不要同时实施，而是一件做完再做一件。在这样做的过程中，有
可能在所选择的选项中徘徊更长的时间，把快速振荡变成与时间的建设性和富有成
效的相互作用。这样的做法又有一个前提，即一个关于优先顺序的决定，这需要给

自己时间和耐心。矛盾并不总是必须废止的，但它们被允许如此！如果它们不再是令人感到有压力的，那就已经很有收获。因此，系统式的边缘型人格障碍的治疗并不是要创造单面性，而是要认识到自己的需求和关系形成的多样性，并与之更好地相处（Ebbecke-Nohlen 2000，S. 44）。下面是一个案例：

> 一位23岁的生物技术助理自我介绍。她越来越想知道为什么当她与她的伴侣亲密接触时总是会体验到"坠毁"的感觉。此外，她划伤大腿的自伤行为发生率从每月1次增加到每周3次。由于她更加频繁的头痛和更严重的睡眠问题，她所需要的止痛药和安眠药的剂量也在不断增加，而这些问题其实已经不是那么重要了。

> 在总共两年半的治疗过程中，最初是在日间医院进行每周1次的治疗，然后是在门诊设置中以4到8周的不同间隔进行预约，以此区分不同的治疗阶段。

> 最初，她以讽刺和诙谐的自我解嘲给人留下了深刻印象，治疗师接受了她的部分邀请，进行口头上的合作表演，他自己也相当幽默地回应，但不是贬低的，而是以积极赋义来回应她。对于脱离背景的邀请，他不得不咬牙切齿地承担连续好几周的后果：她与伴侣和母亲之间的冲突层出不穷，每一次冲突都导致了自伤，但她并不想知道与此相关的任何背景信息。在这里，有必要一次又一次地提出相应的观察并且同时在评估方面保持中立："您已经在连续3次的治疗中告诉我，您是如何白天时对您的男朋友感到失望，然后就会在晚上严重伤害自己……我的同事，您当然也认识，她总是看到这两者之间的联系，您自己认为两者毫无关联，我自己在这个地方来回纠结，我应该跟随你们当中的哪一位？"

> 渐渐地，她开始考虑这样的提议："您真的认为这可能有任何联系吗？"然而，她越是争论这个问题，她自伤的频率也随之增加到每天两次，然后才逐渐改善。对于治疗师在此可以明确的是，往往看起来毫无意义的行为方式是多么重要，例如此处对脱离背景的邀请，也可以是有意义的。事件之间的关联性越是清晰，例如，可以描述失望／冲突和因此而增加的紧张感和自我伤害倾向之间的关

联，就越有可能预测相应的情况，并通过面向未来的提问引入替代方案："如果他下周末有可能再次让您失望，因为他有其他计划，而不是去看您，您是否更有可能在周日晚上割伤自己，或者也许在电话中给他一个雷击，或者更愿意与您最好的朋友待在一起转移注意力？"

在背景关系方面，仍然存在某种矛盾心理，就像所谓的边缘型人格障碍的患者经常出现的情况一样。因此，在经过长时间的准备后，才举行了一次家庭会谈。其中，一种极端自我牺牲和乐于助人的家庭文化很快就显现出明显的意义。当被问及患者被所有人公认的超级乐于助人的这方面最像谁，有人回答说，她的父亲也是这样的性格。当被问及在自我伤害方面是否与家庭成员有任何相似之处时，令人惊讶的答案是，母亲经常因为一些莫名其妙的原因用熨斗伤害自己。随后，患者那些被认为是极端引人注目和病态的行为方式，显然也被看作家庭文化的一部分，这使得家庭内部的关系明显放松。

在系统式个体治疗中，我们反复"扰动"她的思维模式、关系模式和行为模式，例如，我们通过用温和的幽默对持续存在的自我贬低进行积极赋义："但是今天您又是特别有想象力地打扮自己！"或者用悖论式的和讽刺式的夸张来提问，是否在这么多个星期没有自我伤害之后很快就要复发了，因为这些总是"从天而降"，可以说没有任何外部原因。

在这段时间里，患者有过几次短暂的亲密关系，换了几次工作，与她最好的朋友闹翻了又和好了，但面对所有这些紧张和冲突，自我伤害的倾向却大大减少，直到她最终有几个星期没有症状。其中起重要作用的是，根据她自己的说法，尤其是系统式治疗，她尝试用SSRIs（选择性5-羟色胺再摄取抑制剂）进行抗抑郁药物治疗，但由于没有效果，几周后就停止了。安眠药的用量趋于平稳，只服用一片唑吡坦，她不再服用止痛药。没有住院的危机干预，也没有任何进一步的寻求药物或治疗措施。在门诊持续治疗阶段，她最终有10个月没有症状，并首次经历了持续几个月的稳定和充满爱的关系，在这种关系中，她的性生活也很愉悦（治疗师：海科·基里安）。

一项系统的综合的长期治疗

在美国关于家庭治疗用于边缘型人格障碍的文献中（Everett et al. 1989；Glick et al. 1995；Glick & Loraas 2001；Gunderson et al. 1997），特别强调了边缘型人格障碍患者对家庭成员造成的压力，因而对这些家庭成员缓解压力被视为也许是最重要的任务和家庭治疗的特殊优势之一。据多尔蒂和西蒙斯（Doherty & Simmons 1996）的一项调查显示，在美国家庭治疗师的大样本中发现，尽管超过70%的人认为自己是有能力治疗人格障碍的，但只有5%的人真正做到了这一点。在各种人格障碍中，那些有戏剧性行为的人（边缘型、自恋型、表演型、反社会型）似乎吸引了家庭治疗师的兴趣。相反，治疗师对于更具恐惧色彩（依赖、回避、强迫、被动攻击）和显得古怪的（偏执、分裂型和分裂样）行为并不是那么关注。这并不奇怪：戏剧性的行为更加惹人注意，在（最初）吸引力和（后来主要是）沮丧的混合作用下，首先吸引了其他家庭成员，后来也吸引家庭治疗师上了他们的轨道。

马利（Marley 2004，S. 3 ff.）在他广泛的文献综述《人格障碍的家庭治疗》中强调，边缘型人格障碍是一种通过多维度来理解的疾病（遗传原因、创伤的后果等），在这种情况下，系统家庭治疗能够而且必须整合进来，例如，与心理动力学反思以及有时对患者和治疗师之间的移情过程的解释，与认知行为疗法，以纠正自我毁灭的想法，并用药物来减轻和应对急剧而激动的体验状态。马利认为长期治疗对人格障碍是必要的，并描述了一个持续5年的病例报告，这个案例基于循环提问和解构自我压迫的人生叙事并且整合了大量其他流派的治疗元素（Marley 2004，S. 221 ff.）：

> 一位化名为彼得的来访者，职业是高中教师，在与结婚8年的妻子分居后前来接受治疗，他与妻子有两个孩子。自从一家人搬到他的岳父母附近住之后，他的反应是"疯狂的"，过度饮酒，指责他的妻子，并且对一所对他来说新的学校感到焦虑。起初，他似乎"仅仅"感到抑郁，但很快自我毁灭和其他破坏性倾向变得明显，这些表现有助于诊断其为边缘型人格障碍。

> 家谱图访谈清楚地呈现了一段家庭历史，特点是创伤性的关系破裂、相互

羞辱以及混乱的来回摇摆的感受。彼得的母亲在他13岁时突然去世，因酒精和毒品的双重过量而死亡。他是第一个发现死去的母亲的人。他描述他的父亲是一个疏远和挑剔的人。父母之间强烈的冲突使得父亲几乎不回家，使其把彼得完全留给他母亲。父亲对彼得表现出失望，称他是"妈妈的孩子"，经常取笑他。他试图赢得父亲的支持，但失败了。彼得接受了他父亲的观点，认为自己是个失败者。但他对这种不公平的判断仍然感到愤怒。最终，父亲在再婚后也去世了，那时彼得19岁。此外，他还遭受到了一个被他视为"像他的第二个父亲"的当地商人的一次性虐待，使他对自己的性身份认同感到非常不确定（"我是同性恋吗？"）。

前9个月的治疗集中在接受与他的妻子苏珊分开。他在分开前后投注了大量愤怒，治疗师试图将其重新解释为旧有愤怒的投射，尤其是对他父亲的愤怒。治疗师试图请来一位精神科医生。彼得一开始将精神科医生理想化，然后在没有快速成功的情况下指责他无能，更换医生，并设法在短时间内找到4位不同的精神科医生开了12种不同的抗焦虑药和抗抑郁药。

9个月后，他遇到了一个女人（玛丽），与她在一起问题几乎无法停止。治疗师在伴侣共同会谈中认识了这位女士。他的印象是："冷漠、疏远，只关注自己的需要，她本身可能有自恋型人格障碍的特征。"当彼得徒劳无功地尝试让她安慰和拯救自己时，她却越来越退缩，他的反应是在几个月的时间里服用药物和酒精过量。他被警察传讯，还住院了，最后他被准许休一年的病假。在这里，密集的治疗工作取得了成功，通过系统式提问和CBT（认知行为疗法）干预的结合，彼得可以识别刺激，这些刺激一次又一次地引发他的行为：冲动消费后对金钱的担忧；因为被权威人物（如学校校长）贬低的体验；对两个孩子的监护权冲突；以及对玛丽不够爱他的感觉。

在这些认识引发深思熟虑和改变的意愿之后，技能训练（放松训练、自信训练）、认知干预和哀悼工作（关于他过去从来没有得到过的支持，现在也不能再指望别人的支持了）的联合运用被证实是有疗效的。通过解构性的系统提问，他逐渐能够对自己"不值得被爱"的看法提出质疑，并通过观察他成功的关系，特别是作为教师与学生的关系，他能够讲述一个关于自己的新的和更积极的故事。他新发现的稳定性甚至在他与玛丽不可避免的分离中幸存下来。最终，他成功地在他的学校里重新恢复了工作。由于对政府机构的不信任比以前减少了，他现在努力争取共同监护权，甚至还办到了，在大女儿开始上小学的时候让孩子们搬来和他同住。治疗总共进行了5年，偶尔会有后续联系。

马利强调，这种被他称为"整合式系统治疗"的工作方式，一方面是一个复杂的方法，需要有良好的临床工作能力，而且不是一种简短的治疗。但他引用文献报告说，边缘型人格障碍的治疗"最快的情况下需要一年，正常情况下需要两年或更长时间"。即使是一个动力学的简短疗法也需要12—40次治疗，对于"有治疗阻抗"的群体，需要多达80次治疗。最后，马利对治疗过程中的关键情况给出了一些有用的提示：

1. 如果索引患者是急性精神病患者，如果家庭关系是如此有毒性或指责性的（例如，如果有严重的早期性虐待、身体虐待或情感虐待始终未被承认），不应提供共同的家庭治疗，这样只会导致进一步的创伤。

2. 家庭会谈使治疗师更容易免于一些移情反应（因为这些家庭内部发生的互动就摆在他的眼前），并减少卷入来访者对其家庭成员的负面攻击性敌对画面。

3. 如果因急性危机（自杀威胁）需要采取强制措施，应宣布中断，而不是将其作为治疗的一部分。如果来访者随后返回治疗，首先是对危机状况的理解，并把来访者的回归看作其提供与治疗师建立关系的尝试。

2.7 躯体化障碍——疼痛作为关系的信息[1]

障碍概况

躯体化一词是用于这样一组主诉，症状看起来与各种身体疾病相似，但无法用

---

1 我们感谢曼海姆的心理学硕士洛塔尔·埃德和施韦比施-哈尔的弗里德伯特·克勒格尔教授、博士为本章节所做的贡献。

任何躯体检查的结果来解释。如果主诉长期持续存在，则被称为躯体化障碍。在
ICD-10中对不同的方面进行了区分（见表10）。

表10 ICD-10中的躯体形式障碍

F45.0　躯体化障碍

特征是多种多样、反复出现和经常变化的躯体症状，至少持续两年。

F45.1　未分化的躯体形式障碍：

症状的数量或紊乱的持续时间不足以构成一个完全的躯体化障碍。

F45.2　疑病障碍：

持续关注患严重躯体疾病的可能性（没有任何身体异常的发现）。

F45.3　躯体形式的植物神经功能紊乱：

只有一个特定的功能区域感到不适，而这个区域是植物神经功能区，诸
如心血管（"心脏神经官能症"）、呼吸系统（"心因性过度换气"）或胃
肠道系统（"胃部神经官能症"）。

F45.4　持续的躯体形式的疼痛障碍：

在大多数日子里，有严重的、令人痛不欲生的疼痛，至少持续6个月。

F45.8　其他躯体形式障碍：

根据感知、躯体功能和疾病行为的紊乱分类，即不是由植物神经系统介
导的障碍（痛经、吞咽困难、磨牙）。

F45.9　躯体形式障碍，未特定。

躯体化障碍这一术语于1980年被引入DSM-II和1991年引入ICD-10中，作为一种
无病因和非歧视性的症状描述。其中首要的诊断当中包括了"功能性不适"、癔症
性和转换障碍，但也包括里希特和贝克曼（Richter & Beckmann 2004）描述的心脏神

155

经官能症，这在今天会被诊断为"心血管系统的躯体自主神经功能紊乱"（F45.30），在鉴别诊断方面并不总是容易与惊恐障碍相区别。躯体形式障碍的特点是"反复出现躯体症状，要求进行医疗检查，尽管一再出现阴性结果，而且医生也保证症状没有生理原因或没有充分的生理原因"（躯体形式障碍指南，AWMF线上，编号051/2001）。从病史中经常会发现早期或者现在存在抑郁障碍、焦虑障碍或人格障碍（共病）的迹象，但除了身体上的异常外，往往不能发现心理上的异常（AWMF躯体形式障碍指南 2001）。

156

虽然根据纳入标准的严格程度，完全的躯体化障碍相当罕见（终生患病率为0.4%—0.7%），但明显超过损伤阈值的患病率在城市成年人口中估计为11.7%，在普通门诊中，躯体形式障碍的时点患病率为20%—40%（所有数据参见Gündel et al. 2001）。这使得它成为一个重要而庞大的患者群体，然而，它在生物医学中出现的频率远远高于在心理治疗中。从卫生经济学的角度来看，这一点很重要，有躯体化障碍的患者过分频繁地接受医疗检查（而且往往没有结果），他们怀疑医学诊断，并经常更换他们的治疗者。在对待自己的身体方面，他们的特点是非常小心爱护和不适当地将注意力集中在他们的躯体不适，在社交方面，他们往往对他人是退缩的。从患者的角度来看，"重大的"躯体不适只能通过"重大的"医疗措施来补救，即必要时通过侵入性诊断或治疗程序、手术或强效药物来治疗。

▍关系模式

关于心灵和身体之间关系的讨论由来已久。在此我们不想也不能将这两个领域作为割裂的实体来构建意义。这些是在通俗和科学语言运用中已经确立的概念。作为划定边界的语言方式，它们描述了对许多人来说可以清楚地识别为以感性方式体验的经验领域："身体可以被赋予在体验和制造现实的过程中共同作者的角色。"（Eder 2006）这些作为"终身伙伴"的身体和心灵的建构看起来是什么样的（Eder 2006），在家庭领域（沟通）和个人内部（意识）形成了什么样的关系模式，也就是说，她与自己是一种什么样的关系？

157

家庭模式

根据沙伊布和施佩克（Scheib & Speck 2002，S. 361），许多研究证明了原生家庭中的经历与躯体形式障碍的发展之间的联系。然而，目前还没有任何理论能够在一个整体概念中解释所有的条件，特别是由于矛盾的体征经常同时存在。

- 个别研究的结果表明，家庭凝聚力的评价比其他家庭低。忽视和缺乏安全感被更频繁地提及（Scheib & Speck 2002）。但是，常常也会恰恰相反，特别高的家庭凝聚力以及在相互照顾方面的过度参与（如Minuchin et al. 1981）。

- 被反复描述的是，家庭适应变化的灵活性较差；相反，角色似乎是相当固定的，因此，疾病可以确保在家庭生命周期的关键点上，事情不会变化得太快，因为需要给予关心和体谅（Minuchin et al. 1981）。

- 患者往往与同样有躯体化特征的家庭成员一起长大。当孩子生病时，父母表现出关怀的行为，当孩子健康时，父母又表现出苛刻的行为。鼓励不断检查身体和解释疾病的迹象，关注躯体的状态，而无视情感的状态，家庭中出现威胁生命的疾病，在这些家庭中似乎都很常见。因此，孩子学会了主要通过身体来感受和表达需求和问题。

- 性虐待和身体虐待作为特别具有威胁性的躯体体验已被研究证实与严重的躯体化行为，特别是躯体疼痛障碍相关。因此，这种障碍可以被理解为是尝试对缺乏调节自己情绪能力的一种补偿，尽管对于虐待的意义不应该过高的估计：虐待反而可能是反映高度压力的童年生活的一个指标变量，其特点是以早期依恋障碍为特征，其中除了存在持续的家庭冲突，还有肢体上的冲突和情感上的忽视。所有这些儿童时期的压力因素都会增加压力的脆弱性（也参见关于创伤后应激障碍的部分）。 158

无论如何，家庭成员如何对问题归因对于家庭或夫妻来说都是非常重要的（Wälte & Kröger 2002）。在这里，两种对立的关系模式会以不同的方式促进躯体化障碍。如果家庭成员认为有尚未发现的潜在身体疾病，或接受了躯体的不适是合情合理的压力反应，那么就有可能出现围绕主诉的共同担忧，可能是一种集体关注，正如里希特（Richter 1972）用疗养院家庭的比喻已经描述的那样。另一方面，如果受苦的成员被看作装病，那么他被认为是从疾病中获益而受到集体批判，他的抱怨是不能被忍受的。家庭中可能还会出现几个成员之间的竞争，比一比谁病得更重，那么长此以往，令人心烦和恼怒的退缩反应更有可能争相逃进躯体不适之中。

在临床实践中，经常可以观察到有严重躯体化的家庭成员的家庭中很少或根本没有发展出用语言表达情绪的经验，因此更有可能将"坏情绪"表达为身体上的不适（McDaniel et al. 1997，S. 170）。当伴侣两人一起"躯体化"时，这让他们对任何不舒服的事情有了共同的语言。其他有躯体化的成年人与很会关心照顾的伴侣结婚，伴侣自己并没有表现出症状，但也喜欢谈论身体的体验。正如麦克丹尼尔等人（McDaniel et al. 1997，S. 194 f.）所强调的，躯体化的患者往往为整个家庭带来对死亡的恐惧、对不确定的生活的焦虑，或对任何形式的不确定性感到不安。这也使得治疗师要面对存在的议题，以及他们如何处理这些问题会是有意义的（Häuser & Klein 2002）。

▌去除障碍

塑造治疗关系

躯体化障碍也被称为医学的"盲点"，因为许多医生不理解有关躯体化行为的间接交流，并且对于患者不断提出进一步检查身体脏器的要求，过不了多久就会有愤怒的反应。因此，医生和患者之间可能会产生一种固化的互动，即医生和患者之间的关系以一种循环增强的形式呈现，如麦克丹尼尔等人（McDaniel et al. 1997，S. 175 和2005，S. 333）所述（见插图2）。

与患者的世界观相联系

尤其是在治疗的初始阶段，可能需要治疗师有很大的耐心。人们很容易陷入权力争斗之中，患者的症状是器质性的还是功能性的。治疗上的挑战在于慢慢地、逐步地引入一种新的语言，其中情感和身体感觉一样也被赋予了它们的位置。如鲁夫

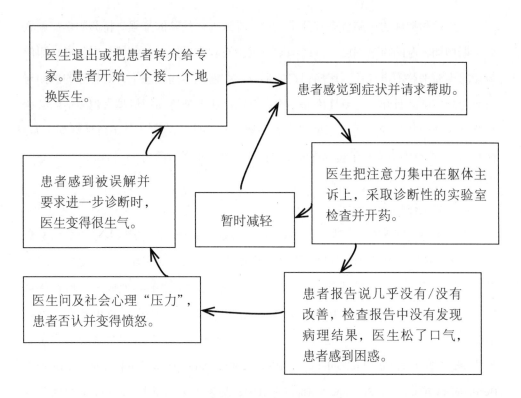

插图2 躯体的固化的医患关系互动

（Ruf 2005，S. 230 f.）写道，有意义的做法是，治疗师作为一个"关爱的律师"，由此承认身体症状最初是一种有意义的建构。这可能会使患者更轻松地占据另一边。

心理教育要素

神经生物学的解释模型对于接受一种同样的情感语言可能会有特别大的帮助。对于庞大的慢性躯体形式疼痛障碍群体，神经生物学研究提供了一个合理的解释模型（概述参见Seemann 2005）。梅尔扎克（Melzack）和瓦尔（Wall）（转引自Seemann 2005）的"闸门控制"理论用简化的术语指出，在脊髓中存在一种闸门机制，调节外周疼痛冲动对脊髓神经束的接收。如果门是打开的，疼痛冲动就能畅通无阻地通过。当大门关闭时，它们传输到大脑就会受到阻碍。这种闸门机制也受到心理上的调节。焦虑和抑郁的情绪状态打开了大门，导致疼痛体验的加强。持久的疼痛刺激会长期增加突触的传输强度，神经细胞对刺激有超常反应，并继续自发放电，即使最初的疼痛来源不再存在。疼痛记忆的形成，在慢性疼痛状态下，对疼痛的感知与当前的外部刺激断开。与急性疼痛相比，慢性疼痛会被疼痛记忆越来越多地刺激和维持。这样的解释模型可以帮助患者和亲属决定哪些行为更适合于急性疼痛（如：休息），哪些行为更适合于慢性疼痛（如：即使疼痛也保持活力）。

合作的工作形式

从系统的角度来看，问题的重要性在于：疾病与家庭或夫妻以及被整合到一个问题系统中的人（如心理治疗师、医生和保健工作者）的现实建构之间是怎样的关系。在这种情况下，一个关键问题被认为是，不同背景中的其他成员如何看待躯体主诉（Perlmutter 1995，S. 164）。躯体形式障碍的治疗需要克服对患者治疗服务中的身体心灵的分裂。与其他许多心理治疗学派相比，这对于一个系统式的家庭医学来说要更容易（McDaniel et al. 1997，2005；Altmeyer & Kröger 2003；Kröger & Hendrischke 2002，von Schlippe & Theiling 2005；另参见第四章）。最重要的原则是将所有对事件有重要观点的人联系起来（Watson & McDaniel 2000）：

- 生物—心理—社会整合：心理治疗师应密切关心患者的身体事件，正如躯体治疗者也要关注患者的心理和社会系统；
- 观点的整合（在英语中使用的"合作"一词［collaboration］在我们的语言中有太多负面的含义）：对患者、亲属和体检医生的观点感兴趣并与之联系，特别是这些观点与心理治疗师的观点有多大程度的不同，发展一个共同的框架，在这个框架中接受每个人的观点，及其对整个治疗做出的重要贡献；
- 从"非此即彼"到"兼而有之"的态度：每一个症状都要理解为既是生理的也是心理（和社会）的。

事实上，这要求心理治疗师对躯体医学、卫生健康事业中服务体系的结构、医生和护理治疗传统有大量的了解，同时也要对其他参与方的疾病和治疗理论的差异充分地尊重，而非宣扬心理治疗的传教士精神。在组织上有利的是，心理治疗师至少部分地直接在医院或医生的诊所里共同参与，并且作为合作治疗团队的一部分而发挥作用。

162

第二个原则是一个更慢、更谨慎的方法和一个与其他疾病相比，患者可获得的更长期的可及性。一些作者的建议（如Watson & McDaniel 2000；Hess 2002；Scheib & Speck 2002；Wachter 2003）归纳起来有以下几点：

1. **接受问题的经验现实**和患者的主观理论：认可患者真的有这些不适，而不能简单地对其置之不理。

2. **积极地、经常地询问身体不适的情况**，必要时在白板上记录其过程。

3. **让家庭成员参与**：询问他们认为不适的原因是什么，以及他们认为有意义的治疗方法是什么。特别是如果家庭对病因的归属有很大的差异（在"重病"和"装病"之间），保持与家庭的对话并强调这种差异是对话的必要条件，这一点可能很重要。最理想的是制定一个各方都能接受的诊断（McDaniel et al. 2005）。

4. **侧重医学方面的家谱图是非常值得一试的**，其中要询问所有家庭成员的一般健康状况、严重疾病和受伤情况，以及死亡的原因。家族中是否有人也会出现与现在类似的不舒服的状况？在这个家庭中是如何谈论疾病的，又如何治疗？以何种方式使用医疗服务者提供的帮助？在很久以后，当建立了信任，也可以根据家谱图来询问困难的主题：关于童年的虐待或忽视、未解决的悲伤、成瘾，或自杀经历等。

5. **与转诊医生和护士紧密合作**：与转介人一起进行初次面谈，最好是在他们的办公室进行，或至少通过电话进行病例讨论。如果对联合心理治疗仍有疑问，请医生继续积极向患者宣传转诊，或召开跨学科病例会议（Häuser & Herzog 2002）。如果患者抱怨有新的或变化的不适，也要在短时间内从一种心理学取向的治疗转诊全科医生或专科医生进行澄清。与转诊医生保持联系（例如

163

通过电子邮件，也会抄送给患者）或在心理治疗结束后请患者再回到医生那里去。

6. **鼓励好奇心**：与患者一起考虑可能性，而不是（仅仅）告知或教育他们。如果患者有很多关于疾病或医疗系统的沮丧情绪：首先以共情的和非防御性的方式倾听他们的抱怨，可能要听很久。

7. **在治疗开始时，避免使用情绪化的语言**，重新解释和深入探讨患者的感受，使用医学术语和相应的干预措施甚至可能是一个"加入"的良好标志。联系（最初是缓慢和逐渐地）身体与心理：与患者和亲属一起决定症状可能在向患者发出什么信号。鼓励他们写下症状日记，每天在左边列出主诉，在右边列出生活环境。同时使用生理的和心理的隐喻（Griffith & Griffith 1994），如"应激""刺激""压力""伤害""划伤""治愈""疲惫/能量""紧张/放松""平衡/不平衡"。

8. **使用物理干预措施**，而不仅仅是心理干预：睡眠、饮食、运动、放松、温水浴等。在实施过程中亲属参与其中。如果出现意外的症状变化，咨询医生。

9. **与患者一起承担诊断的不确定性**；预估躯体诊断会发生意想不到的变化；预计治疗进展缓慢；即使症状仍未改善，对改善日常生活中的功能感兴趣。

10. **预计特别是在治疗过程中会有挫折，并在治疗中出现疲劳的迹象**。尽量预测和预报挫折，特别是当患者的家人或朋友被诊断出患有新的疾病时，当一位重要的人去世时，当发生严重的新的压力时。它可以帮助创建一个"得病的秘诀"，其中概述了患者和每个家庭成员需要做什么来实现症状复发或恶化。在这个阶段，患者和家庭参加一个跨学科的疼痛会议，会对他们有帮助（Seemann 2005）。

11. **逐步地、一步一步地完成治疗**。提供与你联系的方式，即使不再有症状；在很长一段时间的治疗间歇期内仍然保持待命，但表达你的期待，未来的会谈将更多地作为一种咨询顾问的性质，而不是继续治疗。

系统式干预

在治疗躯体化障碍方面，许多系统治疗方法都能取得良好的效果。比起通常的以解决方案为取向的方法，对这些患者可以采取一种解释的观点并与他们一起进行发现之旅："为什么我的身体会有这样的反应，它其实是想告诉我什么？"这是与一种所谓的"夫妻治疗"有关：心理和躯体之间的关系是怎样的？我们怎样才能象征性地将它们带入彼此的对话中？"我可以如何重新开始'阅读'我的身体，我必须做什么/不做什么，这样我的抱怨就会变少或变多？"（Eder 2006）如前所述，疼痛日记或感受日记在这里是有帮助的，患者在日记中记录他们的身体不适以及重要的日常事件和情绪反应，从而逐渐开始将两者联系起来。

关于例外情况的提问（"上周什么时候不适稍微弱一点？当时有什么不同？"）和提问偶尔已经成功的解决方案（"什么已经偶尔有助于缓解症状？"）都有助于在千篇一律的灰色抱怨中辨认出可能发生变化的小岛屿。循环提问可以很好地澄清对不适的抱怨影响人们的共同或不同方式："除了患者自己，目前谁因疾病最受到困扰？""他/她最有可能向谁报告这些不适？他（她）们对此的反应如何？""谁更有信心以及谁对治疗的机会更灰心？"最后，身体上的不适特别适合外化，疼痛作为家庭的挑战者可以形成共同行动：它邀请家人做什么？上一次是什么时候，谁成功地抵制了来自疼痛的邀请，由此使什么成为可能？

反映小组在治疗躯体形式障碍方面也能取得良好的效果（Hargens & von Schlippe 1998）。格里菲斯（Griffith）等人1992年的一个小插曲（由作者翻译）说明了这一点：

165

> 治疗师一："我想知道，当她向女儿们讲了这么多她的疼痛，这仅仅是一种自然的表达，还是她也在告诉她们，她们应该照顾她，并与她保持密切联系。"
>
> 治疗师二："我认为她有强烈的疼痛，并坚信是一些身体上的疾病；因此，她想尽一切办法来发现这种疾病。"
>
> 治疗师三："我在想，她是否可以和她的家人有更密切的关系，如果她少谈

点儿疼痛。那么她仍然无法清楚地了解潜在的疾病，但至少她会与她的家庭成员有更好的关系。"

治疗师四："这是个好主意。起初我认为她的抱怨是在把她的家人推开，但现在我开始以不同的方式看待它。她如何能分享一些她的痛苦，以便家人能与她保持密切联系？"

本章节将以一个案例作为结束：

患者因急性心脏恐怖症而来治疗。患者的症状在一年内经过12次治疗后有了明显的改善。在翻来覆去的观察中，心脏的疼痛现在已经成为她的一个提醒信号。它们提示她，她的边界太不清楚了：不仅是对于来自环境的要求，而主要是来自对她自己的要求。她现在认为她的生活在很大程度上是一种成功的尝试，通过引人注意的成绩，证明自己以及给自己带来稳定感。她的心现在指向一个不同的方向。在某种意义上，它把另一端放到了她的身边：关心自己，允许而不是必须，允许她的需求而不是把它们推到一边，并且有权利不去满足所有的要求。在许多步骤中，患者尝试了这一点，并获得了积极的经验。

现在，她在另一次会谈中坐在我的对面，谈到了她在充分整合这些见解和行动步骤方面存在困难。有时她担心这可能会再次丢失。在此，她缺乏自我意识或自信心或是人们常说的之类的。对此我们还应该做一些事情。我问她对这次会谈有什么期待。患者说，仍然会有一些东西从里面冒出来。我开玩笑地插话，你不能在药店买到自我意识。她笑了。她知道这一点，但也许我们还可以为此再做点什么，增加点东西，再花上一两个小时在此做些什么。M女士今年40岁，是一名建筑师。因此，我想到了建筑方面的隐喻。她可能在考虑一次扩建，我这样表明。是的，正是如此，M女士回答说，并不得不再次笑起来。是的，这就是她所想的，人们只是在心灵建筑中增加了另一个部分，一个为自我意识而建的额外的小房间，然后事物就会完美了。我和M女士谈起了楼房建筑和心灵建筑之间的差异。我不知道用排水槽的例子是否真的恰当，但它达到了目的。她需要想象一个损坏的排水槽。人们可以把它从屋顶的底部拿下来，并稍微摆弄一下它。但如果它全部生锈和腐烂了，人们就无法再对它做什么。那么最好是安装一个新的。但是心灵不是排水槽，也不是房屋。心灵以某种方式组织自己，它以神秘的方式照顾自己的重建，虽然它会受到外部的撞击，但却通过自己的力量重塑自己。而她自己，M女士，就是这方面最好的例子。她和她的心灵不是已经出色地做到了，在她的内心世界创造出了代表着允许、愿望和自我照顾？M女士陷入沉思，她沉默了许久，她的目光注视着前方，头部自发地晃动着。然后她几乎脱口而出。她多年来一直走在错误的轨道上。她一直以为自己在童年时期心灵受到伤害，她将不得不与之共度一生。给她做了7年心理治疗的治疗师（这是对她非常有支持作用的治疗）反复告诉她这一点，这种伤害将永远得不到解决。她现在对此真的很生气，因为她意识到她的心灵不是一个排水槽，不是一件作品。她觉得自己被愚弄了。因为我不喜欢说同行的坏话，所以我把牛从冰上牵下来，并告诉M女士，看问题有不同的方式，而我自己也总是对这种把心灵看作排水槽的观点感到惊奇。此外，我确信，既然她已经描述了好几次，早期的治疗在当时应该是非常有帮助的。她证实了这一点。然后她看着我，并说道："那么我现在不需要害怕这种情况会再次出现了！那么我现在可以确定了。这种感觉棒极了！"（治疗师：洛塔尔·埃德）

2.8 进食障碍：神经性厌食、神经性贪食和肥胖症——如果爱不再是通过胃流动[1]

在进食障碍（F50）中，神经性厌食（F50.0/50.1）和神经性贪食（F50.2/50.3）

1　我们要感谢哥廷根的冈特·赖希博士对本章节的贡献。

167 在ICD-10中尤为重要。肥胖症也非常重要，然而，肥胖症并不被认为是一种进食障碍，而是一种纯粹的体重定义。其疾病变体被列入内分泌、营养和代谢疾病（E65—E68）。进食障碍的流行是非常依赖于文化的。在食物匮乏的文化中，它们（几乎）不存在；食物过剩和对食物的痴迷是它们的物质前提条件。饮食、禁食和进食障碍与社会关系的调节密切相关（Reich 2003a，S. 1 ff.）。这方面的例子包括：

- 禁食作为政治压力的一种手段（例如，甘地的做法）。

- 饮食是放松、退行、愉悦的基本媒介。

- 饮食作为权力和控制的工具：谁决定，什么时候足够了？什么东西对谁来说好吃或应该好吃？

- 饮食是价值观和理想的表达：谦虚、自律和贪婪是如何被评价的？

- 饮食是爱、同情或厌恶的表达，也是忠诚的问题："你更喜欢哪个蛋糕，你妈妈的还是我的？"

表11　ICD-10中的进食障碍

F50　进食障碍

F50.0　神经性厌食

F50.1　非典型神经性厌食

F50.2　神经性贪食

F50.3　非典型神经性贪食

F50.4　伴有其他心理紊乱的暴食

F50.5　伴有其他心理紊乱的呕吐

F50.8　其他进食障碍

F50.9　进食障碍，未特定

在放弃、自律、渴望苗条身材和吸引力方面，人们之间会形成激烈的竞争；科学发现、半真半假的说法和神话在家庭内部沟通中结合起来，形成难以解开的"沟通缠结"（Pudel 2001）。进食障碍可以通过上述所有层面的冲突被促进。

系统式家庭治疗师在1975—1990年期间对神经性厌食进行了特别深入的研究（Minuchin et al. 1981；Petzold 1979；Weber & Stierlin 1988），后来研究了神经性贪食（Gröne 1995；Schmidt 1989）。迄今为止，肥胖症只在美国被大规模地"发现"，冯·希佩尔和帕普（von Hippel & Pape 2001）对德语地区做了研究。对神经性厌食和神经性贪食的家庭动力学比较研究的概况和进食障碍的家庭模式的发展已经被冈特·赖希及其同事提出来（Reich & Cierpka 2001；Reich & Buss 2002；Reich 2003a，2003b，2005a）。

168

2.8.1 神经性厌食

▌ 障碍概况

神经性厌食（希腊语an-orexis：没有饥饿感，没有食欲）指的是一种由各种饥饿策略带来的营养不良状态。在ICD-10条目F50中，神经性厌食被定义为体重低于预期体重15%或更多，通过禁食、自我诱导的呕吐、清除、过度的体力活动来减少体重，或使用抑制食欲的药物或利尿剂。通常情况下，对肥胖的身体或者松弛的体态有夸张的恐惧并经常对自己的体重产生强烈的关注。在女性中，会出现内分泌紊乱导致的闭经（没有月经）至少连续3个周期。亚型是只通过禁食诱发的限制性（或禁欲性）神经性厌食，以及神经性贪食的形式，是在暴饮暴食后采取补偿措施，例如以自我诱导呕吐或使用泻药为特征。否认是需要特别强调和重视的：这既可能与体重过轻的体征本身有关，也会涉及与之相关的危险。身体虚弱的症状往往不被察觉；相反，许多神经性厌食患者体验到自己是活跃的，而且充满了活力。尽管体重过轻，但可以观察到其对变胖的强烈恐惧。

169　　**病程**

神经性厌食不断成为青春期女孩和年轻女性最严重和最危险的疾病之一。虽然四分之三的患者在长期内康复或改善，但其余四分之一的患者的病程进展为带有躯体并发症的慢性病程和死亡。因此，死于神经性厌食（自杀或营养不良）的概率是正常人的6到13倍（Herzog 2002），它仍然是一种死亡率高和预后不理想的疾病（Herzog 2004）。近年来，神经性厌食的发病率并没有上升，这与文化批评性的考虑所预期的情况不同。每年每10万居民中有19例女性新发病例和2例男性新发病例，13—19岁的女孩中有51例新发病例（Herzog 2004）。

▌关系模式

尽管毫无疑问，尚无法证明导致神经性厌食的一个统一的"原因"（Herzog 2002，S. 378）并且维持神经性厌食的因素也只是部分地被经验证明，但神经性厌食女孩的家庭既不是神经性厌食的罪魁祸首，也并不应该被看作功能失调，所以关于神经性厌食的研究千差万别，如关于饮食习惯和对外貌、体重或身体的态度在家庭中的传承的研究，其中也包括一些前瞻性的研究（参见Reich 2005a，2005b；Reich & Buss 2002）。这些影响因素越多，发生进食障碍的可能性就越大。反之亦然，如果有更多的机会与家庭一起发展出对相关问题的答案，预后就会越好，相关的问题例如：如何在不挨饿的情况下去克服一些关于存在性的问题，如自主性、脱离父母和发展出一种确定的性别认同，如何将这些问题描述变成潜在的解决方案。

170　　这种疾病一旦威胁到生命，就会使所有家庭成员处于高度的情绪紧张之中，尤其是父母。这种高压力会使家庭中的一些关键模式凸显出来并会使得症状加剧。例如，一旦建立了拒绝进食的模式，其中拒绝进食与女孩的自主权有关，但对于父母来说这是发出威胁性的报警信号，那么这个恶性循环可能看起来是父母试图通过恐吓、承诺和劝说让女孩吃东西。她吃得越少，父母越是加强他们的行为，而父母的行为是一种初级解决办法。由于这关系到对孩子生命的担忧，因此要改变这种模式是非常困难的。对于如何处理有问题的进食行为，父母往往有非常不同的看法，以至于他们经常在高度紧张的情况下还会互相抵制。不应从因果关系的角度来解释这个模式!

早期对神经性厌食家庭动力的描述源自由米纽琴在费城儿童指导诊所领导的小组。米纽琴等人（Minuchin et al. 1981）将他们的观察总结为五个关键点。没有任何一个模式本身足以加剧或者甚至导致症状；然而，这些模式的整体促进了躯体化。疾病的基础仍然是"受伤的儿童"的特定的素质易感性。这些模式不是相互独立的，而是相互重叠的。

1. **纠缠**：在一个纠缠不清的家庭中，有极高的亲密程度和互动强度，个人或两个人之间的变化会立即影响整个系统，例如，两个人之间的对话很快就会被第三方打断。人际关系的界限不明确并且容易越界；只有打开的门。因此，子系统（父母之间、兄弟姐妹之间），以及个人作为一个明确划分的个人单位，有时会在家庭系统中消失。冯·施利佩和马塔伊（von Schlippe & Matthaei 1986）描述了一个令人印象深刻的家庭，当要求家庭成员在白板上画出家庭的生活空间时，所有家庭成员把自己的名字彼此重叠地写在一起。最后，最小的女儿还在家庭周围画了一条线，象征着各个家庭成员的活动空间，以至于一块白板上只用了约5%（插图3）。

171

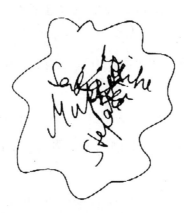

插图3 纠缠

2. **过度关心**：每个家庭成员对彼此表现出过度的兴趣，干涉他人（不仅仅是患者）的事务。对所有人的一切的照顾和保护被不断地作为计划提出来。米纽琴（口头交流）曾用一句话来比喻这一点："一个人打喷嚏就会引发一场巨大的手帕骚动。"这种态度限制了儿童的自主性和能力的发展以及家庭以外的活动。

3. **僵化**：如果一个家庭不能以适合情况的方式改变其先前的规则，那么它更有可能经历被自身发展条件或外部带来的变化的摆布。家庭会试图用初级解决问题的方案来应对，然而在这里需要有一个改变规则的质的飞跃（所谓的次级解决方案）将是必要的。

4. **避免冲突**：米纽琴通过迄今为止所描述的模式来解释，这些家庭的冲突阈值往往很低，也就是说，一直存在激烈冲突的危险。对硬性的现实建构习以为常，例如，树立严格的宗教或道德观点，通常是为了暂时避免冲突而形成的。因此，它们保持着未解决的致病性并耗费了大量的回避冲突的能量。避免冲突的一个变换形式也可以包括这样的事实，即意见的分歧虽然被表达出来，但没有被解决，通过对事实老生常谈，成员们不停地打断对方，改变他们的立场或分散他们对话题的注意力。

5. **转移冲突**：除了迄今为止所描述的，必须还要考虑的是，孩子的挨饿作为关系调节器通常被卷入父母／婚姻冲突之中。在此有三种转移冲突的方式：

- 三角化：厌食的孩子无法表达自己，没有采取为了父母一方反对另一方的立场。

- 联合：厌食的孩子与父母一方形成了牢固的联盟对抗另一方。

- 转移冲突：父母双方的关注似乎是一致的，对生病的孩子感到担忧或是批评。

一个关于稳固联合的案例（von Schlippe & Matthaei 1986）：

在一个有三个女儿的家庭里，大女儿有神经性厌食，二女儿摆了一个家庭雕塑。她让父亲和患者躺在地板上，母亲坐在大约离他们两米远的椅子上，她自己和妹妹在父亲和患者的另一侧，也坐在椅子上。在这幅画面中，母亲意识到自己的孤独，开始哭泣。

治疗师："您现在需要什么？"

母亲："也许我需要坐在某人的腿上！"

治疗师："那会是谁呢？"

母亲："我不知道，我想是我丈夫！"

治疗师："您为什么不问问他？"

母亲："我不敢！"

治疗师对父亲说："您对此想说什么？"

父亲："哦，我在这个位置上感到非常舒服。我的妻子在那里，孩子们在这里，我的女儿就在我对面。我的心就在她现在所在的地方！"

治疗师："但是您的妻子说她感觉被抛弃了，希望您能让她坐在腿上。我现在不明白了！"

父亲："我对于这一点根本不需要过多解释。她知道我们之间有多么亲近。"

米纽琴指出，所有这些模式也会在所有"正常"家庭中出现。然而，他们却可以采用其他形式的对抗和谈判，但有心身疾病儿童的家庭却一次又一次地上演着关键的行为序列。因此，治疗是为了挑战（"challenging"）这些特征。厌食行为被看作对父母的挑战，是女儿的一种"不顺从的行为，而不是生病"，被定义为一种行使权力和操纵的行为，一种改释的形式需要激发父母和女儿共同改变这种模式。[1]他们认为"家庭午餐会"（Rosman et al. 1975）是以此为目的的一个合适的开始仪式：治疗师在

173

---

1 从不同的角度来看，人们宁愿尝试重新定义同样的行为作为一种隐秘的忠诚行为。米纽琴在这里的治疗方向变成了一个非常有斗争性的行为。我（约亨·施魏策）曾有机会在1980年夏天，在费城观察了一些这样的会谈。有些，特别是由有北欧血统的治疗师而不是由优雅的拉丁美洲人进行治疗时，对我来说似乎是负面的，如同盛装舞会。

午餐时间邀请所有家庭成员，将其打包的午餐带到治疗室。在第一个小时内食物仍然留在袋子里，并资源取向地对家庭中的能力进行了考察。在第二个小时里，即实际的午餐时间，家庭中的关系戏剧通过现在展开的饮食戏剧变得清晰，并以非常直接的程序寻求第一个解决策略。这种过度关注应该只持续很短的时间，然后应该努力将关注点从进食转移到其他问题。其他试图描述神经性厌食关系动力的尝试也描绘了类似的画面。赛文尼·帕拉佐莉和维亚罗（Selvini Palazzoli & Viaro 1988）对"神经性厌食家庭"的模型中以家庭游戏的隐喻为出发点，在这个游戏中，参与者被假定具有相对阴险的动机。[1]赛文尼·帕拉佐莉和维亚罗也称这种游戏类似于"精神病性的家庭游戏"——"Imbroglio"（欺诈性的卷入）是以失望的忠诚关系为基础的，并在此基础上进行欺骗，目的是实现一种不恰当的跨代特权关系形式，这种纽带不是基于亲情，而是基于配偶一方对另一方的斗争。从父母的游戏到女儿的症状的路径是一个六步的过程。

第一步，持续的父母冲突，并且从未得到解决，而是在连续的循环中运行，其中一方挑衅另一方，另一方的反应是退缩和／或偶尔会爆发，但无论如何令人担忧的是没有进一步互动的可能性。两人相互将自己描述为对方的受害者。

第二步，后来患上神经性厌食的女孩在早期阶段就参与了这种冲突，作为母亲或父亲的知己。高度的亲近和熟悉（包括接受秘密的信息）为女孩创造出对一种特殊地位的意识，并且与一种特殊的忠诚纽带联系在一起。

第三步，女孩经历了一个戏剧性的转变：她感到非常依恋的一方父母离她越来越远。她开始以一种新的眼光看待对方，通常是父亲，她体验到他的孤独和被抛弃，并开始产生她能成为他的好妻子的想法，他也不断地支持这一形象。因此，他们都发展出成为霸道母亲的受害者的想法。

第四步，食物如今在争论中被赋予了一个特殊的位置。在将自己与母亲区分开来或向她挑战的强烈的需求中，获得苗条的身材、与众不同，比母亲更好，由此得

---

1 对于如今索解取向的系统治疗师以及所涉及的家庭来说，与当时所描述的这种尖锐的模式几乎毫无联系。然而，它们可以以一种不带指责的形式为形成假设提供帮助。

到一个特殊的价值。无论何时何地，拒绝进食开始了，它很快就会发展成为一种对母亲的无声抗议的形式，作为一种将自己与她划分界限并拒绝她的方式，自由地而不必为之负责。一个螺旋式上升的过程已经开始，其中，父母的游戏仍在继续，女儿的卷入被确定下来："母亲对女儿的饮食习惯指手画脚，像往常一样越过边界。父亲痛苦地试图阻止他的妻子，却一如既往地失败。这个女孩变得越来越生气，她的反叛冲动使她吃得越来越少。"（S. 132，作者译）

第五步，如果女孩获得的经验是，父亲并不站在她这边，甚至对她掉转了头，她也觉得被父亲背叛了，在绝望中她把食物的摄入量减少到了绝对的最低限度。因此，她向她的母亲和她胆小的父亲展示，她有多大的能力。

第六步，这个家庭在权力斗争中陷入僵局。食物成为所有争论的中心，患者体验到了她所获得的巨大力量，她通过拒绝进食而获得利益，事实上，她甚至可能看起来与母亲相处得很好从而掩盖了症状学背后的敌意。

这些家庭陷入了三个问题：领导的问题、联盟的问题以及内疚感的问题。神经性厌食是一种试图通过内疚感诱导，通过受害者身份的升级来获得间接权力。

施佩林（Sperling）、马辛（Massing）和赖希的模型明确地从代际的角度来看待患有神经性厌食的患者的家庭动力（Massing et al. 1999；新的形式参见 Reich 2003a，2005b）。在此，首先强调的是以祖父母，通常是以外祖母为代表的家庭中禁欲主义意识形态形成的影响。后来的患者认同"放弃""坚持""走到极限"等价值观。家庭的凝聚力在三代人中往往非常紧密，人际和代际的边界是可渗透的。父母中至少有一个人与原生家庭分离的情况还没有发生。这种影响往往比配偶的影响更大。分离与恐惧有关，往往等同于不幸或灭亡，因此被回避。当主张自己的利益时，内疚的感觉经常出现。另一方面，牺牲和自我牺牲被强调。因此，神经性厌食是由这样的情况引发的，其中患者内在的和/或外在的与家庭以及他们的价值观分离，或者尝试这么做，或者存在这么做的可能性。

韦伯和史第尔林（Weber & Stierlin 1989）介绍了他们与62个有神经性厌食的家庭工作的经验。他们从观察家庭中的依恋过程和分离过程出发，并勾画出一个家庭中

176 以成就为导向、雄心勃勃、非常忠诚的孩子的典型形象，其中"付出比索取更有意义"，正义感和舍弃对个人需要的满足会被看得很重。在父母关系中推行"稳定先于质量"和"团结重于激情"的信条。"任何时候门都是开着的"是一种家庭的价值观（在一个家庭中，除了厕所的门之外的所有的门都是不关的）。从外部的角度来看，这更像是一种缺乏边界的象征。如此高的和费力的家庭理想有很大的危险，（不可避免地）在某个时候会被伤害，然后伴随着巨大的失望和因背叛而产生的强烈痛苦的感觉。孩子最终获得的印象是，他为了他人而进行的以行动为导向的投资没有得到充分的重视。在有多个孩子的家庭中，这可能是由于认为某个兄弟姐妹在父母内心深处受到青睐而引发的；在独生子女的情况下，这也可能发生在与一直特别关爱他们的父母普遍的分离冲突当中。当发现饥饿是一种行为选择时，大多数少女在某些时候会短暂地参与其中，在这样一个充满情感的动力背景下，可以积累成戏剧性的事件，此外，家人满怀焦虑的关心和对健康的关注可以为此提供机会，使女孩进入一个被优先关注的焦点。如果她以前感到受挫，甚至被背叛，那么患者现在作为神经性厌食的受害者成为舞台的中心。然而，现在要走出这个位置却变得很困难；尽管她现在受到了所有的关注，但她不能确定，当她再次进食时，这个位置是否将被保留。

　　齐尔普卡和赖希（Cierpka & Reich 2001）谈到了一个完美的家庭，其中吃饭这一主题自始至终是一个非常重要的话题。许多对话和冲突都是围绕着它进行的。这不仅是关于吃饭本身的经验，而且也是关于社会规范和价值观，可以说是在吃饭的过程中被传达出来的，并且从最早的童年就开始了。这就是内在的工作模式和图式的发展，其中关系、依恋、忠诚度以及照顾和被照顾相互紧密地联系在一起。这两位作者描述了与米纽琴类似的家庭模式，但又有进一步的区分：

177
- 规范和成绩导向；
- 凝聚力；
- 过度保护；
- 和谐的必要和避免冲突；

- 缠结和边界紊乱；

- 牺牲和内疚问题；

- 外表完好的父母的婚姻伴有微妙或公开的贬低；

- 挨饿是对冲突局势的反应，也是解决问题的一种尝试。

在慢性神经性厌食发展的情况下，患者常常失去家庭以外的社会联系（如果他们成功地建立了这种联系），由于经常丧失工作能力而不得不放弃工作，并且很早就退休了，因此他们越来越依赖他们的家人，并常常继续卷入与他们在进食方面的权力斗争。恩格尔等人（Engel et al. 1992）在他们关于住院治疗的神经性厌食患者的长期过程的研究中报告说，已故患者当中大多数是继续与他们的原生家庭生活在一起，而没有能够建立起他们自己的伴侣关系。

▊ 去除障碍

在复杂和危及生命的病程中，系统式治疗应被整合到一个周密细致的整体治疗计划之中，特别是在最初阶段症状很显著时，当需要在治疗前、治疗中和治疗后医生和心理治疗师协作时，以及当神经性厌食的治愈过程要持续数年（大部分病例都是如此——平均超过6年），并可能发展成慢性疾病（Herzog 2004，S. 6）时。

在最初的情况下，一方面，治疗师体验到神经性厌食患者接近死亡，这引起了人们的同情并接受了帮助他们的挑战。另一方面，他们面对的是一个缺乏疾病感觉并且强烈否认疾病的患者，有时是对基本需求的否认。因此，在治疗团队中可能出现两极分化，这一点应该得到很好的反映。助人者之间的一种良好的协调，即可以在出现分裂的动力中在一个共同支持的概念上达成一致，是一个良好过程的重要前提（Herzog 2004）。

建议进行良好的初步诊断，除了对当前病情进行医学上必要的检查外，还要弄清转诊的背景，询问当前的动机、病史和以前的治疗史以及当前的生活状况。任何住院治疗的主要目标，通常是在治疗之初打破神经性厌食的恶性循环并达到短期调整饮食行为的目的（Cierpka & Reich 2001）。如果不增加体重，那么在生命受到持续威胁的情况下，几乎不存在任何对家庭和个人发展问题进行系统处理的空间。

在神经性厌食的治疗中，不断发展出两种不同定义的背景，即控制背景和治疗背景。前者需要严格的监督，并且是基于不信任，鉴于患者有拒绝的倾向，而后者需要自愿和信任。当这两种背景混合在一起时，经常会发生混淆。在住院治疗中，这通常是通过将治疗分为几个阶段来处理的。第一阶段总是体重增加阶段。建议不要将体重控制直接纳入心理治疗，而是将其委托给其他机构。例如，在门诊工作中，可以商定患者由全科医生定期检查体重，后者将决定何时入院是不可避免的。在住院治疗工作中，一部分工作人员负责控制，另一部分负责提供心理治疗。增加体重和控制体重的行为治疗取向的方法的整合可以很好地与系统式治疗工作相结合。一般来说，控制和治疗之间的两难处境可以与患者讨论，并且可以寻求适当的方法来保持这两种背景的清晰标记。

然而，这种控制和（心理）治疗的分离并不是毋庸置疑的。例如，冈特·赖希指出，在临床实践中医生经常把控制功能转交给心理治疗师（"我对神经性厌食也不太了解，你一直在治疗这些患者"），并且由患者提出的分裂为一个合理的、合作的部分（适应）和一个反对的部分（自主），也会被这种分离不适当地巩固。

路德维希（Ludewig 2004）在这种情况下描述了一个有趣的住院治疗概念："计划胜过头脑"。控制和治疗之间的两难问题是通过使用计划来解决，该计划规定了持续、渐进的体重增加，这会写进合同中，一旦合同被所有各方签署之后，一个所谓的最高管理机关就成立了。包括治疗师在内的所有人都要遵从，这是对治疗系统中多方面对称升级的邀请做出的平衡。计划规定分六个阶段持续增加体重，每达到下一个阶段获得的奖励是给予越来越多的自主权，如果达不到，自主权就会受到限制以作为惩罚。惩罚和奖励是计划的一部分，而不是治疗师或护士。因此，计划的清醒状态和严格性保护了女孩、她的父母和工作人员，使他们不至于受到对卡路里和身体活动所进行的无休止的讨价还价的影响。神经性厌食被外化为自身存在的实体，她不断干扰和扰乱患者的生活。她曾经像阿拉丁的神灯，在女孩需要的时候被召唤出来，提供帮助，但现在她没有回到灯里，而只有一个更强大的人物才可以把精灵放回瓶子里。因此，在虚拟的层面上，神经性厌食和计划互相争斗，而实际的关系是没有冲突升级的（治疗师可以和女孩一起欢喜地接受奖励，并对制裁感到担忧，因为治疗师并没有亲自施加制裁）。然后，治疗的用意是专门针对青少年想要如何在不伤害自己的情况下塑造他们的进一步发展。治疗师和工作人员在与神经性厌食的压倒性力量的斗争中认为自己是女孩和她的家人的盟友："我们都对神经性厌食无能为力。唯一能有效对抗她的就是计划。"在这个过程中，问题被物化为一个自身存在的事物或被人格化，她干扰和破坏了当事人的生活（Ludewig 2004，S. 27 f.）：

治疗师：（对父亲）您也会说，母亲和女儿彼此之间是紧密相连的吗？

父亲：是的，肯定是的！

母亲：但最近比较少，因为她只是骂我。

治疗师：（对患者）啊哈！因此，神经性厌食有几个任务要完成，一个是使你能从你母亲那里脱离一点儿，其次是厘清你的爱的问题，还能帮助你感受到你自己，感受到你就是你。你的神经性厌食是非常重要的，不是吗？她值得被感谢。

患者（粲然一笑）。

治疗师：你知道那个关于灯里的精灵的故事，（对父母）您也知道，对吗？您看，我假设每个女人来到这个世界上都有一盏小小的阿拉丁神灯，以防万一，当事情变得艰难的时候。但是，其中一些强大的精灵是相当顽固的，当主人呼唤她们，她们不想再回到冰冷的狭小的灯里去。然后她们开始掌管权力。首先是对女孩，然后是她的父母、亲戚和朋友，然后还有医生和治疗师。因此我们在这里就是这样想的。精灵有时会非常有用，但是当他不想回去的时候，就会变得非常难以对付。处理这个问题的唯一方法是团结起来，并一起让精灵回到灯里去。

……

治疗师：（对患者）你不喜欢下定决心，是吗？

患者（点头）。

治疗师：但如果你想赢，你就必须做出选择，无论哪种选择，因为那是神经性厌食的另一个影响。每当你想做决定，她就说，嗯嗯（＝不）。你们看，这就是我们在这里的计划。这个计划顽固地按照方案做出决定，不看左也不看右。不被任何事情所吓倒或操纵。而这是唯一的机会，这个计划能对付神经性厌食。因为与如此强大的神经性厌食做斗争，唯一的方法是更加无情。这个计划包括了具体的决定，决定包括了责任……所以你必须遵守，即使对你来说是错的。如果你想避免做出错误决定的风险，一切都保持不变，那也就不再有更多的发展。

韦伯和史第尔林根据鲍斯考勒（Boscolo）和赛钦（Cecchin）的米兰概念（"米兰II"；参见von Schlippe & Schweitzer 1996）提出了狭义上的进一步的系统治疗方法，重点是关系问题。在内容上，问题围绕以下方面：

- 女儿是为了谁而挨饿，她哪来的力量这样做？她的禁食会对家庭凝聚力产生什么影响？她准备接受这些苦难的时间有多长？
- 哪些偏离平等意识形态的行为是被允许的？对家庭中的谁来说，保持正常和不要标新立异是最重要的？
- 家庭成员之间存在哪些，也许只是很小的差异，哪些差异在家庭成员中是允许讨论的？多大程度的自私是合法的？如果父母中的一方首先想要更多享乐，对方会有什么反应？
- 父母可以做什么来激发女儿更多的进行绝食抗议的积极性？（"绝食抗议"一词的使用在这种情况下，当然是在一个关键词的意义上进行改释，关于这一点，参见von Schlippe & Schweitzer 1996，S. 98。）
- 大家认为女儿的进食行为的影响力有多大？如果父母决定将自己吃饭的责任交还给她，会发生什么？

20世纪70年代，恩斯特·佩佐尔德（Ernst Petzold）在海德堡的内科医学部引入了一种所谓的家庭对抗疗法。这些通常是在住院期间进行的一次性的、精心准备的、往往是戏剧性的家庭会谈，目的是让家庭成员意识到情况的戏剧性，从而达到良好的合作意愿（Petzold 1979）。在住院治疗方面，除此之外还实施了一个关于家谱图小组的以住院家庭为导向的住院治疗方法（Kröger et al. 1984）。

　　根据哥廷根模式（Cierpka & Reich 2001），神经性厌食的家庭治疗分三个阶段进行。在稳定化阶段围绕找到进入家庭系统的途径，以阻止体重进一步下降，并启动体重增加。这有时需要同时进行个体咨询，以帮助获得对其饮食行为的控制。在处理冲突阶段，尤其是多代人之间的纠葛和以前被禁忌的发展得到解决。在这个阶段，通常有必要与父母进行夫妻会谈以澄清他们的关系。在神经性厌食患者的家庭中，往往需要促进患者的脱离。在促进成熟阶段，重要的是巩固饮食行为和家庭关系的变化，同时也要促进患者和家庭的自主性。

2.8.2　神经性贪食

▌障碍概况

　　在神经性贪食中，体重保持正常，但饮食行为是不正常的：阵发性的强烈饥饿感，通常在不到两小时内吃下大量食物，自我催吐或使用泻药交替进行，通过这种方式把这些吃进去的大量食物"处理掉"，这对新陈代谢、循环系统和食道造成巨大的压力和损害。符合神经性贪食诊断的表现是，在暴食发作期间，主观上感到不再对进食行为有任何控制能力。每周至少有两次暴饮暴食，至少持续三个月，同时持续关注自己的体型。

　　神经性贪食的行为包括往往是常年的，大部分是秘密的强烈饥饿和呕吐的交替发作，有时一天有多达十次的暴食—呕吐发作。大部分的时间和能量花在食物采购、进食和随后的呕吐上。这种进食行为伴随着羞愧感和内疚感："我因为吃东西而感到羞耻'引发'我因为羞耻而吃东西。"由于羞耻，为了能偷偷地吃东西，当事人经常从人际关系中退出，独自一人待着。反过来，为了应对孤独，他们经常会诉诸暴饮暴食。由此就形成了一个自我维持的重复的循环。

关系模式

由于神经性贪食患者与神经性厌食患者不同，他们通常不会减轻体重，因此神经性贪食不一定是一种明显的疾病。而且在大多数情况下它可以是隐蔽的，至少在开始时是这样。因此系统式神经性贪食治疗往往是个体治疗。如果秘密需要被"揭露"时，那么不一定先告诉父母，而往往是先告诉一位女性朋友或男性朋友。因此，在一个系统式多人治疗中，坐在一起的不一定是父母和孩子，而往往是神经性贪食成员与变化的人员组合，往往是同龄人。最后，贪食行为对健康有害，但比厌食行为对生命的威胁要小。没有必要像神经性厌食患者那样承受巨大的干预压力——要以增重30千克为目标。

对于家庭成员中有贪食行为的家庭的家庭气氛的描述往往显得不那么循规蹈矩——放弃的意识形态让位于某种更愉悦的规范和生活方式。但在乐趣之中总会有一些麻烦，简单的享受只有在自我折磨的组合套装里被允许。

赖希（Reich 2005a）总结了对神经性贪食关系动力的临床观察，特别是其"黑色的一面"，他引用了相关的研究（Humphrey 1991；Schmidt 1989；Cierpka & Reich 2001；Reich 2003a，2003b）：经常有公开的和激烈的要决出胜负的家庭冲突，然而从这些冲突中往往不会产生解决方案，而只是会重复发生，而且还会经常引发家庭关系四分五裂。这个黑色的一面还包括攻击性、滥用药物、购物冲动和其他冲动性决定等冲动行为倾向。家庭中常常会表现滥用药物、抑郁症倾向、进食障碍以及父母和祖父母肥胖的家族史。有时会观察到一种带有色情色彩的父女关系，其中，后来的患者处在与母亲竞争的位置。同时，许多有神经性贪食女儿的家庭都非常在意外表和注重成就。他们重视良好的外貌形象以及经济或业绩的成功。他们往往看起来依赖于外部验证，并不断与他人进行比较和竞争。

反过来，这会促使家庭生活的重要方面被体验为有缺陷和被掩盖的，一个有家庭秘密的双重现实出现了。对情感共鸣、接受、安慰、关怀和调节紧张的需要往往没有得到满足，甚至经常以一种诋毁的方式被回应。现在为了调节情绪会使用物质（酒精、镇静剂、止痛药）以及食物，然而，如果长期滥用它们，那么将与良好的外貌和苗条的需求背道而驰。在这些难以解决的剧烈矛盾中，作为冲动行为的吃饭和呕吐的快速交替（一个人干了坏事，马上就想撤销这个坏事）是一种应对的尝试。因此，患者延续了家庭的模式，通过行动和物质滥用来消除不愉快的紧张情绪和掩盖缺陷，从而似乎自主地满足她对关注和安慰的需求，并避免在这方面与父母和兄弟姐妹发生冲突。

根据这些观察表明，神经性贪食的症状往往是在以下情况下被触发的，其中患者承受着要证明自己的压力，并因此而感到自己的不足。这种情况出现在所谓的独立阶段，因此神经性贪食首次发作的平均年龄高于神经性厌食。

去除障碍

许多案例描述和干预措施都源于20世纪80年代末由弗雷伯格（Freyberger）指导的在汉诺威大学心身医学科进行的一个治疗项目。在这里，门诊的系统治疗与住院患者应用的心理动力学治疗进行了试验性的比较（Jäger et al. 1996）。这个大的系统团队后来发展为下萨克森州系统治疗和咨询研究所。格罗内（Grönes）的书《我如何让我的神经性贪食饿死》（*Wie lasse ich meine Bulimie verhungern*）（1995）汇编了这些经验；这里简要列出了她的一些咨询步骤：

1. 神经性贪食：是敌人还是朋友？——对于自己的生活实践，贪食行为除了可怕的方面还有什么积极的方面，其中蕴藏着什么"智慧"？
2. 积极的目标设定——我必须为自己提供什么，才能使神经性贪食消失？在第一次谈话中，应尽早提出一个积极的愿景，这将会取代进食和呕吐的发作。
3. 寻找例外——所有的能力和资源都已经到位。在没有贪食袭击的时间里仔细寻找可能为之提供的食谱。
4. 神经性贪食是昂贵的——但放弃神经性贪食的代价是什么？并且在什么情况下，人们会愿意支付？
5. 失败策略——通过恶化的提问来询问神经性贪食所需要的条件。
6. 安全地进入不安全状态——需要发生什么，才能在面对通常根深蒂固的不信

186

任的关系时放弃大量的控制策略？

7. 忠诚的女儿——如何与母亲建立关系，以使得既不会攻击性地贬低母亲的生活，也没有必要与她共同忍受痛苦？

8. 治疗进展过程中的症状转移可以被确认为症状的进步，是放弃神经性贪食的过渡客体。同样地，把意外的复发重新评估为一种新的发展迹象，可以减少"一切都将永远如此"的巨大恐惧。

由于神经性贪食患者也喜欢取悦他们的治疗师，并愿意向他们隐瞒令人羞耻的不愉快的事，因为他们也害怕治疗关系破裂，因此，定期对治疗会谈的过程和治疗关系进行元层面的谈话是有意义的。治疗不是在女性完全没有症状时才结束，而是当她们

- 跳出与自己的斗争（通过饥饿、节食等）；

- 表达自己的需求、兴趣和目标，能够为自己的决定承担起责任。

"只要女性允许自己走自己的路，满足对自己生命和活力的渴望，强烈的饥饿感就会消失。当她们（患者）允许自己过一种不再需要呕吐的生活时，神经性贪食就会消失。"（Gröne 2001，S. 184）根据哥廷根模式（Cierpka & Reich 2001），神经性贪食的家庭治疗同样也分为三个阶段进行：

187

- **稳定阶段**是围绕找到一条进入家庭系统的途径，并稳定进食行为。对于年龄较大的神经性贪食患者，治疗通常以个体治疗开始，在处理了假性自主之后，家庭就会参与进来。这里的主要目的是建立一个固定的饮食节律，并帮助患者获得对其饮食行为越来越多的控制。

- 在**冲突管理阶段**，主要的家庭冲突被解决，特别是多代人之间的纠葛和以前的禁忌话题。通常在这个阶段有必要与父母进行夫妻会谈，以澄清他们的关系。在神经性贪食患者的家庭中，通常是围绕支持家庭成员之间的情感共鸣和对话，以使其不至于出现冲动的激烈的，而又无法解决问题的冲突发生。

- 在**成熟阶段**，目的是巩固进食行为和家庭关系的变化，促进患者和家庭的自主性。

2.8.3 肥胖症

■ 障碍概况

肥胖症指的是纯粹的超重这一类型，其中至少超过正常体重的20%。肥胖并不总是与紊乱的进食行为有关。遗传、社会、种族和社会文化的影响在这里都起着相当大的作用（参见Krüger et al. 2001）。尽管如此，一部分超重仍是由于紊乱的进食行为。弗雷伯格（Freyberger 1976，转引自Hoffmann & Hochapfel 1999）区分了以下几个亚组：

- "借食消愁者"发作性进食经常因分散紧张而引发。这种"暴饮暴食"不会周期性发生，而是与触发情境相关。
- "持续进食者"，其食欲几乎持续明显增加。
- "从不感觉饱"，他们没有食欲也没有饱腹感。
- "夜食者"在白天表现出限制性的饮食行为，遭受入睡和维持睡眠的困难，在夜间出现饥饿感，并且无法停止进食。

约有20%—30%的超重患者报告有无法控制的强烈饥饿感发作，在DSM-IV中被称为暴食症（Binge Eating Disorder BED）。这种疾病的特点是有阵发性的强烈的进食渴望，这种渴望被认为是不可控制的。但与神经性贪食不同的是，他们并没有采取清除食物的措施，尽管这些暴饮暴食发作后会有羞愧、内疚和厌恶的感觉（参见Krüger et al. 2001）。

■ 关系模式

超重被认为是一个与医学相关的问题，特别是在北美文化中。早在1988年有19%—27%的美国人被认为超重，而这个数字可能已经增加。在某些情况下，（超重）体重可能成为与家庭动力相关的问题（Doherty & Harkaway 1990；McDaniel et al. 1997），当出现以下情况时：

- 对其他超重的家庭成员发出忠诚的信号——在此，如果减肥的尝试失败时，体现出特别的忠诚；

- 代表着与超重的父母一方联合对抗苗条的另一方；

- 推迟进入成人世界，因为被嘲笑的胖胖的孩子发现很难交到朋友，必须总是回到家庭的庇护所寻求安慰；

- 两个超重的性伙伴，至少在幻想中防止婚外情的发生；

- 在夫妻关系中，苗条的一方把超重作为中断性关系的理由；

- 被认为是意志薄弱的表现，需要其他成员从外部加强控制；

189

- 展示了超重者在抵制这种控制企图方面的自主性，特别是对儿童和青少年而言，使伪反叛成为可能。

冯·希佩尔和帕普（von Hippel & Pape 2001）根据他们自己在家庭取向的治疗项目中的临床观察，描述了以下模式：

- **避免相应的挫折感**：努力使孩子避免遭受任何形式的匮乏的境遇，使孩子免受他们的父母或祖父母曾经遭受过的情感上或营养上供给不足的痛苦。

- **避免冲突**：食物被用来减少新出现的愤怒或焦虑，转移对冲突的注意力。禁止公开表达和引发冲突，导致家庭互动中持续的可以感受到的紧张状态。

- **解决派遣冲突**：在对待孩子的饮食、运动和体重方面，父母或最亲近的照顾者观念不一致导致关系紧张；例如，瘦弱的母亲把食量很大的肥胖的父亲评价为不节制的，总体上表达了一种性格上的缺陷。超重的男人则把控制和划定边界的职能交给了妻子，但同时也向她证明，在控制他的体重方面，她和他一样无能为力。孩子被要求为支持父母一方做出决定。

- **代际边界不明确**：在许多家庭中，父母害怕对孩子提出规则以及对其违规行为的争论。有时，由于这些原因，父母几乎将权力完全交给了孩子，但并没有为他们提供指导方针和结构。如果几代人紧密地生活在一起，孩子的肥胖问题往往是父母和祖父母经常发生冲突的主题。

- **以自己为中心——自主性**：自给自足吃零食似乎有助于从他人的照顾中变得更加独立，特别是如果他们与冒险克服阻碍，与秘密、隐瞒、混乱的游戏和转移注意力有关。

去除障碍

在其FIRO（基本人际关系取向［Fundamental Interpersonal Orientations］）的家庭模式框架内，多尔蒂和哈卡韦（Doherty & Harkaway 1990）尤其强调了家庭取向对超重人群进行工作的几种工作方法：

- 首先，反思自己对超重的态度，对此"讨伐的心理"是没有用的；
- 不要用秤来衡量成功；
- 把决定权留给患者，在减肥目标方面保持中立。从这种中立的态度来看，往往关注"刹车"和不断关注超重的（有用的）关系背景；
- 接受失败——人们也可以设定除减肥之外的其他优先事项；
- 加强家庭支持，但要避免任何过度的投入——配偶最好是通过自我克制，默默地支持；
- 利用自助团体，如"匿名暴食者"协会。

多尔蒂和哈卡韦的概念被称为"对没有兴趣的热情"，并由此对往往有争议的节食运动提供了有用的解毒药。

家庭取向的项目"磅儿童"（von Hippel & Pape 2001；类似文献参见 Lob-Corzilius et al. 2005）将家庭和团体治疗元素与营养咨询和一个锻炼计划相结合。在这里，治疗师反思自己对肥胖的态度也是核心。目的是同时改变人际关系、饮食和运动的模式，而不是固定在总是不成功的纯粹的体重变化上，对体重变化采取中立的立场。

该项目包含3种不同类型的干预措施。在总共3次的家庭会谈（项目的开始、进展中和结束）中，关于进食行为、体重和运动相关的变化和停滞的结果对每一位家庭成员保持公开透明。16次一起运动的团体活动，分别在父母小组和青少年小组中进行团体治疗，以及由生态营养学家提供营养方面的共同的咨询，以测试运动和饮食行为的实际变化。与家庭举行的4次后续会面将有助于在接下来的18个月内稳定已经取得的成果。在所有层面上，应澄清以饮食为中心的关系冲突，并找到替代解决方案。

2.9 成瘾：酒精和非法药品——从寻求掌控到渴望[1]

对精神活性物质的高消耗、滥用和依赖的系统治疗，从实践和科学的角度来看，体现了系统—家庭治疗概念发展的重点之一。很多（特别是年轻的）成瘾患者往往与他们的父母或伴侣有紧密的，也非常矛盾的关系，一种家庭治疗的方法对他们是适用和有效的。成瘾治疗在许多心理治疗流派中被认为是一个困难的工作领域。如今，系统治疗往往是该领域的首选疗法，系统式家庭治疗是经过评估的最好的治疗方法之一，特别是对于青少年和年轻人的成瘾问题（例如von Sydow et al. 2006b；Thomasius & Küstner 2005；Szapocznik et al. 1988；Szapocznik & Williams 2000）。

▌障碍概况

成瘾领域包含了广泛的不同疾病谱，它们的共同点是对物质的身体依赖和精神异常的结合。然而，它们的动力和伴随的情况却非常不同。例如，是否是社会接受的药物，如酒精，它的无处不在（从广告到家庭庆典）实际上是我们文化中每个人都必须面对的，或者像海洛因这样严禁的毒品，购买和使用海洛因已经被定为犯罪，或者像大麻这样在亚文化中广泛流行并被认可的毒品。

有些物质是人们秘密地自行服用的（如药物），有些物质是可以明确地与其他人交流的（"你把我害惨了，现在我需要一杯杜松子酒！"），还有一些物质创造了一种共同的纽带，如故意一起喝酒（"狂饮"）。任何读到最后一句话的人都会很快地浮现出一个画面，即在使用物质的方式上会有什么样的性别差异（更多内容参见Ebbecke-Nohlen 1996）。一些具有高度成瘾性的物质也是作为医疗处方药服用的，例如地西泮/安定®。只有在第二眼看到时，这些物质的巨大依赖性潜力才变得清晰。而在看第三眼的时候就会发现，除了海洛因和可卡因等非法药物外，那些合法药物也经常

192

1　我们要感谢汉堡的布里吉特·盖姆哈特博士、欧塞塔尔的娜佳·希尔申贝格博士、梅尔齐希的鲁道夫·克莱因博士、汉堡的安德烈亚斯·申德勒博士，以及吕内堡的吕特哈德·斯塔霍夫斯克博士，感谢他们对本章节的贡献。

出现在毒性药物的使用列表中。对此最新的认识是，合法和非法物质之间的界限是多么不易分清，而且，在一个家庭系统中对这些界限的谈判是多么不易分清。然而，一如既往要做的是，把所有这些可能性看作解决问题的工具，人们求助于它们，并且至少是在最初希望依靠它们更好地应对生活的问题。一种系统的视角不断地寻求理解成瘾现象发生的关系背景，一个由交流和描述组成的社会系统如何围绕一个确定的主题组织起来，以及这些问题描述在多大程度上充当了成瘾慢性化的一部分。因为："那些谈论和书写'成瘾'的人充当了观察者"（Emlein 1998，S. 43），这包括自己的专业的和学术的描述传统，因为在不同的代码系统中，成瘾的构造是不同的，而这些差异构成了社会紧张地带的一块巨大部分，其中成瘾现象正在发生（发生在 193 禁酒令、阿富汗的鸦片田被烧毁、快乐的饮酒聚会和"合法化"运动之间）。

　　说到这里，我们现在首先介绍ICD-10中的分类。在第F10至F19项目下，有许多不同的病症，它们的严重程度不同，临床表现各异。这些病症的共同特点是使用一种或多种精神活性物质。致病物质用第三位数字编码，临床表现由第四位数字编码； 194 并非第四位数的所有编码都能有意义地适用于所有物质（见表12）。

表12　ICD-10中的成瘾

F10—F19　使用精神活性物质所致的精神和行为障碍

F10　使用酒精所致的精神和行为障碍

F11　使用阿片类物质所致的精神和行为障碍

F12　使用大麻类物质所致的精神和行为障碍

F13　使用镇静催眠剂所致的精神和行为障碍

F14　使用可卡因所致的精神和行为障碍

F15　使用其他兴奋剂包括咖啡因所致的精神和行为障碍

F16　使用致幻剂所致的精神和行为障碍

F17　使用烟草所致的精神和行为障碍

F18　使用挥发性溶剂所致的精神和行为障碍

F19　使用多种药物及其他精神活性物质所致的精神和行为障碍

在F10—F19每个类别中使用以下第四位数字编码：

　　.0 急性中毒

　　.1 有害性使用

　　.2 依赖综合征

　　.3 戒断状态

　　.4 伴有谵妄的戒断状态

　　.5 精神病性障碍（指不能用急性中毒解释的精神病性现象，且不属于戒断状态的一部分）

　　.6 遗忘综合征

　　.7 残留性或迟发性精神病性障碍

　　.8 其他精神和行为障碍

　　.9 未特定的精神和行为障碍

　　正是因为成瘾是每种文化中的每个人都必须面对的话题，重要的是要意识到在多大程度上通过一位观察者的一种社会建构行为对成瘾和非成瘾进行区分。正如经常发生的激烈争论中的焦点：什么在何时被称为成瘾？

　　例如，在一个家庭中，父母和祖父母可能是过度使用合法物质，如酒精和药物，但据说子孙们有很大的毒品问题，即使他们基本上没有做什么别的事，而只是延续他们在家里所学到的。

　　在生物的、心理的和交流—社会的过程之间的密切联系中，随着时间的推移而发展出复杂的模式，这可以被描述为一个自组织过程，在这些过程的交错中，多年来一直保持着稳定。按照卢曼的说法，我们可以把"生命、意识、交流"理解为各个自组织系统，它们代表着彼此的环境，在结构上是紧密联系的，但它们之间无法建立因果关系（Luhmann 1984，也参见章节1.1）。因此，依赖性可以体现在不同的层面（Klein 2002a，2002b），并且可以在每个层面上有不同的描述：

- **生命层面**：生物系统吸收物质，对其内部状态产生作用并使其发生改变。每种成瘾物质对此都有不同的影响，但化学的和神经元的传导过程导致耐受性的提高：机体通过反作用减少药物的影响，因此，人们逐渐摄入越来越多的药物剂量，以弥补耐受性。一个"针对自我用药副作用的自我用药"的动力被发展出来（Schwertl 1998；Klein 2005b）。经过一段时间后，成瘾物质（如酒精）被纳入有机体功能的一个固定组成部分，其后果是身体上的依赖性在停止使用药物时表现为戒断症状（Klein 2002a，S. 38 f.）。

- **意识层面**：随着情绪逻辑相连的经验结构和自我叙述结构与一种僵化的仿佛编排好的饮酒程序结合起来，就形成了心理（酒精）依赖（S. 31）。这种编排程序进行的次数越多，可供选择的替代方案就越少，成瘾行为就在心理层面上趋于稳定。它存在，因为它存在，并且它通过自身形成的模式所维持。

- **交流层面**：如前所述，本身没有所谓的成瘾问题。成瘾行为同时被嵌入观察者所做的描述和归因的网络中。顺便说一句：即使是默默地、秘密地使用药品或酒精，也需要有一个观察者（可能是自我观察）。在此基础上有人说："这是个问题！"成瘾行为和周围环境的反应在社会系统中密切交织在一起，经常被称为"共同依赖"。这种重新贴标签的做法减轻了患者的负担，对患者来说，他不是单独"生病"，但却导致已经承受严重压力的伴侣或父母的负担加重。一个成员的成瘾行为总是影响到整个系统并且需要整个系统的支持，这样一种描述在这里可以提供一个更好的方法。

因此，成瘾的话题再次特别清楚地表明了生活中各个领域之间的相互联系。如果把这一点完全限制在心理或交流层面，那就错了。目标可能只是在于提高人们对复杂性的敏感度，并注意不要理解得过快。"成瘾性饮酒在这个观点中看起来是作为一种最稳定的不同解决操作的串联，发生在各自的系统层面上及其之间。"（Klein 2005b，S. 72）因此，关系模式应该被解读和理解为描述复杂关联性的尝试。

195

196　## 关系模式

　　早期的家庭治疗方法是从成瘾的青少年和他们的父母之间一个脱轨的脱离过程出发。史第尔林在他的《父母与子女》(*Eltern und Kinder*，1980)一书中指出处在溺爱/依恋和驱逐之间的两种极端的联结模式。一部分人是退行的被父母宠坏的和婴儿般的("依恋模式")，对自己没有信心，后来发现没有同龄人以同样的方式宠爱他，寻求在吸毒后的迷幻状态中对爱的渴望的抑制和攻击性冲动的减弱。另一部分是更容易被父母忽视的群体("驱逐模式")，渴望父母的关注，寻求在吸毒后的迷幻状态中对未得到的温暖和安全感的补偿。结构式和策略式的方法强调了青少年在父母关系紧张地带的地位(三角化)：父母一方与成瘾的孩子纠缠在一起通过保密、提供保护和经济资助来支持孩子的症状；另一方则批评自己的配偶和孩子的依赖性，然后退出(例如，Stanton & Todd 1982；Haley 1981；Madanes et al. 1981；Kaufmann & Kaufmann 1983)。另一方面，一起关心和担忧遇到毒品问题的孩子，可以为父母提供新的谈话内容，从而分散他们对自己关系问题的注意力。

　　从系统的角度来看，我们如今在看待这些描述时是有一些矛盾的(例如，Schmidt 1996；Thomasius et al. 2002；Schindler et al. 2005)，因为这样的观点虽然解除了索引患者的负担，但却将整个家庭病理化了，这种思维仍然是缺陷取向的。对来访家庭不信任和不欣赏的态度倾向可能会通过这种方式被促进。尽管围绕成瘾现象经常可以观察到相对类似的模式、规则和信念(Schmidt 1987；Stachowske 2002)，然而对成瘾家庭差异性的描述未取得成功，无论是促进问题的还是提高能力的应对模式(Schmidt 1996)。早在1983年，斯汀格拉斯(Steinglass)就强调，家庭绝不是同质化的，同样，并非存在"瘾君子"，就会存在"成瘾者家庭"。如今，找出成瘾家庭

197　的特定结构被认为是一种错误的方式(Schwertl 1998)。因此，更新的系统方法把关注点从家庭内部"谁和谁一起反对谁？"转移到信念系统、自组织过程以及拓展所有参与者选择的可能性。因此，体制的成瘾治疗系统中的沟通模式和描述习惯本身作为可能的问题循环的一部分值得思考(Richelshagen & Erbach 1996)。

酗酒是围绕对称升级的逻辑而组织的背景的一部分

贝特森在他的酗酒理论中提出了升级的逻辑，在一个围绕成瘾现象组织起来的系统中，所有参与者都会参与这个升级的过程。对此，他提出了"权力的神话"，这与成瘾物质只有次要的关系。首先，它是看待世界的某种方式，它的核心特征是控制的概念。他还称其也是"认识论的疾病"：一个人必须和能够控制世界（包括自己）的想法，必然会失败。由此产生的无助感形成了一种自身的情感逻辑（Ciompi 1982），发展出一幅斗争的画面，只有通过消除或完全征服其他人才能解决（参见 Omer et al. 2006）。成瘾者在清醒的时候与他们的家人共享具有重要价值的自我控制的信念（Welter-Enderlin 1992）。家人们敦促饮酒者坚强起来，抵制饮酒的诱惑。饮酒者觉得自己是"自身灵魂的船长"（Bateson 1981，S. 403），并认为可以在任何时候证明他可以赢得与酒瓶或烟卷的斗争。家庭成员、雇主或同事就会感到被邀请，通过控制、恳求、呼吁和威胁，使饮酒者改变，这被饮酒者认为是对其自主性的攻击，这激起了他的自豪感，并将他推入下一个"回合"。这些回合在挫折感和愤怒的旋涡中逐渐恶化。该系统的成员将自己描述为完全任由他摆布："如果不尽快改变，我就要和他分手。他把我推到了边缘！"所有人都同样认同的逻辑是，只有绝对的胜利（因此也就是绝对地击败对方）才是解决之道。只有一个结果："他或我！"这就是自动升级逻辑的发生方式（Omer et al. 2006），通过这种方式，饮酒者试图对抗的成瘾循环被创造和维持。一个对称的并不断升级的模式被建立起来，而这一模式又反复被悔恨的阶段打断，特别是当升级的关键限度被跨越时（例如当伴侣采取可识别的步骤走向分离）。贝特森重新解释了在这种背景下匿名酗酒者协会（AA）的方法。对酒精的投降，这是一个加入匿名酗酒者协会的先决条件，代表着从升级的逻辑中脱离。向"更高的力量"屈服（仪式的一部分），代表着进入一个互补的模式。

酗酒是一种与看法有关的问题？

通过这种挑衅性的表述，它并不想否认酒精生理上的作用，尹福兰等人（Efran

et al. 1989）参照自组织理论，指出了对潜在成瘾物质消费的非常不一致的意义。酗酒作为一种疾病的概念使过度饮酒者摆脱了"有罪""邪恶"或"恶劣"的道德谴责的魔掌，然而，即使有了疾病的标签，他们也永远无法对此完全摆脱。在许多情况下，围绕着如何恰当定义关系的争斗，是关系系统的交流内容的一个特征。参照由结构确定的概念，尹福兰等人对自我控制和失去控制的想法也提出了质疑。由于生命系统是独立的，不受环境的影响（指导性的互动是不可能的），所以对这个层面施加控制的想法似乎不合适。

代际模式和毒品使用

199　　从代际的角度来看，斯塔霍夫斯基（Stachowske 2002）调查了在我们的社会中毒品使用的深层文化根基（大约从19世纪中期开始）。他描述了家庭中各代人的发展之间的联系，以及他们如何受到时代历史和文化因素的影响。他认为成瘾和毒品疾病的表现是前几代人（最多可以追溯到五代人）未认识到的成瘾问题的表现，并提到了当代历史，特别是20世纪的战争及其创伤。对他来说，当今社会对待毒品的方式作为文化的一部分与德国历史的压抑方面密切相关，特别是国家社会主义：当时的肇事者和受害者家庭的后代往往通过婚姻联系在一起，他们的孩子成为吸毒者（Stachowske 2002，S. 149 f.）。这样的模式也可以在来自其他文化的毒品成瘾的子女

200　中看到——由独裁政权塑造的欧洲文化，例如斯大林时代、萨拉查和佛朗哥时代，以及铁托时代或波兰的专制政权（参见Stachowske 2002，S. 122 ff.）。在他看来，应该将毒品成瘾的代际发展的观点引入治疗概念当中。

成瘾治疗中的同构结构

里海尔斯哈根和埃尔巴哈（Richelshagen & Erbach 1996）探讨了经典的成瘾治疗的不同层次的同构（结构相似）关系（也参见Erbach & Richelshagen 1989；Richelshagen 1996）。他们描述了将酗酒作为一种疾病的定义是如何产生了一系列随之而来的问题，这些问题反映在来访者和助人者之间的关系上。在最广泛的意义上

与责任感和控制感有关，所以贝特森的论述也适用于专业结构。

与成瘾的结构同构的是，例如压抑结构的再现，其中成瘾者在其家庭中以及他和毒品贩子之间的关系，通常以讹诈、暴力和腐败为特征。类似的结构性条件可以在一些成瘾治疗的实践中找到，当来访者在专制和权力的行使中被认为可以弥补缺失的责任。另一个同构性，这可以在有成瘾者的家庭中发现，也可以在助人者系统中发现，存在自相矛盾的期望："你要自主地行动，但要按照我认为合适的方式！"来访者随时会复发的想法，带来了控制的必要性（？）和自主的目标之间的永久紧张关系（参见 Herwig-Lempp 1994）。前述作者的结论提到，对互动模式保持敏感，能够确认和固化熟悉的和促进依赖性的基本假设。他们呼吁发展更灵活的结构，其中，预防具有特殊的重要价值。

成瘾性饮酒作为一种慢性阈值仪式：酗酒的一种系统发展理论

克莱因（Klein 2002a）把成瘾性饮酒描述为一个尚未完全的、暂时的，而且往往长期滞留的过渡性阶段。当各种社会中的人从一个稳定的生活状况过渡到另一个稳定的生活状况，在这种情况下，他们通常通过典型的分离仪式离开旧的环境。经历一种转型和门槛阶段，并通过重返社会阶段进入新的稳定生活状态。在传统社会中，转型阶段往往伴随着改变意识的做法，诸如击鼓、跳舞或酒精、烟草及毒品等物质的支持。这些将人们与旧的状态分离，象征着旧的人格的死亡和存在性变化的开始。在后现代社会，这些过渡变得困难：新的状态往往是不明确的，通常缺少配套的仪式性过程，也缺少一个支持过渡的陪伴者（如一个萨满）。饮酒者认识到他正处于生命中一个重要的变化点，同时由于个人成长经历的压力而对他们自己解决这一生存挑战的能力产生怀疑。

因此，他通过喝酒来缓解和麻痹这种不安全感。同时，在改变的意识状态下，他能够接受观点和体验情感，否则这些似乎对他来说仍然是被封锁的。如果经过一段时间的寻找，这段时间的长短因人而异，没有出现比以前的情况更有吸引力的替代性选择，或者如果个人自身的资源被永久地评估为不足以实现应有的改变，那么酒精就会越来越多地被用作镇静剂。喝酒的人既不能回到原有的情况（它不再适合），也不能在未来的结构中占有新的一席之地。他仍然停留在门槛阶段，并形成成瘾性饮酒。他所处的环境（家庭、伴侣、雇主和同事）试图通过控制性的帮助措施，使他恢复到原来的状态。在"不负责任的"饮酒者和环境的控制者之间可能会出现对称升级。一方面，饮酒者变得孤立无援，酒精是他唯一忠实的伙伴。其他的人联合起来，让饮酒者改邪归正。而饮酒者试图通过喝更多的酒来维护自己的自主权（"我是不会让你告诉我，我要喝多少酒的"），但与此同时，通过饮酒及其社会后果，他变成了需要被控制关怀的对象。专业人员通常会采取明智的、非成瘾的家庭成员的立场，即认为饮酒行为是值得改变的，必须终止饮酒。偶尔会发现一个家庭成员或朋友（在一些出版物中被称为"共同酗酒者"的人），虽然口头上表示拒绝成瘾性饮酒，但在行动上却通过购买饮品、资助购买饮品或其他措施，支持成瘾性饮酒的逻辑，由此也受到了其他人的批评。因此，成瘾性饮酒招致了一种关系形式，在这种关系中，联结和自主同时存在，在此基础上严格划分出饮酒者、共同依赖者和环境。

▌去除障碍

任务排列和动机取向

在我们的文化中，像成瘾这样的障碍具有如此强烈的象征性获益意义，治疗师总是面临着一种特殊任务排列的性质（"任务的旋转木马"；von Schlippe & Kriz 1996）：通常资助机构希望通过完全禁欲来恢复其工作能力，系统治疗师希望在最大程度上对结果抱持开放态度并且对不同的饮酒行为保持中立态度（节制、控制饮酒、成瘾性饮酒）。亲属们希望当事人的情况能够稳定下来，而家庭系统不要发生太多的变化，而雇主希望看到快速的结果。所有这些都使我们很难与来访者本人协商一个目标，这可能涉及一个节制的决定或者减少饮酒（Klein 1994）。因此，在这里要牢记一贯的动机取向，这就要求治疗师对可能的选择要非常明确地保持中立，例如，"我要问您一些问题。您不需要为我改变您的饮酒量。这对我来说不是关于您要改变什么。我只是想知道您如果继续这样喝下去，您会承担什么样的风险"（Klein 2005b）。

系统—家庭治疗取向的药物门诊中一个可能的治疗过程

来自汉堡–埃彭多夫成瘾门诊的托马斯乌斯和他的同事们（Thomasius et al. 2002；Thomasius & Küstner 2005）认为系统—家庭治疗工作尤其适合成瘾行为伴随边界冲突，例如，在青少年或者有共同依赖者的情况下，家庭成员通过忽视或过度照顾，无意中加强了成瘾行为，或者当吸毒者在太过渗透的代际边界中作为替代伴侣、替代父母或者永远的孩子而保持着联结。然后，成瘾行为可以与三角化过程联系起来，其特点是形成联盟、排斥、秘密、相互贬低。作者建议，根据他们的系统—家庭治疗方法，在毒品门诊中对26岁以下的年轻吸毒者采取三阶段治疗程序（Küstner et al. 2003；Schindler et al. 2005）：

- **第一阶段（澄清阶段）**：澄清所有相关家庭成员的诉求，对症状的描述，对治疗任务的定义，制定具体的治疗目标；
- **第二阶段（改变阶段）**：聚焦在戒除毒品或其他确定的治疗目标上，分析迄今为止的关系模式和尝试替代的关系模式，考虑"例外"和挖掘家庭的资源，检查和改变代际边界和家庭内部规则，复发预防以及尿检监控；
- **第三阶段（调整结构）**：当治疗的主要目标已经实现，青少年和他们的父母的自主性发展的加强（可能是一种"空巢情况"）就凸显出来了。学校或培训中的新观点现在变得很重要，如果有必要的话，为家庭的子系统提供治疗，如父母咨询、为父母提供的夫妻治疗或青少年的个体治疗。

这种方法认为家庭的参与对于当事人的治疗工作至关重要。在治疗过程中，要为家庭系统提供服务，在治疗过程中坚持发展自主性的目标。同时，治疗系统也完全被理解为控制系统（例如，通过进行尿检控制）。

系统治疗作为过渡仪式

在一个完全不同的背景下（对酗酒者的门诊治疗），克莱因（Klein 2002a,

2005b）始终试图解构在治疗情境中的控制的主题。他的系统—建构主义的酒精成瘾治疗模式经历了几个阶段，这些阶段来自四角困境的逻辑角色（von Kibéd & Sparrer 2000）。每个阶段都可以开辟新的选择，因此，治疗师对所有的选择都是严格中立的。在四角困境中，依次对四个（"四角"）基本位置进行体验（"一个""另一个""两者皆是""两者皆非"；在此基础上，还可以加上第五个位置："超越前述所有的情况！"）。该模型允许可能与成瘾性变化有关的不同发展任务，与成瘾性饮酒的变化联系在一起，按照一个特定的时间序列来理解，并制定适当的方法程序来排序。四角困境是一种逻辑形式，其中最初的立场是一个（成瘾性饮酒将是这里的"一个"立场）或者另一个（被期待的节制是"另一个"）。这两种立场似乎是相互排斥的，但却包含着（仍然）被忽视的发展潜力。在治疗性对话中权衡两种立场，形成了一种在这两个看似相互排斥的两级之间来来回回的摇摆。这种钟摆式运动使人们注意到已经在实行的处理饮酒的替代方法。对不同饮酒模式的分析会引入"两者皆是"的立场，这可以代表来访者自己做出的增加自我控制能力的目标定义。在这个过程中往往揭示了倾向于将成瘾性饮酒作为一种尝试解决问题的方案的主题。这些通常是有传记意义的主题，在其中，通过酒精的帮助，持续很长一段时间的麻烦得以避免。然后，该路径侧重于当前和未来的发展任务，以及因成瘾性饮酒而被推迟或隔离的过渡性问题。最后一个位置"两者皆非"，是关于治疗终止的阶段。来访者现在可以确定最初的困境是如何产生的，以及有哪些主题和困境导致了饮酒。

　　克莱因认为门诊设置中的系统治疗师是陪伴来访者从一种（慢性化的）门槛阶段进入一个有待被发明的新的生活状态的过渡，这个过程要通过以下几个子阶段：

1. **"非此即彼"**：仔细权衡成瘾性饮酒和非成瘾性饮酒的利与弊。也许它遏制了焦虑和出汗，在一个小团体中提供了自信和振奋，以及其他。另一方面，它可能带来了健康和财务问题。同时，权衡节制行为的利与弊：那么在个人体验中，在伴侣关系或家庭中，在工作中，在同龄人群体中，什么会更好或更差？

2. **通往"兼而有之"的道路**：在成瘾性饮酒和戒酒的两极之间，可以探索不同形式的饮酒行为的进一步经验。对于饮酒行为中已经实践过的例外情况，可以重点关注并作为进一步行动的资源。现在通过外化技术的支持，激发对不同的饮酒场景进行观察的任务和启动变革的实验。如果在这一阶段没有实现接近目标意义上的自我控制能力的明显提高，就应该考虑重新定义治疗目标，以及考虑和协商治疗设置的改变（如临时住院治疗）。

3. **通向"两者皆可"的路径**：如果现在看来，戒酒和另一种形式的非成瘾性饮酒都有可能，那么为了稳定这种状态，一方面要从过去的创伤性经历的历史中寻找被忽视的资源，并对被冻结的情感—认知模式提出质疑。现在，家庭成员也更多地参与进来：他们如何以一种新的方式彼此相处？在此主要是关于多年来一直实行的不信任模式：关于控制和隐藏游戏，关于善和恶的区分。对此恶化的提问和"如此表现，仿佛……"的处方有帮助（即"仿佛仍有酒瘾，饮酒者有被控制的嫌疑"）。

4. **通往"两者皆非"的道路**：迄今尚未解决的生活问题成为焦点——脱离父母的家，应对死亡或分离，谈判代际边界。在这个总结的时候，我们也要考虑什么是仍然可以改变的，什么是必须接受为不可改变的，哪些生命时间已经被划去，哪些发展步骤仍然有可能，哪些已不复存在。沿着生命线漫步（Grabbe 2003）可以澄清还有多少时间用于什么。也可以使用治疗性的过渡仪式（Wolin et al. 1993；van der Hart 1982），雕塑或家庭排列（Weber 1993）在此也有用武之地。

5. **"超越两者"的路径**：现在是时候创建新生活——往往是在分开之后，不再拥有之前的伴侣关系。治疗的结束标志着治疗性过渡仪式的结束，但不是发展的结束。成瘾性行为模式的重新激活作为一种可供选择的可能性被考虑进来。治疗师的门仍然敞开，以便将来可能进行新的来访。

下面的案例研究旨在说明这一程序：

206

穆勒先生（36岁，已婚，无子女）在经过两次住院解毒和为期4个月的住院戒酒治疗之后，他已经再次中断了联系。在中断治疗之后，他曾戒酒几周，但是以失败而告终，开始重新饮酒。妻子在离开他一段时间后，最近又回到他身边。穆勒先生是一名做小生意的个体经营的手艺人。在第一次接触的时候，穆勒先生正在戒酒中。

207　　**"非此即彼"**：在第一次会谈中，他表现出抑郁和自杀倾向。除了跟他探讨容易想到的饮酒的负面影响外，还提出了饮酒在多大程度上也可能对他有帮助的问题。很快就清楚地发现，在过去，饮酒也有维持生命的作用。除了喝酒的话题外，还提出了一个问题，那就是为了什么值得为之而活。在第一次会谈结束时，他得到的问题是，他希望在什么条件下能够来处理所提出的议题。他决定接受门诊治疗。

他被告知，并非取决于是否通过成功地做到戒酒或一直以来任何其他类型的饮酒，一种稳定化并提升对其饮酒行为的自我控制，才是进一步采取治疗措施的前提条件。在这次会谈的时候，他正在保持着戒酒，因此治疗的焦点集中在他是如何成功的。他打了个比方，说他脑子里有两支队伍，喝酒的队伍和不喝酒的队伍。两者相互抗衡，目前有一支队伍正在坚持着自己的立场。但他也知道在有些时候，他喝了酒，然后就看不到任何积极的事物了。喝酒只能帮助他减少工作上的压力。长期以来，喝酒保护他不至于更加抑郁或自杀。

这种内在的"运动"是通过房间里的指示位置来视觉化的。他把不上瘾的一方面（自从他戒酒以来，他的身体就变好了，然而这么做对他的生活提出了挑战）设在他的左边，上瘾的一方面（毕竟，喝酒似乎使他免于更糟的情况，但也让他付出了身体上的代价）设在他右边的同一角度。他把这个想法带回去了，即他要在每天一早以及一天的过程中检查，他是否带着两个方面（"在船上"）。此外，治疗师建议，上瘾的一面仍是他的一部分，如果他又开始喝酒，可以为治疗工作提供重要的线索。这些线索会指明那些没有充分考虑到的问题。

通往"兼而有之"的道路：在进一步的会谈中，通过外化和可视化的技术，从不同的角度继续工作,以增强自我控制能力。他描述了自己在压力情况下做出的反应是增加饮酒需求,例如,当他由于某些影响(天气、材料等等)而无法按要求完成建筑工地上的工作时,他随即就会感到压力,过去习惯于立即喝下白兰地,这通常是过度饮酒的开始。在会谈中,一个典型的建筑工地上的场景被排演,一个问题被抛出:他所面对的是什么样的内心状态?他在自己身上发现了一个"10岁的马克斯",他非常渴望得到认可。他在13岁之前从未得到过。他的父亲也是一个成瘾的酒鬼,经常贬低和殴打他。此外,他一直是个坏学生。当他14岁的时候,通过职业培训他成为一名技术工人,作为家里最小的孩子他免费为其他家人工作,这才得到了一些认可。他时常在追求认可,这一点一直保持到今天。

如今,当他试图完成客户的订单时,这个"内心的10岁孩子"立即被激活了。他把自己置于压力之下,向客户提出一个他最终无法满足的时间框架和成本计算。于是他再也无法区分自己的行为是像36岁还是像10岁,他感觉自己完全受人摆布。治疗师提议他想象出一个10岁的小男孩,他称其为"臭皮囊"。这让这个36岁的人在工地上疲于奔命。这是非常疯狂的,但36岁的他被驱使着直到筋疲力尽,而不是转过身去告诉那个10岁的孩子不需要这么做。随后,酒精让36岁的他得到了一些平静,但过不了多久,他又需要进一步的酒精供应。穆勒先生表示,这幅画面对他来说几乎是可笑的。当他看到自己逃离一个小的臭皮囊,他几乎要笑了。事实上,他只需要转过身就足够了。

通往"两者皆可"的道路:接下来的几个星期进展都很顺利,直到有一天,当他在建筑工地再次受到压力时,他买来一瓶白兰地并在白天把它喝光了。通过分析发现,由于在他非常积极和成功的阶段,他已经放开了内心的缰绳,所以旧的模式又有了空间。他觉得自己无法以不同的方式来管理这种情况。相反,他感到受人摆布并且自己没有影响力,尽管他有10岁的"臭皮囊"形象可供支配。然而,他仍然不知道这可能与什么有关。治疗师决定写一封信,在信中向来访者宣布:

"亲爱的穆勒先生,正如所宣布的,这是我对我们上次会面的想法:

208

- 我想知道，直到读到这封信的时候，您是否已经利用了您确信无疑已经具备的力量与饮酒保持距离。

- 此外，我想知道，如果您一直在喝酒，您是否能鼓起力量再次停止喝酒。在我看来，您能这样做是毫无疑问的。毕竟，在过去漫长的几周里，您已经以极大的说服力证明了这一点。

- 然后我想到，至关重要的是，当您作为'成年人'立即意识到，被您称为'臭皮囊'的'小马克斯'，正试图接管成年的马克斯的统治权。然而，即便如此，解决办法也很简单：'我是成年人，你是小家伙。而我，作为成年人，知道什么对我有好处，并能认识到危险。接下来我会做出相应的反应。然而，小家伙想获得些什么，却忽略了危险。'

- 最后一个想法：似乎内心的两个方面之间存在一场艰难的争执。一方面，仍然与'小家伙'紧密相连的马克斯，仍然显得有些贪玩和沉迷梦境，有时他甚至愿意把自己的生命当儿戏。另一方面，长大后的马克斯很清楚地知道，他想转向另一种生活，并将自己与一成不变的过去区分开来。尽管成年的马克斯非常清楚地看到了这一切，但是争论还没有结束。也许会有一种被信以为真的负面的结果，它与成人的解决方案相关，对此我们到现在还没有谈及。我非常好奇地想知道，您将如何决定内心的冲突。我对您深表敬佩，您为自己提出了一项重大的改变任务，我期待着下次会谈见面。友好的祝福……"

在接下来的会谈中，穆勒先生报告了另一个新的事件，在这个事件中，他已经能够发挥他的影响力。他没有过度饮酒。因此，他决定更深入地处理饮酒和与之相关的议题。正如信中最后一段话所指出的，向来访者提出了一个问题，那就是戒酒的消极后果或被忽视的饮酒的积极影响可能是什么。然后他描述说，首先是所谓缺乏影响力的情况引发了他的饮酒欲望。

209

当被问及在他的生活中是否曾有过这样的情况，即他曾经经历过的缺乏影响力和任人摆布的感觉，他描述说，他从小就经常接触到走投无路和可怕的情况。穆勒先生含着眼泪讲道，他的父亲极度酗酒，喝醉后把五个孩子都锁在一个房间里，然后殴打他的母亲。母亲曾大声呼救。他，穆勒先生，对此无能为力。当时他大约三四岁。他为此憎恨他的父亲，直到今天还在恨他。有时，他发现自己会突然萌发想杀死他的父亲的念头。他对父亲的仇恨也是他和他的妻子还没有孩子的一个原因：他不相信自己能成为一个好父亲，他不希望自己像他父亲对待他那样糟糕地对待他的孩子。

他一直觉得与母亲有很强的联结，他至今仍有这种感觉。特别是自从他的母亲在3年前中风，他尤其要担负责任。然而他的父亲抱怨说，他母亲的中风和对护理的需求使他的生活变得很痛苦。母亲不再能说话，也不再示意她是否还能听懂什么。穆勒先生自从这次事件后，开始大大增加了酒量。他经常有这样的想法，和他的母亲一起死。喝酒一方面可以帮助他缓解对父亲的憎恨，而另一方面，抑制他对母亲的同情，但也是为了感受与她的紧密联结。

在这次和以后的会谈中，我们讨论了父亲可能发生的情况，他已经发展成为一个表面上看起来冷酷无情的酒鬼。穆勒先生通过调查发现（他在很长一段时间里第一次与他的父亲平和地交谈），他的父亲在战争经历中受到了创伤。在一次任务中，所有的战友都死了，除了他。他自己也受到了严重的伤害，并且在他的余生中一直受到不良影响。自从这次谈话后，父亲和儿子之间的关系就放松了。穆勒先生得以用不同的眼光看待他的父亲，发现父亲喝酒背后的脆弱和敏感。

与母亲的关系也成为谈话的一个主题。在这段谈话中，讨论的重点是母亲到生命的最后一刻将如何评价他对她的忠诚。他非常感动地猜测，她肯定希望他能轻松一些，而不是把对她的命运的忠诚看得比他自己的生命更重要。如果他和母亲一起死了，这对母亲来说肯定是一个可怕的想法。这不仅不会帮助她，反而会给她带来负担。如果他想为母亲做点什么，任务就是要进一步发展自己。母亲的命运必须留给她自己把握，他不能成为伴侣和儿子，当然也不是母亲更好的伴侣。

通往"两者皆非"的道路：他的饮酒量在一个非常低的水平摇摆。他有几个星期滴酒未沾。有时他按杯喝少量的苹果酒并且他基本上放弃了酒精含量较高的饮料，以便在接下来的几个星期内重新不再喝酒。喝酒是他观察到的一种行为，在这种形式下对他来说已经不是问题了。他买了一辆摩托车（一个长久以来的梦想），从而也在婚姻中赢得一定的独立性。现在，伴侣关系的主题变得越来越重要。由于他稳定的饮酒行为，他在婚姻中的角色改变了，婚姻状况有时变得很成问题。他感受到他的妻子长期以来在心理上和身体上都起到了支持作用，越来越多地认为这是一种恩赐。他不清楚，她感受到的他的变化是当作一种收获还是一种损失。这些刺激相对来说很快就消退了。邀请妻子参与治疗屡次被建议并且被看作是有意义的，但也被证实是艰难的。因为穆勒夫人在短时间内两次怀孕，但每次都流产了。

虽然比计划的时间晚，但妻子还是可以参加治疗。很快就可以看出，这对夫妻从一开始就没能维持他们在房子里的界限。来访者的母亲非常需要照顾，兄弟姐妹要不断轮流有一个人在场照顾，因此，这对夫妻反复面临着他们的亲密界限受到干扰的情况。这种有时极具攻击性的行为无法得到充分的抵制。两人都是在饮酒所带来彻底的和稳定的改变之后的情况下才意识到他们为这样的生活方式所付出的代价。他们形成了暂时性想法，从自己的房子里搬出来，租下公寓，并且重新"开始"。

然而，特别是穆勒先生越来越怀疑，他是否能想象出一种进一步的共同生活。婚姻中出现了越来越多的冲突。在这段时间里，穆勒先生认识了一位女性，并与她建立了亲密的关系。当他与这位女友度过第一个夜晚，然后面对妻子的询问时，他试图用一个所谓的饮酒之夜来为他的不露面辩护。有趣的是，穆勒夫人相信这个版本，但仍然心存怀疑。在这对夫妻后来的一次会谈中得以证明，妻子实际上更喜欢她丈夫再次喝酒的想法，而不是有另一个情人。

似乎婚姻关系从一开始就承受了太多的压力：在各自原生家庭中的特殊经

历，两人都有一方父母酗酒，穆勒先生接管了父母的家，对母亲在家庭中的照顾，以及所有违反边界的行为。多年来过度饮酒，在这个漫长的阶段，穆勒先生把自己成为父亲的可能性排除在外，当决定要孩子，结果是以两次流产而告终。这对夫妻在成瘾性饮酒改变之后，可供使用的能量储备太少了，无法应对目前要解决的问题：穆勒先生和夫人的个人生活现在可以如何以不同的方式继续下去，以及他们可以用何种方式求同存异过上令双方都满意的生活。这对夫妻分开了。对穆勒先生的治疗已接近尾声。他正走在"超越两者"的道路上（治疗师：鲁道夫·克莱因）。

戒酒的治疗目标是什么？

在流行的成瘾治疗概念中，酗酒被认为是一种无法明确治愈的终身性疾病，但只有通过持续不断的努力"干涸"才能使其停顿下来，即终生禁欲。作为一种相反的模式，有控制的饮酒得到了传播。冈特·施密特（Schmidt 1996）和吕克·伊瑟贝尔（Luc Isebaert 1999）宣传的观点是，不是一种或另一种非成瘾性饮酒模式更有前途，而是选择的可能性才是关键。如果戒酒是家庭成员或专业戒酒工作者的目标，而不是当事人的目标，那么戒断复发就是当事人保留其自主权和自我决定权的少数途径之一。大多数成瘾来访者不认为自己是成瘾患者（通常是亲属或专业人士这么认为），也不争取戒断。施密特建议与来访者讨论迄今为止的解决问题的尝试（戒酒、有控制地饮酒、成瘾饮酒），同时采取尽可能开放的态度探讨他们迄今为止的尝试未果和争取戒酒的情况，例如，到目前为止，有控制的饮酒已被证明是一种使问题稳定的解决方案。有时关于有控制地使用药物或完全戒断的意识形态辩论通过神经生物学研究中的成瘾记忆的概念获得了一种新的角度（Patterson 1992）：戒断只用于描述从体内排除某种物质，但不包括通常持续数周或数月的艰难的身体和神经生物学再生过程。成瘾者一再描述这种相应的现象：当他们通过感官接触到成瘾物质时，即通过听觉、触觉、味觉、嗅觉、视觉，或者通过关于毒品的密集谈话/电视图像，就可能会经历一个复发的情况。因此，有时某一种刺激物的组合会形成巨大的成瘾压力（类似于一个创伤中的闪回）。了解这种动力可以帮助消除复发的神秘感，不要把它归结为缺乏动机或缺乏合作意愿。

复发或荣誉回合

复发是成瘾治疗中的常见现象。从戒酒的角度来看，往往被看成是灾难性的，当事人往往对自己重新饮酒的行为进行最大的谴责，而且常常因为羞愧而不敢直视治疗师的眼睛。为了使复发被看作是合作的提议，需要对事件有一个资源取向的看法。在此，将复发视为信息可能会有所帮助，可以从中学习：

212

- 可能的生物影响因素是否得到了太少的关注（如，戒断症状）？
- 是否有迹象表明存在未解决的忠诚问题（如，针对原生家庭）？
- 是否低估了对生活中新的和未知阶段的恐惧（例如，新的个人挑战或对家庭成员的要求）？是否担心有可能在戒酒的情况下，对他们的关系和对他们重要他人的福祉产生危险的影响？
- 治疗的目标是由外部决定的吗？

因此，复发可以被理解为是荣誉回合，代表着对治疗师的重要反馈（Schmidt 1996），对此治疗师甚至可以把这种反馈解释为合作的提议，而不是抵抗的信号，从而"感谢"他/她本人。

2.10 性障碍：功能障碍，性欲缺失，性别认同障碍——摆脱过于熟悉的方式[1]

▌障碍概况

性功能障碍可以被定义为"一个总的概念，指的是性欲的损害以及对性刺激的生理和心理上的反应受损"（Weig 2001，S. 246；另参见Fliegel 2001）。表13展示了ICD-10中对非器质性性功能障碍的理解。

---

1 我们要感谢亚琛的乌尔里克·勃兰登堡博士，感谢她对本章节的贡献。

表13　ICD-10中的性功能障碍

F52　非器质性障碍或疾病引起的性功能障碍

F52.0　性欲减退或缺失

F52.1　性厌恶及性乐缺乏

F52.2　生殖器反应丧失

F52.3　性高潮功能障碍

F52.4　早泄

F52.5　非器质性阴道痉挛

F52.6　非器质性性交疼痛

F52.7　性欲亢进

F52.8　其他性功能障碍，非器质性障碍或疾病所致

F52.9　未特定的性功能障碍，非器质性障碍或疾病所致

自20世纪20年代性治疗开始以来，性功能障碍的问题就一直是治疗的焦点，指的是"原本想要做的'事'做不成"：阴茎勃起、性交时阴道开放、一方或双方的性高潮。另一个重点是受到不被希望的性倾向的影响，也就是说，当人们想要做所谓的错误的事情时。这种观点一直延续到20世纪60年代，其中包括同性恋（对同性的性欲）、易性癖（希望自己变成异性）以及异装癖（渴望穿上典型的异性服装）。如今在ICD-10中，这些都不再是需要被治疗的"疾病"。正如保罗·瓦茨拉维克（Paul Watzlawick）反复强调的那样："从来没有像那一天那样，有这么多人在笔下获得健康，当美国精神病学协会决定从需要治疗的疾病目录中删除同性恋。"

在世纪之交，根据一致的意见，许多性治疗师关注的焦点是（遗憾的和被认为是病态的）性欲减退或缺失。更加罕见的是，通常在性犯罪的情况下，性欲亢进被诊断并试图进行治疗。本书不包括对性犯罪者的治疗（另参见Fliegel & Schweitzer 2004；Rotthaus & Gruber 2004；Fraenkel 2004）。

213

214 ### ▋ 关系模式

性行为——一种"自然"现象?

> M女士,35岁:"您必须帮助我,我已经绝望了,这种情况现在已经发生在我身上第三次了。我总是在大约半年后失去性欲。"
>
> 治疗师:"您对性快感有渴望吗?渴望能够再次与您的伴侣获得性快感吗?"
>
> M女士:"嗯,我真的一点都不知道。性欲的事情不是我最大的问题。我最大的问题是,因为我没有那种欲望。我总觉得自己不对劲儿。我注意到每次我们做爱的时候,我就开始考虑我下一次应该什么时候有感觉。我变得越来越紧张了。我实际上是在避免被我的伴侣触摸。我注意到我是如何回避的,是的,我也注意到他是如何回避的。我们之间的情绪常常是非常有攻击性的。是的,我很担心我们的感情。"

患者最痛苦的不是功能的丧失,例如性快感的丧失,而是这对他们在爱情和关系方面的意义:"性系统的特点往往体现在禁止交流与在性表现方面的宏伟业绩标准的混合。将这种混合内化的夫妻很有可能会出现性问题,甚至可能作为最后的手段。"(Brandenburg & Kersting 2001,S. 269)在这段引文中,可以清晰地看出人类的性行为的形成是多方面的,有时又是多么复杂。当然,它可以被看作一种"自然"现象。但同样自然的是,人类的性行为也可以被看作"不仅仅是自然的"。因为这也是一种文化现象,对此人们所要做的就是一整天听广播、看电视和翻阅杂志。性行为是一个领域,在这个领域中,自然功能和文化的过度塑造如此强烈地相互渗透,人们可以夸张地说,性行为绝不仅仅是自然的,而是"相当不自然的"。因为对自然性的定义可能构成了问题的一个部分,人本身对性行为已经做好了准备,因为它导致了设置道德陷阱的描述:

- "你有多么不自然的欲望,简直令人作呕!"

215
- "你让我很难满足我的自然需求,让我把对你的爱在身体上也表达出来!"

- "如果你觉得自然，那么我们之间的事情就会解决，你所要做的就是简单地把自己交出来！"

我们有理由认为，至少在我们的文化中，没有（至少）脑子里的电影脚本就没有人类的性行为："性是游戏。"（Heer 2002）这种观点导致了对性功能障碍治疗的直接影响：自然现象应该简单地自行运行，在失调的情况下，扰乱自然进程的时刻必须被清除。这样，自然就能重新获得其应有的地位，寻求和谐是核心的启发式方法。另一方面，一种文化现象等待着被塑造，并在不同形式的塑造的张力上茁壮成长，治疗干预的指导思想是寻找伴侣双方的创造性差异，但因此可能会有更多的冲突（Schnarch 1995；Clement 2000，2004）。类似的阻滞来自性和爱之间的密切联结，导致了道德的要求（"如果你真的爱我……"）。性行为和关系当然是相互联系的，但它们也不像我们喜欢想象和喜欢拥有的那样，两者之间也并非如此紧密地结合在一起。同样，考虑到以下几点可能会有所帮助，伴侣双方在性偏好方面的差异不是通过爱人的塑造而实现的，因此至少在想象中，伴侣双方为彼此增加了悬念和不可预测性。

因此，从系统的角度来看，治疗性障碍的心理治疗实践以规范的功能范式为导向受到了批评，如马斯特斯和约翰逊（Masters & Johnson 1970）所开发的范式。这一范式指向人类性反应周期的标准，即不受干扰的、"自然"的性功能。克莱门特（Clement 2000）指出，所有实践性的性治疗方法都隐含地以此作为前提，即使考虑到系统方面，如夫妻动力（如阿伦特维茨和施密特［Arentewicz & Schmidt 1993］广泛使用的治疗手册）。但克莱门特认为，这些前提并不适合广泛领域的性方面的苦恼。对于没有经验的、受抑制的夫妻来访者，如在20世纪70年代可能仍然存在的性启蒙的作用和隐含的许可——允许自然的事件发生对许多"受抑制"的夫妻来说，可能仍然是有效的。如今性治疗师经常会遇到一些来访者，他们至少在性生活方面受到的启蒙和性经验与治疗师不相上下，但他们只是相互之间"不再有任何欲望"（至少是两人中的一人）。特别是经常出现的欲望障碍似乎用这种经典的说法不能充分解释。但是，同样对于其他功能障碍，不把其视为自然本能的障碍，而是看作性伴侣双方对分化和差异的恐惧所导致的，基于这种理念的方法似乎正是系统式方法的兴趣所

216

在。因为它使我们有可能更多地关注所抱怨的障碍的交流方面，并将伴侣双方在产生症状方面的（隐藏的）互动带到治疗对话的中心。

在史纳屈（Schnarch 1995）看来，长期关系中满意的性行为的基础在于伴侣的心理分化过程。他假设夫妻在关系的开始阶段，往往处在比较低的个体化水平，就进入了长期关系。情感上的融合和对挫折的容忍度低，使得面对亲近感到恐惧，面对距离也感到恐惧，从而促进了性功能障碍。这意味着人们可以认为，所抱怨的障碍对夫妻关系有减少恐惧的意义：他们已经找到了对他们两个人都安全的水平，"已知的不快乐比未知的快乐更好"。他们都在保护自己根深蒂固的描述，但同时也对他们性欲的差异产生了盲目性。因此，激励和促进对恐惧的容忍（而不是像许多经典的性治疗方法那样减少恐惧）和伴侣心理上的分化是系统式性治疗的核心目标。它围绕着将促使他们来寻求帮助的"我不能"的说法转向"我不想"（尤其是："我不想要你想要的东西，我想要别的东西！"），往往是后者导致了冲突。

217
▌去除障碍

勃兰登堡和克尔斯廷（Brandenburg & Kersting 2001）提供了一个很好的系统式性治疗的介绍，他们将其分为4个阶段：

1.通过循环提问或"交叉提问"的方式进行系统式的问题和资源分析

A先生，52岁，大约有3年的性功能问题，和他49岁的妻子一起来做治疗。

治疗师："A女士，您认为您丈夫对于目前的问题最大的苦恼是什么？"

A女士："我认为他很羞愧，他觉得自己不再像一个真正的男人。我认为，由于性的问题，我们不能像以前那样做爱，他也很怀念这一点。但这不是他的主要问题。他更多的是为其他事情所困扰。"

治疗师："谢谢您，A女士。"然后转向A先生："A先生，您认为您妻子最大的苦恼与您目前的问题有关吗？"

A先生痛苦并带有一丝愤怒地说道："这是完全清楚的！这基本上就是刚刚她自己说的。我不能再像以前那样为她提供性服务。是的，这是她的主要问题，她很怀念。"

治疗师："谢谢您，A先生。"然后继续转向A先生："您的妻子认为，您最大的问题是，您觉得自己不再像一个真正的男人。您妻子所认为的是否有道理？"

A先生点点头："是的，她是对的。"

治疗师："谢谢您，A先生。"——她转向A女士："A女士，您丈夫认为您最大的问题是性，您感到怀念，您觉得有道理吗？"

A女士："是的，这有一定的道理。这对我来说并不容易，但我们在这里公开谈论这件事很重要。我们从来没有真正谈过这个问题。是的，我怀念我们的性生活。但不只是做爱。已经一年多了，我的丈夫已经离我越来越远了。而这是我最大的问题，不是性。这也正是我所怀念的。但你不再碰我，你尽可能地回避我，我们根本不谈这个问题，我们越来越多地避开对方，这是我最大的悲哀。"

治疗师："谢谢您二位。我知道，要谈论这些非常亲昵的问题并不容易。我们任何人都没有学过该怎么做。你们在这里所做的，而且敢于这样做，可以这么说，以爱的名义，是很有勇气的，很清晰地显示出你们的关系对你们有多么重要。有趣的是，你们已经明确表示，问题不仅仅是关于性能力的丧失，A先生，就您而言，也是一种失去了阳刚之气的感觉。就你们二位而言，也是失去了彼此的联结和亲近感。"

通过循环问题，可以很好地将性的问题放进情境中。因为爱情（包括性爱）在很大程度上是由对所爱之人的现实建构的关注所滋养的。循环提问开启了以更无害的方式谈论这种亲密的性爱方面的现实建构的可能性，每个人都在猜测对方的缺陷体验、幻想和欲望。当这种有风险的信息被分享给对方时，夫妻关系中的信任会得到加强。承担了这种风险，就会创造一种从阳痿到有能力的转变，并使夫妻系统的交流变得有能力。在循环提问中经常会发现，伴侣一方对另一方的需求的了解远远 218

比他或她认为的要多。由此往往会在接触中产生一种新的亲近和温柔。往往会变得很明显的是，伴侣的行为也可以被看作相互考虑和保护彼此的表现——伴侣们不谈论对方的痛点，以保护他们的共同点（另参见 Clement 2004）。治疗师在此重点关注伴侣关于资源和能力的表述，通过询问确保这些内容被夫妻双方听到并记录。

2.对当前性行为的病史采集

在此重要的是：

- 询问性行为和性功能障碍的具体细节。几乎没有任何其他领域的病史收集会像性行为领域如此不精确，这常常导致不精确的诊断和不正确的治疗指征。此外，治疗师对性问题的公开和具体谈论发挥了为夫妻树立榜样的作用。

- 询问例外情况，即没有出现障碍的情况或阶段，没有出现任何可抱怨的理由。特别是在长期关系中的性障碍的情况下，这些几乎都可以找到，这会为分析解决方案提供一个步骤，可以激发希望和信心。

例子：

有性欲或唤起问题的患者："您具体会做些什么来使得自己的性欲被唤起？您的伴侣会做什么？您有时会刺激自己的阴蒂或乳头部位吗？您的伴侣是否有时会刺激这些部位，如果是的话，如何刺激？用手指，用嘴？您有自慰的经验吗？这对您的性快感有什么影响？当您感到兴奋的时候，您会湿润吗？您到目前为止有过哪些性高潮的体验？"

早泄患者："您是怎么估计的，从开始勃起到射精大概持续多久？您的阴茎可以插入吗？您在自慰时有什么不同吗？"

3. 探讨性功能障碍的意义或"好的理由"

通常情况下，性功能障碍可以在当前社会系统的背景下以及伴侣的关系史中作为解决问题的尝试得到理解和解释。可能的问题是："如果发生了奇迹，困难会在一夜之间消失，那么对于什么来说，这也许会令人感到一点儿遗憾？你们可能不再需要面对什么挑战，你们之间或许不再进行什么重要的争论?"

4. 结尾干预

在结尾干预中，一方面，向夫妻传达对他们在会谈中敢于做的事情的尊重和认可。另一方面，在会谈中对已经变得明显的资源加以强调。通常干预与一个建议联系在一起，即目前尚不要做出任何改变或者尝试任何一项任务。

对性欲缺失的系统治疗

史纳屈（Schnarch 1995）和克莱门特（例如Clement 2004）将伴侣关系中缺乏或丧失性欲和与权力和控制有关的议题联系起来：

- 性欲最低的人控制着性。性欲较高的伴侣采取性主动，而性欲较低的伴侣则决定何时以及是否发生性行为。
- 此外，欲望较低的一方会控制欲望强烈的性伴侣的自我价值感，因为他们常常把自我价值与性欲的满足联系起来。
- 欲望强烈的一方不断地把欲望低的一方置于一种境地：他不得不在对自己的忠诚和对伴侣关系的忠诚之间做出选择。   220

表14描述了一段对话，即在这样一种伴侣关系中，伴侣之间可能会暗中进行的对话。

表14   进步的（展现欲望）和退步的（展现缺乏欲望）立场之间的隐秘对话
（Clement 2001，S. 189）

进步的	想要我想要的东西。
退步的	我想要一些不同的东西。
进步的	我无法忍受你想要的东西与我想要的不同。
退步的	然后我通过失去欲望拯救自己。由此我接受了你对情欲的定义，并表明我在这个定义中是有障碍的。

（续表）

进步的	我感谢你接受我的定义，认可对我们双方都有效，因此我并不对你生气。
退步的	我很高兴你不认为我是恶意的，而是有障碍的。你感到正确，而我感到平静，因为你已经接受了我的拒绝。
进步的	我得到了定义的力量……
退步的	……而我得到了行为的力量。

　　由于两个伴侣之间的争端没有公开进行，他们都以这种妥协的形式去除了他们的分歧，以"你到底想怎么做？"的形式进行对话，这通常也不会带来任何新的性欲张力。患有性欲障碍的夫妻已经将自己纳入了一个共同的性爱场景中，在其中两人都是完全可以预测对方的。已知的和熟悉的东西已经淹没了未知的东西，以至于厌烦了。克莱门特（Clement 2000，2001，2004）在强调伴侣联结和性行为的不同动力中看到了一个解决方案。伴侣联结的力量恰恰来自可预测性，来自稳定、可靠、明确和持久的行为方式，这些行为创造了支持性的情感家园（信任感和归属感）。当它持续了很长时间，被体验为明确的和不能解除的时候，它就会变得更加强大，以及当它通过共同的生活史变得丰富时。另一方面，性行为和性欲的内在逻辑恰恰包含在对方的不可预测性中，在惊喜和模棱两可中，在对陌生人、在对他人的迷恋中。因此性行为没有融入夫妻关系中去，这可能作为治疗性对话的出发点，在伴侣双方在场的情况下探讨双方都被排除在共同的性行为之外的领域，但如果每个人都能看到自己的情况，构成他或她的性欲潜力，就一定能找到出路。每个人都有自己独特的性情，像指纹一样将他或她与其他所有人区分开来。与此相关的问题可以按如下的例子来提问：

- "您是否有兴趣了解您丈夫希望您的/他的性行为发生什么改变？"——"我已经知道了！"——"假设这可能是您还不知道的事情，是他迄今为止可能成功瞒着您的事情——您有兴趣知道吗？"
- "假设您的妻子爱上了另一个男人或甚至是一个女人，那会是一个什么样的人，有可能是像您这样的？还是会与您截然不同？估计她想和他/她尝试什么，她还没有和您尝试过的？"

- "假设您的妻子对您保留了一个色情的秘密，您猜测它会是什么？"
- "假设您突然有一股强烈的欲望，想和您的丈夫做爱，您会向他建议做一些您以前从未做过的事情。哪种建议最有可能让他感到害怕？"
- "如果我问您的妻子，她感到最刺激的情色经历是什么，您知道她会说什么吗？您认为她说的是和您发生的，还是和别人发生的？或者甚至对她来说可能即将来临？"

可以从两个方面有效地看待失去性快感的关系，这有助于软化僵化的观点：从伴侣关系的角度和从塑造性行为的各种其他的可能性。

- 来自伴侣依恋当中的性行为：性关系发生在一对爱侣的浪漫共识中。它是 222 对称的、对等的和亲密的（这种观点往往是无性欲问题的核心部分）。
- 来自超越伴侣依恋的性行为：外部关系，自慰、通奸、色情、使用性用具、多人之间的性行为、匿名性行为，全部形形色色的暴露狂、受虐狂、偷窥狂的性游戏种类。

当从这两个方面看待性行为时，性欲缺失往往就不复存在了。触及超越伴侣依恋的地带可能与风险相关，会引发伤害、威胁、焦虑以及产生厌恶。然而，触及这个地带也可以为发展提供动力，如果伴侣关系能够承受得住这样的扰动，并有效地整合这些冲动（Clement 1998）。

在系统式性治疗中，中立指的是对人们是想在有性或无性的情况下生活这个问题的中立。治疗师不应该是"性欲推动者"。还需要对相互冲突的性的愿望保持中立，例如"勇敢的、美妙的、体面的性"，以及对色情性行为的欲望也应保持中立的态度。对此治疗师的有帮助的做法是，清楚地意识到他们自己对性行为规范性的想法（例如"每周两次"、男上位等等）和性别角色的陈词滥调（女人是强调情感的，男人是性驱动的，等等）。考虑到中立可以很好地区分两个起始势态（Clement 1996）：

- **防御联盟**：其特点是关系非常亲密，但性生活相当不活跃，伴侣双方通过放弃自己的欲望来保护对方。另一个特点是内部边界相当弱，外部边界相当强。这里的中立意味着不站在性冒进的一面，而是以一种非评判性的方式来面对性行为不活跃和性活跃，并探讨这两种行为方式的优点和缺点。

- **性行为合谋**：在这里，伴侣一方承担有性趣进步的部分，另一方承担无性趣的退步部分。这种更具冲突性的性行为划分使得内部边界相当强烈，并有可能外部边界较弱。这里的中立意味着拒绝接受与伴侣其中一方组成联盟的邀请（例如，通过采用伴侣一方的声明："关系中有些问题……""这是一个泌尿系统的问题"，等等）。

来自系统式性治疗的练习

对此要列出练习有点棘手，因为如果没有一个值得信赖的治疗关系或没有在治疗对话中为练习的实施奠定基础，简单地给出练习，就如同给伟哥药片一样。所以至少应在以下方面加以考虑。我们从一个案例出发，男人想要更多的/不同的性互动，女人想要更少的或根本不想要。与他们两位已经事先就他们的动机沟通过了，即改变他们的性生活，即使这让他们感到害怕。

a）"可以想象的最小的冒犯和尽可能小的奉献"（Clement 2004）

两人都被要求，假设他们同意，到下次之前思考以下问题：

- 对丈夫来说，可以想象的最小的冒犯：他想做的事，他想采取的行动，他确信他的妻子对此不会接受的；
- 对妻子来说，尽可能小的奉献：一种有限的和足够小的性行为，是她可以参与其中的。

两人都需要把自己的想法写在一张纸上，不要给对方看。他们下次会谈时把纸条带过来。只有到那时才决定，是否要展示纸条，以及是否将该练习作为练习到下一次会谈之前尝试一下。

b）"理想的性爱场景"（Clement 2004）

适应证：最大限度地发挥伴侣的情欲差异

（页边码：223）

"想象一下，您被允许完全自私，不必考虑您的伴侣的需求。对于您需求的理想　224
的性爱体验，您最想付诸实践的过程是什么？写下您最想和谁在什么情况下做什么。
这不是关于您的感受，而是关于您的行动。当您写完后，把它封在一个信封里，下
一次会谈时带过来。在下一次会谈时您是否要打开信封由您决定。"对于伴侣："描绘
一下，您认为您的丈夫在这种情况下会把什么付诸行动。"

c）将性生活定义为一种婚姻义务（Retzer & Simon 1998）

当性行为被过度赋予意义并被高估时，作为这种高估的结果，往往在床上什么
都没有发生。在这种情况下，一种解决办法可能是将性生活定义为一种婚姻义务，
以赋予其作为关系测试的象征价值，作为一种以性兴奋的形式对关系的自发承诺：
"在下一次会谈之前，至少要有一次性生活。但不要自发地做，要提前三天决定什么
时候做爱。例如，如果你们想在星期天晚上做爱，你们必须在星期四达成协议。不
仅要决定在哪一天，还要决定具体的时间，要使用的技术，谁在上面，谁在下面，等
等。而且别忘了：您根本不需要体验到任何乐趣。这都是为了满足你们的婚姻责任。"

2.11　自杀危机——世界末日排在倒数第二[1]　　225

▌障碍概况

与前面十个章节针对成人的系统治疗不同，自杀在 ICD 中不是一种疾病。自杀行
为可以在各种其他疾病的背景下发生（如精神分裂症、抑郁症、压力反应）。自杀倾
向和自杀本身可以从两个角度来看：一个人的存在性的表达以及沟通和关系的定义。
因此，一方面，自杀行为可以被看作每个人潜在的可供选择的"最后的自由"，同
时，它可以从这样一个角度来看，这种行为可以被看作对一个或多个重要他人的强
烈的、非常激烈的传递信息的形式。根据评估哪个方面似乎更突出，也可以区分不

1　我们要感谢来自波鸿的心理学硕士卡琳·埃吉迪对本章节的贡献。

同形式的自杀倾向和自杀者（Sonneck 2000；Dorrmann 1991）。

- 在抑郁症的背景下，表达性特征可能更受关注。顺便说一下，有一个重要的预防规则：在重度抑郁症中，自杀的倾向通常是更少的，因为驱动力丧失。因此当出现初步改善时（例如，通过药物治疗）需要对自杀特别注意。

- 在这种背景下，还应该提到自杀的收支平衡，在其中一个人可以自己决定，即使什么都不再拥有了，还有什么值得为之而活下去。在此，治疗更多的是一起进行总结，并寻找意义的来源。多尔曼（Dorrmann 1991，S. 64）建议在这一点上，来访者与一位他/她从未想过要活到那个年纪的年长者约定，以听取他们在这一人生阶段的生活经验。此外，如果有严重的不治之症，而且这种疾病只可能带来痛苦的时光，也可以与之商讨自杀的收支平衡。

226

- 自杀倾向是基于一种完全不同的动力，其根源在于与他人强有力的关系，与这种关系联系在一起的想法是，给对方一个教训（"这会给他们留下深刻的记忆！"），或者人们想象自己死后会是什么样子（"看看你们是否会想我……"）（Hömmen 1989）。恰恰是在这里，无论是关于近在眼前的自杀倾向的交流还是已经发生的自杀尝试，会使家庭处于巨大的压力之下，里奇曼（Richman）称之为"受到威胁的家庭"（1986），并使整个家庭生活蒙上阴影。

- 当一个人短暂地完全脱离了对现实的共同描述时，必须对一种进展迅速的精神病阶段的自杀形式采取限制，这样的自杀行为是不被周围的人理解的，它们经常出人意料，毫无征兆。有时会选择特别奇怪的形式（自焚或与之类似的方式）。

- 从代际的角度来看，应考虑到一种可能的传承动力：有自杀倾向的人仿效一个家庭成员走向死亡。这种动力可以通过家谱图或直接询问早年去世的亲属发现迹象。这往往是为了处理幸存者的内疚感："如果我还能再多停留片刻，请对我温柔以待！"（例如，参见 Weber 1993；Vogtmeier 1990）

通常，一次自杀的尝试会从一种"自杀前综合征"发展而来（Ringel 1969），其特点是：感知范围和人际关系越来越狭窄（直到断绝联系），抑制的、指向自己的攻击行为和关于自杀的幻想。尤其是青少年和儿童会发出许多"警报信号"（Käsler-Heide 2003）。有自杀倾向的人经历了高度的难以克服的孤独感和对现实的隧道视线："对于手指被使劲关上的门夹住的人来说，世界上除了手指和痛苦，什么都没有了。同样，对于自杀者来说：痛苦构成了整个世界。除了痛苦，其他都不重要。"（Omer & Elizur 2003，S. 354）

在缺乏反思的反移情中，隔离可能会被报以攻击（Rausch 1996，2003）。当治疗 227 师或治疗团队中出现一种冷漠和不断排斥的情绪，甚至出现诸如"那就走吧！"这样的感受时，它应该被理解为一个警报信号。另一方面，这个话题常常引发治疗师强烈的焦虑感，其影响包括：

- 避免在会谈中提起这个话题（"盲点"）；
- 渴望推开来访者（例如："主要的是，它不是我的责任……"）；
- 根据治疗师的需求，而不是根据来访者的需求，商定一个不自杀协议。

在这种情况下，颂恩克（Sonneck）一共列出了在处理有自杀倾向的患者时八个常见错误（Sonneck 2000，S. 180），这也是系统式的方法必须要认真对待的：

- 忽视分离焦虑（例如休假、更换病房、出院）；
- 对挑衅采取个人行动（故意拒绝）；
- 参与患者的轻描淡写倾向（防御）；
- 片面强调攻击性的问题；
- 仓促和片面的自杀协议；
- 缺乏对导致自杀倾向的当前和可能的早期情况的探索；
- 过于快速地寻找积极变化的可能性（防御）；
- 使用自杀企图的内化分类法。

▎关系模式

对于大多数企图自杀的人来说，家庭发挥着主要作用（Lauterbach 1988）。家庭

关系经常被描述为紧密的和共生的（Ruf 2005）。一个成员成功的自杀导致了成员最
终离开了社会系统。他由此总是提出这样的问题：这个人对这个群体（家庭、工作
场所、朋友圈）有多重要，以及他（仍然）希望与这个群体有怎样的联系。此外，
自杀是一种特别戏剧化的死亡形式。它必然实现了强烈的抵抗，因为它触及了社会
禁忌。例如，在基督教传统中，它被视为一种罪过而从可允许的生活决定的范围内
被排除。法律上要求专业人员采取一切必要的措施来防止自杀，而当他们的来访者
自杀时，总是会调查他们的专业行为中与刑事责任相关的错误。如果自杀成功，他
就会在幸存者的个人和集体记忆中往往留下特别强烈、情感浓烈的痕迹，特别是内
疚感和自我怀疑的感觉，但也有愤怒。

打算或宣布的自杀事件使问题变得更加复杂：我想不想、能不能、该不该继续
属于这个社会系统？对自杀的交流会引发重新商讨，一个人希望如何被看待、被尊
重或被爱。这种沟通的公开性或隐秘性以及出发点往往决定了是否能成功地进行自
杀："我到底要不要告诉其他人？他们会不会说一些阻止我离开的话？或者接下来只
是确认了我赴死的决心？"

▌去除障碍

评估沟通的意义

在任何情况下，都应该从沟通的角度询问，例如，通过循环问题："假设您
的丈夫会再次这样做，但希望能被发现：您认为他想被谁发现，绝对不想被谁发
现？""假设这个尝试是某种抗议，您认为是针对什么？或者，如果它是一种呼救，
那么渴望得到的帮助会是什么？""您认为您的父母会为您/您的妹妹伤心多久？如果
自杀的尝试成功了，谁会悲痛得更久？"

在这种情况下，评估压力的大小以及自杀尝试的威胁在多大程度上成为家庭内
部纠纷的武器可能很重要。在这里，父母的在场可能会大大减少，因为他们由于害
怕可能出现的后果不敢再以父母的身份出现。那么对父母进行咨询就会有帮助，他
们如何在家庭中以一种降低冲突的方式行事，从而对无处不在的威胁进行非暴力抵

抗（Omer & von Schlippe 2004）。在任何情况下，特别是对青少年和年轻的成年人来说，家庭应该被包括在干预中。在这种情况下，尤其重要的是，要把一直存在于空间里的内疚感的问题提出来讨论，但同时要帮助参与者不要陷入内疚感之中。有时，这可以通过解决家庭中深刻的（往往是绝望的）爱来实现，例如，可以在想象中表达，在死亡中与其他人永远联结在一起，或者躲在强烈的愤怒背后，同时也传达出的信息是：你们对我来说是无限重要的。

共情和挑战

奥马尔和埃利苏尔（Elizur）在2003年提出了一种急性干预的方法：如何与威胁要跳下去的"屋顶上的人"交谈？他们的出发点是，假设在每个有自杀倾向的人身上都有几种声音，只要他还活着，在"内部议会"中就有多数人是支持活着的，即使这种支持非常微弱。如果治疗师过于热心并且站在劝说活下去的一方，这些声音可能会被淹没。相反，在危机干预中需要的是一种最初的深切理解和共情形式的加入，接受当事人的深层孤独，并将其镜映出来："我意识到你正处于一种可以被称为人类最深的痛苦的状态。你所遭受的痛苦是巨大的。对你来说，这是一种难以忍受的状况，人们根本无法继续生活下去……"（S. 365）参与的态度包括以适当的方式表达尊重和赞赏："……我必须承认，我开始对你的绝望、痛苦和无助感同身受，当我想到这一点时，我自己也变得悲观。"（S. 357）只有当帮助者已经完全加入了自杀者的经验世界，对他或她的绝望感同身受，并在离他们不远处与之同在，治疗师才赢得了转到挑战一方的权利："然而……也许我们不必保持如此悲观的态度……我也想为这些想法发出我的声音。"现在可以通过外化的方式（White & Epston 1990）把死亡拟人化："死亡最具有欺骗性的伎俩之一是，它使你被痛苦如此强烈地吸引，以至于其他一切都几乎停止了。死亡利用你的痛苦，使一切美好和重要的东西被愚弄了。你的朋友、你的父母和你的小妹妹在这个过程中被简单地抹去了。一个无尽的深渊在你和其他人之间张开。"（White & Epston 1990）这样一来，那些在当事人生活中有重要意义的人被重新引入，并尝试让当事人与他们重新建立联系。最后在一系列受催眠治疗影响的干预之后就可以进行一场面质："我想和你谈谈你不想听的事情。我想谈一谈如果你自杀，对于关心你在意你的人来说，将会发生什么：你的父母、你的姐妹、你的朋友。对他们来说，你的死亡将是无穷无尽的痛苦的开始。我们知道很多关于失去孩子的父母。他们永远无法跨越这个问题。而对于那些孩子自杀的父母来说，情况要糟糕得多。他们的生活变成了无尽的痛苦，直到他们生命的最后一刻。"（S.358）当然，共情和挑战的结合必须根据每个案例的特殊情况而设定，但这个双重步骤提供了一个很好的机会，有可能触及一个陷入绝望陷阱的人。作者强调，非常重要的是，在许多治疗师提供的共情基础上，同时传达一个明确的、具有挑战性的反自杀信息也是非常重要的。关于"内部议会"的比喻，对此起到一些令人非常放心的作用：没有必要彻底说服处于危机中的人要活下去，如果内心肯定生命的声音被如此程度地支持到了，那就足够了，以至于关于自杀的决定被议会否决（即使只是以微弱的多数获胜）。

231   处理该主题

公开谈论自杀意图可能会更有疗效，而且比许多非专业人士认为的风险要小。这从发现可能有自杀倾向的微小迹象开始，一直到谈论自杀成功后的假设的未来生活，以及回想起来，会对自杀本身如何评价。

顺便提及

当来访者在口头上提到可能的自杀冲动时（"有时我觉得活着一点儿意思也没有""有一天开车时我几乎不关心自己是否能绕过弯道""可惜，我早上又醒来了"），或者当治疗师相信来访者在受到威胁的情况下会试图自杀时，就会对如何解决和应对问题进行提问（Boxbücher & Egidi 2003；Dorrmann 1991）。建议尽快把这些觉察提出来，然而不是以戏剧化的方式，而是以一种随意的、正常化的方式："您说说，您是否曾经有过这样的想法，我现在可以彻底从生活中摆脱，并且自己要为此做些什么？"如果是对于那些具有非常注重规范的来访者，可以给他讲述其他案例："在这种情况下，人们总是有想结束自己生命的想法。您也熟悉这种想法吗?"

咨询和/或社会控制

如果自杀的意图被确认，可以探讨以前自杀想法的强度和确定性:"您已经有多少次想过这个问题?您有没有想过您会怎么做，在哪里做?您的考虑已经到什么程度了?是什么原因使您至今没有这么做?"通常情况下，也可以直接询问，当事人自己认为有多危险，往往会得到令人吃惊的确定性的回答。所有这些答案的强度给出了第一条线索，即:

- 是否有早期对关系的渴望，渴求可以接受他人的影响，这在自杀的交流中会变得清晰，或者是在长期的痛苦经历和对未来不抱任何希望之后表现出要做个自杀的收支平衡的倾向;

- 以及相应的咨询谈话是否可以充分预防(可能有门诊的安全措施)或是否有必要采取额外的社会控制措施(在家里或送入精神病院)。

在此重要的是，绝对不要对来访者的心理选择做出不必要的限制("您现在绝对要⋯⋯""您一定不能⋯⋯""您必须明确⋯⋯")，从而无意中把它们推入了某一个角落，在这个角落里，他产生了这样的感觉，要么他现在不能再采取必要的步骤，要么他一定做错了某些事情，现在已经无法挽回了。

不自杀协议

正如已经提到的，治疗师和来访者之间的不自杀协议应该是双方同意的，并应将重点放在来访者关切的问题上来制定。例如，在我们的一次后续会谈中，一位患者报告说，对他产生了决定性影响的是，当他拒绝了治疗师提出的建议后，治疗师并没有坚持:"如果您这么要求，我会在一切文件上签名，但是我会偷偷地收集药片!"多尔曼(Dorrmann 2003)建议在这种情况下对此只使用具有积极内涵的术语，如"协议""您对自己的承诺""自我的责任"。重要的是，在这里要留下尽可能多的选择自由，甚至要起草一份(书面)协议作为试验。这里越是把来访者作为一位合作伙伴，这个话题也就可以处理得越好，当然，这里的一个问题尤为关键，即自我指导的能力在多大程度上仍然存在，以及治疗责任是否需要控制性干预。但是，这不应该通过一份协议以自由的幻觉被掩盖。

世界末日排在倒数第二

在咨询过程中，世界末日排在倒数第二的隐喻为咨询提供了很好的经验，它源于来自海德堡的基督教牧师扬·贝因克（Jan Beinke）的一篇布道：世界末日发生了，自杀也发生了，但是在此之后，总有一些事情会继续下去。例如，自杀后，幸存者会做出反应，会举行葬礼。因此，可以与来访者进行一次把时间推移到自杀成功之后的旅程（根据Dorrmann 1991）："假设您现在离去并要结束自己的生命，您会怎么做？谁会找到您的尸体？他/她会有什么感觉？您的遗书会怎么写？当您死后，您希望被埋在哪里？您希望您的亲属埋葬您还是其他人？您认为谁会来参加您的葬礼？会播放什么音乐？当他们得到这个消息时，谁绝对不会哭？谁会落泪呢？您的妻子/丈夫/儿子在您死后十年会过得怎么样？他们是否还会想起您，如果是的话，会如何怀念您？如果这些人自己处于危机之中，他们会怎么做，他们是否更有可能效仿您的做法？您的孩子会向他们的朋友讲述关于父亲的什么故事？"

一种更加索解取向的在时间维度上工作的方法是时间线，由格拉贝（Grabbe 2003）在危机干预中对此方法做了详细的描述。

从天堂观看自己的葬礼

自杀的冲动越是表达对关系愿望的失望，自杀者就越有可能不再对实现愿望抱有希望。我们根据众所周知的汤姆·索亚的例子，邀请当事人在想象中扮演以下一连串的未来情景：

- 假设，来访者可以从天堂或其他地方观看他死后的场景：所看到的人们的反应是他生前所希望的吗？在事后观察到的这些反应会令他的决定更加坚定，还是更有可能会变得不确定？

- 假设，他更有可能在死后后悔自己的决定。因此，时光车轮再次倒转过来，这一次不是完成自杀，而只是写一封告别信（"亲爱的……我结束了自己的生命。最好的问候，你们的……"），然后在一个好朋友那里躲上三天，他的朋友会告诉他关于丧亲者的反应。那么结果会是什么？这样是否会有类似的好的效果？

- 如果是这样，那么就可以逐步实行进一步的、不那么戏剧化地解决问题的尝试，例如，向正确的收件人发送一封投诉信，也许在高级别援助的共同帮助下，可以"最终告诉他们一切"。   234

在一次（"不成功"）自杀尝试后醒来

如果已经尝试过自杀，并且只是或多或少地失败了，就会使情况更加戏剧化，但在某种程度上，因此也会更有希望。患者通常会被邀请到综合医院的解毒病房里，然后经常要在精神科病房里至少待上一段时间。在这里，家属的反应，如果有必要的话，他们的辅导可能是性命攸关的。我们来自青少年精神病学的经验显示：事后，家属来到病房的速度越快、来的人越多，他们表现得越关心，他们越是准备好承担自己的责任，青少年把这次自杀尝试作为他的最后一次尝试并且摆脱这种尝试的可能性就越大。为了实现这些目标，值得与父母、兄弟姐妹、朋友或老师进行咨询。鲁夫（Ruf 2005）建议提问："您想通过自杀的尝试达到什么目的？"要关注患者的责任和理由，因为大多数人都想摆脱难以忍受的痛苦，而不是达到一种虚无的状态（S. 111）。对此，接下来就可以通过一种索解取向的尝试寻找其他可能性，来实现减少痛苦的目标（另参见 Kuhn 2002）。

为失去亲人的家庭成员提供自杀的善后服务

如何支持他们以应对自杀留下的"遗产"？这在很大程度上取决于：

- 丧亲的家庭成员从自杀的方式、地点和时间点上为自己破译了哪些信息：

他们是否觉得对成员的死亡负有共同责任（同谋的），他们是否感到没有这个成员就很难继续生活下去；

- 自杀是否更有可能使不同的幸存者团结起来还是分裂；

235

- 他生前是否有什么话想说或猜测他会想些什么（"精神遗产"），他是带着自信还是自我怀疑在死后留下了这些，他的物质遗产更可能是财富还是债务。

对此，有两个案例：

> "他自杀的速度同样很快"——令人愤怒而悲伤的遗物
>
> 　一位有两个儿子的母亲对她14岁的大儿子感到力不从心，她认为他和他的父亲（精神病患者和酗酒者）一样，都是邪恶的和令人受累的人，这位女士在开始治疗前已经和她丈夫分居一年。男孩用尽全力抗议这种投射。两兄弟之间的关系有分歧，"好的那个"（年纪小的）会利用母亲对自己的偏爱。在半年多的4次会谈中，母亲成功地做到了再次把大儿子看作一种存在本身，具有他的魅力和能力；兄弟俩第一次再次结为兄弟轴。在相对平静的一年后（没有进行治疗会谈），这位离婚的丈夫和父亲在他们曾经共同居住的房子的阁楼上吊自杀。现在，母亲和大儿子之间的所有旧形象和争吵立即再次爆发出来（"就像他的父亲一样"），第二阶段的治疗开始了。这一阶段决定性的步骤是：

- 它合法地解释了母亲对自杀表现出与悲伤的儿子们完全不同的情绪反应（"用这样一个讨厌的烂摊子对付我！"）；

- 为母亲和儿子们分别设计不同的应对仪式，只有两个男孩而没有母亲在场，在一位叔叔的陪同下，来到了墓地父亲的墓前；

- 母亲由于报复心理和身心俱疲想要立刻开车撞向大树的冲动，需要被详细而平静地讨论，并寻找其他能够减少她的力不从心的方法。

　在4个月中又进行了3次会谈之后，治疗被顺利地结案（治疗师：约亨·施魏策）。

"没有父亲，这里的一切都无法再运行"——忧郁的辞世后留下的遗物

一个弟弟想为患有肾病的哥哥捐献一个肾脏。移植手术的前一天，两人的父亲从摩天大楼的楼顶上跳下丧生。移植被推迟了，但6个月后还是进行了移植。尽管在医学上取得了非常成功的结果，但却出现了两个最初令人无法理解的问题。一方面，两个儿子在职业发展方面没有任何进展；另一方面，捐赠者产生了自杀的想法。这导致他被送进精神病医院待了几个星期。

与两个儿子和他们的母亲进行的家庭会谈表明，父亲曾经非常"控制"家庭，特别是对这位比他小15岁的思维简单的母亲，并使他们3个人都相信，没有他，家里的一切都不能成功地运行——他们没有他就什么都干不成。这3个人都把这一点内化为一种深信不疑的信念。万不得已时，大儿子会部分地反叛，但也是半信半疑。在这一点上，引入了一个时间线，在时间轴上，3个人展望了一个灰色的、被幻想成没有前景的未来。

同时，治疗师和协同治疗师在一个治疗性说唱团的框架下让父亲的声音（来自过去）响起："没有我，你们什么都做不成"或"只有我才能做，你们做不到"——直到激发出了以替代性声音的形式出现的抵抗（"我能行！"）。我们以一种我们和家庭都认为适当的，但事实上非常具有挑衅性的结尾建议来结束这次会谈："我们想邀请你们在3周后再来，并想建议你们在那之前休息一下，我们想称之为'父亲纪念周'。我们建议你们在这段时间很少出门，仔细回忆父亲，把所有能让你们想起他的东西都拿出来——照片、磁带、录像带——并且思考：父亲想要什么？我们应该如何安排我们的生活？在这段时间里，你们每天一次一起念基督教的主祷文以纪念你们的父亲。你们需要故意不做任何新的计划，而是再一次强烈地悲伤，并且记住你们与父亲之间相关的一切。"

经过5次会谈和弟弟在一个疗养院的休养，两个年轻人都启动了一种新的（更谦虚，但更现实的）职业观点。母亲直到现在才真正参与到治疗性会谈中，她与协同治疗师进行了个体治疗（治疗师：约亨·施魏策）。

236

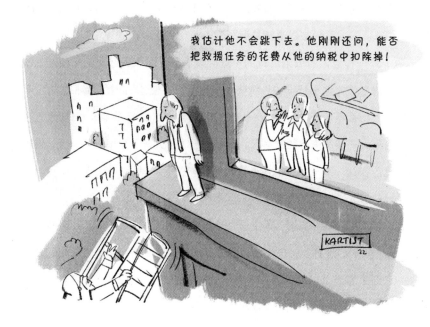

插图4

3　系统式儿童和青少年治疗

3.1 有利于儿童身心发展的治疗[1]

与儿童开展咨询会谈和治疗工作是一个特殊的挑战。儿童本身是否作为患者出现，或者他们是否因为一位成年患者而被纳入家庭治疗的会谈中，在此并不重要。困难在于如何与儿童进行交谈，以发展出一种合作关系（Grabbe 2001，2005，2006；Rotthaus 2001；Wilson 2003；Steiner & Berg 2005）。治疗师必须在平等的基础上工作，与他们的语言和表达方式相联系，并根据他们的年龄，考虑不同的接触方式和解决问题的方式。他必须使自己的语言与儿童的发展水平相适应，使用儿童式的表达方式，如运用游戏、幻想和角色扮演，并考虑到儿童大约从6至7岁开始，才能理解比较复杂的循环提问。早在20世纪70和80年代的时候，在家庭治疗中已经发展出大量与儿童一起工作的技术（阿克曼［Ackermann］、米纽琴、萨提亚［Satir］等）。然而，在更加注重认识论的家庭治疗形式的时代，这些见解暂时消失了。对此的批评（Vossler 2000；Lenz 2000，2001；Rotthaus 2001）很快被采纳，儿童在系统治疗中被重新发现。对游戏治疗的系统性理解（Pleyer 2001），以及稳固的对儿童友好的（Stern

---

1　我们感谢贝格海姆的威廉·罗特豪斯博士和梅勒的心理学硕士迈克尔·格拉贝，感谢他们对本章节的贡献。

2002）和与儿童合作的（Grabbe 2001, 2006；Wilson 2003；Steiner & Berg 2005）方法在系统式家庭治疗中当然一直存在，现在又重新回到了关注的中心。雷茨拉夫（Retzlaff 2002, 2005, 2006）充实而清晰地描述了以儿童为中心的系统式家庭治疗的一系列方法。

与儿童和青少年的合作

与儿童和青少年的系统治疗工作一定要包括与家庭或其他主要生活环境中的人共同会谈，但常常要通过与子系统（例如，索引来访者只与兄弟姐妹或亲密的朋友）的会谈，个体会谈或与同龄人的团体活动作为补充。以下几个方面对建立关系很有帮助[1]：

1.利用空间

就像成人坐在幼儿园的椅子上感到陌生一样，幼儿会发现摆成一圈的座位都是成人椅子，这并不是他们真正的世界。因此，在同一个房间里要提供成人区（如经典的座位区）和儿童区（通常是在地板上），并且在会谈当中，根据谈话的主题以一定的节律在两者之间切换。值得做的是，在一开始向儿童介绍这些房间，与他们一起探索房间（尤其有吸引力的是：摄像机和麦克风），尝试一些角落。从一开始，即在问候过程中，以及在问候之后，治疗师应该走到与儿童的眼睛相同的高度，对于较小的儿童要蹲下来。

2.针对儿童的建立联系的具体形式

通过中间人，如手偶（所谓的中间物），往往更容易接触到儿童，手偶代替成年人与儿童建立联系。有了它们，就可以开发出一整套系统式的可能性：用手偶可以举行一个反映小组，参与会谈的每个人都可以有自己的手偶。动物或游戏人物可以成为象征性的伙伴，可以作为支持者或保护者发挥作用（"你认为哪里是他的最佳位置，在你前面、在你旁边还是在你身后？"），并且对此可以进行直接或循环提问。房

1　汇编自海德堡海尔姆·史第尔林研究所和魏因海姆家庭治疗研究所的"系统式儿童和青少年心理治疗"课程。

间里的其他物品（灯泡、钥匙、红线、弹珠等）也可以为儿童和成人的某些明显的主题作为象征物，使之更容易跟上对话。这些物品也可以帮助打开"通往前语言空间的大门"（Heinl 1991）。同时，在本章接下来多次介绍的由怀特（White）和爱普司顿（Epston）发展出的外化技术，可以利用这些物品变得更加清楚明白：疾病、障碍、冲突由一个物体来象征，然后被放在房间里（"哮喘是在你旁边还是在妈妈旁边？"）或者可以被改变（"应该把它放在哪里最好？"）。它也可以被游戏式地移出房间（"如果它现在去度假离开了，你们之间会有什么不同？这会首先引起谁的注意？这个人会做什么或说什么？"）。

此外，隐喻性的故事和童话可以用来寻找与儿童接触的特殊途径，或者开发一种适合儿童的结尾评论的形式（用于编写这些故事的素材和结构参考Grabbe 2006）。时间线工作（Grabbe 2003）为儿童提供了可能性，使他们积极地、有感官体验地以及生动形象化地在空间里以资源取向、关注过去的和未来的解决方案的视角参与进来。

3.让人们了解基本规则

儿童和青少年"自己"不知道心理治疗如何发挥作用。几条基本规则有利于引导：每个人都有权参与、倾听、交谈。或者同样：什么都不说，堵住耳朵，看着窗外。每个人都会被治疗师时不时地询问他们的意见。大约16岁的青少年就会被问及，他们是否想被称呼为"你"还是"您"，称呼父母、继父母和祖父母是用他们的名字还是用一个功能性的称呼（"你是喊妈妈还是萨比娜？"）。

4."一个接一个"

在与儿童和青少年及其家庭的工作中，如果家庭由于一个或多个孩子作为"问题携带者"而来做治疗，那么谈话的顺序被证明是特别有效的。一次好的加入（系统治疗的一个核心时刻；参见von Schlippe & Schweitzer 1996）意味着，首先是与每个家庭成员建立轻松自在的联系，与他或她的自我价值感建立联系（Satir 1990）。如果显得合适，要先与儿童建立深入的联系，人们可以在一开始获得父母的许可，在初步介绍后，会谈从一个孩子或孩子们开始。在此几乎从来没有以问题，而是首先以生活状况（"你已经上学了吗?"）作为开始，然后是兴趣和能力（"你最喜欢做什么?"），然后是动机（"你究竟喜欢或不喜欢今天来这里?"），只有在最后才谈起问题。在这里，可以直接提出一个问题："你的父母告诉你什么了，关于他们今天想在这里做什么?"不过，如果孩子看起来有压力，合适的做法是可以问这样一个问题："你认为我们应该问谁，今天是什么风把你们吹来了?"这个问题使孩子很容易表现出合作，而不至于立即说出令他感到有压力的事。

5.给予选择的可能性：间接提供接触机会

有时，儿童或青少年会一起来，但会默默地或大声地拒绝交谈。接受这一点很重要："如果你不想说什么，你也可以在整个会谈中保持沉默。这样是可以的。"然后，要给儿童或青少年提供机会，能够跟随与父母以及如果有必要与兄弟姐妹进行的对话，对话应该尽可能有趣，而不是无数次重复早已熟知的令人讨厌的故事。这可以通过收集关于正在倾听的孩子的出乎意料的、少有的积极故事来帮助实现，循环提问父母关于孩子的隐藏的评论（"您估计莉娜会告诉我们她对父母的争论有何看法吗?"），或者讲述其他孩子在某些时候以意想不到的发展让父母感到惊讶的故事。这样可能但不是必然在某个时候导致儿童的"干涉"。

241

6.掌握孩子（家庭）的风格

通常情况下，治疗师会从自己的部分捕捉到她的来访者，特别是儿童说话的节奏和语调，并会在他们的呼吸节律或他们的风格和身体活动的速度上与他们"同步"，与他们产生"共振"。不可避免的是，她也会体验到她的来访者所处的部分情绪状态，并可以把它提出来（但往往只是在后面明确之后），最好是用第一人称（"我注意到，我有点悲伤，当我听到这个故事时。你/您、你们也有这样的感受吗?"）。基本上，治疗师应使用简单的、形象的语言，对幼儿要使用更加以行动为导向的语言；通常不允许使用绕三个圈的循环关系从句。如果治疗师能抓住年轻来访者的关键词，那些似乎有特殊意义的词语，就会使谈话更加容易，因为，经常被提及或带着很多情绪讲出来的话似乎突出强调了特别不同寻常之处，或是隐喻式地很好地刻画出了局势特点。

7.考虑到更短的注意力集中时长

在与小学年龄段的儿童一起工作时，人们通常只能在短暂的序列（10—20分钟）集中精力工作。然后要有时间变换媒介（例如，从谈话到绘画），转换房间的角落（从围坐成一圈到游戏角）或改变谈话对象（"现在我建议你继续完成这幅画，让我和你的父母再多说一会儿。如果你不想听，你也不需要听。"）。同样治疗会谈的间隔也应该比有青少年和／或成人的家庭更短，因为记忆消退得更快。

8.主题表演

通常情况下，儿童和青少年说得少，做得多。因此更容易的是，把家庭中有争议的话题更多的是表演而不是仅仅谈论出来。可以请一位青少年把"对什么都没兴趣"画出来。每晚为"谁睡在父母的床上"的问题所发生的冲突可以通过尝试在治疗室的一张大毯子上躺下来而被清楚地呈现，以及试着通过磋商尝试性地被解决（"请你依次试一试，首先你躺在父母中间，然后是外侧靠着母亲左边，最后是躺在外侧父亲的右边"）。治疗室的门可以被象征性地用来探索一个有学校恐怖症的孩子的焦虑程度，他要敢于和他的父母一起、与治疗师一起或者独自走出去，究竟需要获得什么支持，才能在外面多待一会儿。家庭中典型的短时争吵的场面可以在治疗室里上演，用摄像机记录下来，事后可以和家人一起在屏幕上观看（谁能制造出最好的轰动？如何制造，当他或她想这么做的时候？）。

系统式儿童和青少年治疗

这些例子清楚地呈现了罗特豪斯（Rotthaus 2001）所描述的系统式儿童和青少年治疗的特点：以系统的基本假设，一种系统观看待人以及相应的病因学概念为基础，促使系统式儿童和青少年治疗需要额外的发展心理学知识以及与此相联系的其他治疗技术和治疗媒介。此外，在此范围之外还需要具有相关的知识，如家庭如何适应孩子的不同发展阶段——特别是他们如何与不同年龄段的生病的孩子相处并确保他们的压力应对能力（Retzlaff et al. 2006）。这些知识和技术现在都是在专门的系统式儿童和青少年治疗的课程上被传授的，不仅在魏因海姆（Weinheim）的家庭治疗研究所，而且也在海德堡的海尔姆·史第尔林研究所，这里正是作者工作的地方。

　　邦尼（Bonney 2003）生动地描述了在儿童精神科门诊如何对儿童和青少年进行系统—家庭取向的工作。对于住院的系统式儿童和青少年治疗，施魏策（Schweitzer 1984）、罗特豪斯（Rotthaus 1990）、杜兰特（Durrant 1996）和2005年第3期的《系统治疗和咨询》杂志提供了许多建议和启发。关于系统式教育咨询和家庭咨询的建议可以在哈恩和穆勒（Hahn & Müller 1993）以及赞德和克诺尔（Zander & Knorr 2003）的文献中找到。

　　在方法上，为此不必重新发明车轮。结构式家庭治疗恰恰是在儿童和青少年治疗领域已经开发了许多行动取向的治疗方法（"活现"）（例如，Minuchin et al. 1967；Combrinck-Graham 1989）。埃里克森（Erickson）催眠疗法在集中注意力方面为儿童和青少年系统治疗提供了许多有趣的想法，对此姆罗琴等人（Mrochen et al. 2002）、霍尔茨和姆罗琴（Holtz & Mrochen 2005）以及霍尔茨等人（Holtz et al. 2002）的书中都做了介绍。在系统治疗和催眠治疗的重叠领域中，有以索解取向的治疗方法，对此沃格特·希尔曼和布尔（Vogt-Hillmann & Burr 1999，2002）以及施泰纳和博格（Steiner & Berg 2005）提供了一个很好的概述。另外，儿童心理剧和社会测量学（Pruckner 2006）中也有许多方法适合系统治疗，特别是由心理剧中产生的家庭雕塑（Schweitzer & Weber 1982；Kröger et al. 1984）。系统治疗与其他治疗流派，例如精神分析，以及行为治疗和以来访者为中心的儿童心理治疗方法之间的差异在《心理治疗对话》期刊的专题合集《儿童》中做了清楚的说明（Schweitzer & Retzlaff 2006）。最后，从家庭治疗和休闲娱乐教育的结合中也产生了很多好的想法（如Wanschura & Katschnig 1986）。

系统式父母教练

在这一点上，我们想简要地介绍一种方法，这种方法近几年来越来越流行。正如儿童在系统治疗中被"重新发现"一样，也只是直到最近才把注意力集中在父母身上，把他们看作特别需要支持的一对人，把他们强烈的无助感推到了中心（Pleyer 2003）。在系统式父母教练中（Tsirigotis et al. 2006；von Schlippe 2006）与父母一起以一种特殊的方式来处理孩子的障碍，通常孩子与治疗师没有直接接触。这里特别值得一提的是由两位著名的专业人士提出的概念：玛丽亚·阿尔茨（Maria Aarts）和哈伊姆·奥马尔。他们两位在非常不同的背景下工作。由哈伊姆·奥马尔创立，并在德国由阿里斯特·冯·施利佩推广闻名的父母在场概念，是把圣雄甘地和马丁·路德·金的非暴力抵抗思想融入日常育儿工作中。它为父母传达了一种理念和一些技巧，使他们能够在自己不成为专横者和控制者的情况下阻止孩子的自我伤害的、危险的和攻击性的行为方式。迄今为止，这方面最广泛的经验来自对有暴力行为的儿童的工作（Omer & von Schlippe 2002，2004；Omer et al. 2005；Ollefs & von Schlippe 2006；Lemme & Eberding 2006）。然而，令人鼓舞的是，对于那些被严重卷入孩子的强迫障碍的，父母和兄弟姐妹们再也看不到出路的家庭，针对他们的治疗工作也报道了家庭如何能够从中解放出来。在此，通过父母教练即使不能直接治疗疾病，也有助于积极影响家庭气氛（Omer 2003）。

由玛丽亚·阿尔茨创立的"马特梅奥"（Marte Meo）概念，帮助家长们借助由视频支持的发展咨询，以识别迄今为止未被充分利用的儿童和父母的互动技能，并系统地发展它们（Aarts 2002a；Hawellek & von Schlippe 2005）。这种咨询方法特别值得推荐使用的对象是有调节障碍的婴幼儿的父母，所以在下一章中也会提到其方法。

儿童时期的障碍

在ICD-10中，第F9项中的"通常起病于儿童和少年期的行为与情绪障碍"标题下共列出了31种障碍。此外，第F8项"心理发育障碍"标题下有22种不同的诊断。其中一些诊断的标题显然已经指明了社会系统中的互动过程。因此"局限于家庭的品行障碍"（F91.0）与那些"未社会化的品行障碍"（F91.1）和"社会化的品行障碍"（F91.2）是有区别的，以及在"特发于儿童的情绪障碍"方面（F93），"童年分离焦虑障碍"（F93.0）要区别于"同胞竞争障碍"（F93.3）。

在下文中，我们不是严格遵循ICD诊断系统，因为在治疗的日常实践中，多种疾病是相互关联的，例如拒学，这无法归入单一的ICD-10的类别。我们选择了一些疾病作为例子，这些是在实践中经常遇到的问题，而系统式的方法对这些问题已经显示出良好的解决方案。

在成人的系统治疗一章中已经描述的许多疾病有可能会在儿童或青少年时期已经首次发生（初始表现）。在这种情况下（例如，儿童期的抑郁症，青少年期的精神病和成瘾行为），我们已经在前文中讨论了儿童和青少年发病的特点。然而，有些疾病的特点是只发生在儿童和青少年时期，或从那时起病。那些想要有效地消除这些障碍的人应该要熟悉婴儿期、幼儿期和学龄期的家庭发展过程，以及它们的不同形式，及其风险和保护性因素（例如von Schlippe et al. 2001a）。关于儿童和青少年时期发育问题及其治疗方法的系统取向的全面的介绍，尤其是在教育学的背景下，特普曼和罗特豪斯（Trapmann & Rotthaus 2003）提供了儿童方面的以及罗特豪斯和特普曼（Rotthaus & Trapmann 2004）提供了针对青少年的文献资料。

如果您正在寻找根据ICD-10分类的与疾病相关的系统治疗书目，您可以在由斯皮特乔克·冯·布里斯基（Spitczok von Brisinski）精心准备的网页上找到它（http://www.systemisch.net/Literaturliste/_Start.htm）。

3.2 喂食、睡眠和哭闹障碍（调节障碍）——婴儿如何给父母发出信号[1]

▍障碍概况

婴儿的调节障碍是指一种按照年龄或发育来看，他们在一个或多个互动背景中

1　我们感谢柏林的安德烈亚斯·韦弗尔博士和海德堡的康索拉塔·蒂尔·邦尼博士对本章节的贡献。

的行为，如自我安抚、哭闹、睡眠、喂食或注意力的适应性调节方面存在异常的困　　**246**
难。据我们所知，在ICD-10中只有喂食障碍被列入第F98.2项。

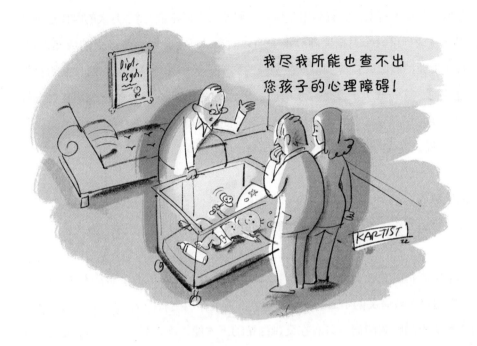

插图5

　　由于父母（有时是兄弟姐妹和邻居）一起经历这种调节障碍，对他们来说总是
很令人紧张的，他们往往伴随着压力或早期亲子关系的障碍（Fries 2000，2001；von　　**247**
Hofacker et al. 2003）。这些紊乱持续的时间越长，受影响的调节领域越多，母亲的社
会心理压力和心理问题就越严重（von Hofacker et al. 1996）。媒体在高度理想化父母
的基础上对父母的表现提出了很高的要求，尤其是母亲的形象（Levold 2002）也会越
发让年轻父母对自己提出夸大的要求，从而恰恰导致了焦虑和不安全感的形成，结
果会对凭借直觉的父母行为以及与孩子的关系产生不利的影响，从而对症状产生作
用："孩子房间里的幽灵"出现了（Fraiberg，引自Borke et al. 2005）。

哭闹障碍

一个健康的婴儿在出生后的头6个月里，没有任何明显的原因，出现癫痫发作样的无法止住的哭闹和不安发作（"3个月的绞痛"）。它们通常在出生后第二周左右开始，强度和频率不断增加，直到出生后第六周左右，通常会在3个月大的时候逐渐减轻，很少持续到第六个月。哭闹和不安的倾向在时间上伴随着生理上的成熟过程，并对每个婴儿的睡眠—觉醒调节产生消极的影响。哭闹和烦躁不安的阶段是否被认为是过度的，首先取决于父母对压力的主观感受。有3条原则也经常被用作客观标准：如果婴儿每天啼哭或非常烦躁不安的时间超过3小时，平均每周出现3天，并且至少持续3周，被认为是过度的（von Hofacker et al. 2003）。

睡眠障碍

在出生后的第一年，反复、短暂的夜间觉醒是生理性的。然而，大多数婴儿在出生后的头几个月内，无须父母的大力帮助就能获得再次入睡的能力。

睡眠障碍指的是在婴儿过了6个月后，如果没有父母的帮助，通常不能（重新）入睡。与过度哭泣有关的不成熟的睡眠—觉醒调节在出生后的头3个月并不会被认为是真正意义上的睡眠障碍。只有在父母的帮助下才能入睡，而且安抚需要超过30分钟，才被认为有入睡障碍。而连续睡眠障碍的情况是，孩子平均每晚醒来3次以上，每周至少有4个晚上，特别是在没有父母帮助的情况下，孩子不能再次入睡。

喂食障碍

暂时性的喂食问题在婴儿期很常见。只有当喂食互动在很长时间里——超过一个月的时间——被父母认为是有问题的，才能称为喂食障碍（von Hofacker et al. 2003）。如果喂食的时间平均超过45分钟，而且两次喂食的间隔时间少于两小时，从出生的第三个月以后被认为是喂食障碍的迹象。喂食障碍很常见，但不一定是父母和孩子之间互动问题的表现。这也可以在口腔—咽喉部位的不适或疼痛经历之后发生，例如在食道发炎、厌恶性喂食经历、严重呕吐或痛苦的检查之后。

患病率和病程

一般来说，调节障碍的患病率为5%—15%。对于六个月以下儿童的过度哭闹，根据不同的定义患病率在1.5%—11.9%（Reijneveld et al. 2001），喂食障碍根据严重程度为3%—25%。大约50%—70%的障碍会持续两到三年（Wolke et al. 2002）。

▌关系模式

249

婴儿研究提出了一个循环的观点，从这个观点来看，婴儿不仅被看作父母关注的被动接受者（或者，在消极的情况下，神经质的投射或不堪重负的派遣），而且是作为一个相当独立地塑造其关系的存在。出发点是对"有胜任力的婴儿"的观察（Dornes 1993）。婴儿可以非常积极地控制他们的父母或其他关系人。他们自己进一步的发育（包括他们的神经系统中正在形成的轴突和树突的数量）在很大程度上取决于，这些为建立关系发出的信号是否或如何被回应。除了其营养、照顾和保护的需要，婴儿需要情感上的安全感、激励和交流，力求认识到日常行为中的各种联系，体验自我效能感，以及探索他的社会和物质环境。在这里，婴儿需要互动伙伴，他们能够并且愿意陪伴、刺激和补偿性地支持儿童的行为调节和发展过程。父母具备这种"直觉的父母胜任力"（Papoušek 1996）。这使得他们能够与婴儿进行自发的、支持发展的对话（Hawellek 2005）。他们无意识地与婴幼儿的交流需求及能力联系在一起：在面部表情、姿势，特别是在说话方面，对孩子说话的速度要比平时慢，音调要高，用简单的词和重复的话，为孩子的反应留下停顿。在儿童方面，外观（儿童的图式）、目光接触和社交微笑是支持性因素。在父母方面，他们自己的自信心和自我价值感以及给予无条件的情感关注的能力被证明是关键因素（Fries 2001，S. 80 f.）。

从这个角度来看，儿童的发育水平与父母直觉性地对亲子之间的前语言调节的协调能力共同作用，共同塑造了一个复杂的——而且在好的情况下是迷人的——自组织的模式，正如影片记录的令人感动的成功的协调过程所显示的那样。同时，这种模式会被多种条件打乱。弗里兹（Fries 2001）描述了年轻的父母与婴儿的组合或

250

三人组合的特征性的风险状况：

- 在向父母身份过渡期间，社会孤立和缺乏情感支持系统；

- 对孩子的发育抱有不切实际的外部和自我期望；

- 怀孕期间的身体和社会心理压力；

- 狭小的居住条件；

- 冲突的父母关系；

- 在婴儿期和幼儿期的忽视和虐待；

- 父母的压力和障碍，如慢性抑郁症、力不从心和较低的自我价值感；

- 获得医疗、社会心理和教育支持服务的机会很少；

- 滥用酒精、药物或毒品的风险明显增加；

- 青少年的而且往往是单身母亲。

因此，某些生活环境会促使不安全的亲子关系成为儿童在其家庭中发育的一个独立风险因素。孩子过度哭闹引发父母的不适与抱怨使之感到不安，双方循环作用升级。有些婴儿"天生"很少有真正的清醒和满足，或是处于深度睡眠状态，有些婴儿对外界的刺激尤为敏感，较难调节他们的生物节律和行为状态（Papoušek 1984，1985）。婴儿行为调节发育成熟的大大延迟给父母带来了特殊的挑战。如果父母经常不能成功地安抚婴儿，他们直觉性的行为意愿就会受阻（Papoušek 1996）。父母的行为变得更加刻板，婴儿的信号更经常被忽视，并且游戏式的交流变得不那么频繁或者完全没有。父母经历了无力感、失败感，但也有愤怒感。这些反过来又加强了他们的内疚感。一种看似毫无原因的持续数周和数月的婴儿哭闹使父母的力量达到极限。愤怒和精疲力竭会形成一种爆炸性的混合情绪，这可能会导致父母"引爆他们的保险丝"：在婴儿期和幼儿期，哭闹是最常见的触发虐待的信号。幸运的是，在这个阶段的亲子关系也是非常具有可塑性的，也就是说，无论是恶性循环还是在积极的边界条件下都可以快速形成"天使光环"：幼儿很快就会原谅父母，并对父母的适当行为做出感激的反应（参见 Papoušek 2001；Hofmann-Witschi & Hofmann 2005）。

▌去除障碍

婴儿研究中的许多发现，特别是通过录像分析，以及依恋研究中的"陌生情境"实验——在这种情况下，幼儿按一定顺序与父母短暂分离，然后与父母团聚，观察他们的分离和团聚反应（Brisch 2001）——激发了不同流派的心理治疗师进行目前为止尚不普遍的早期阶段父母咨询：童年早期包括产前期、出生、婴儿期和幼儿期。在不同背景下，专业人员的工作是观察亲子互动，用录像记录全过程，并与父母共同观看其中的某些序列（录像反馈）。其中的二元和三元过程会运用依恋理论来分析（Suess 2001）。斯特恩（Stern 1998）在这种情况下提出了"新人群"：关系才是来访者，而不再是一个人。

录像反馈

视频技术的简便化和可及性使得越来越多的录像反馈概念产生，例如，慕尼黑的啼哭婴儿咨询（Papoušek 2001），莱比锡的婴幼儿父母咨询（Fries 2001），柏林夏里特（Charité）医院的婴幼儿咨询（Wiefel & Lehmkuhl 2006），海德堡（Thiel-Bonney et al. 2005）和奥斯纳布吕克的婴儿咨询（Borke et al. 2005）。

同样非常注重录像媒体工具的方法是根据玛丽亚·阿尔茨提出的"马特梅奥"概念（Aarts 2002a；Hawellek & von Schlippe 2005）。它建立在以自然发展促进互动的力量之上，这可以在每一次母子或亲子互动中至少在某种程度上观察到。出发点的基础是访问家庭住所并直接观察家庭的日常生活，然后对这些视频录像进行仔细评估。在一次回顾会谈上，父母会得到反馈，反馈是基于在视频中已经被明显观察到的资源的基础上进行的。选择视频场景的依据是，在其中可以发现基本的支持性沟通方式已经开始实施。西林豪斯－宾德等人（Sirringhaus-Bünder et al. 2001，S. 108 ff.）列出了在所有互补关系中促进发展的七个基本沟通要素，其中一个人为另一个人负责[1]：

252

---

1 这意味着该模式不限于与儿童一起工作，而是例如在患有痴呆症的老年病房和其他失去方向的人那里都适用。

1.成人是否确定孩子注意力的焦点在哪里？

这里围绕的问题是，母亲/父亲是否关注孩子注意力的焦点，并意识到孩子此刻和他们一起获得了哪些体验，哪些会引起孩子的注意。通过这种方式，成人可以了解到孩子的发展需要和支持需要。

2.成人是否去确认孩子注意力的焦点？

当以口头、准口头或非口头的方式给儿童传达体验："我告诉你，我看到了现在什么对你来说是很重要的。"那么这对孩子来说就是一个理解的信号，是共情的一个组成部分。

3.成人是否积极等待孩子如何对他/她做出回应？

成人的积极等待表明了他的兴趣，也是一种对回应的邀请。这可以保护孩子免受过度刺激，并帮助他/她做出连贯的反应。

4.成人是否命名正在发生的事件、经历和感受？他是否预测到可想而知的体验？

成人通过主动命名，用语言总结儿童、成人和其他参与人员的经验和行动，并将正在发生的事情与现在的、已经发生的和将要发生的事情联系起来。通过这种方式，孩子可以在社会期望结构的意义上发展出一幅内在地图——这是能力发展的一个重要前提，使之在社会空间里能够确定方向。

5.成人是否直接强化期望的行为？

对儿童发出的适当的交流信号立即做出回应，可以支持儿童发展适合当前社会状况的反应。与此同时获得经验："我所做的事情是受到尊重的；我被告知我可以做什么，而成年人认为重要的事情则得到加强。"在孩子缺乏关键信息之处，成人指出适当的机会，而不是发布禁令：期望的行为。

6.成人是否通过向孩子介绍人、物和现象，将孩子与世界联系起来？

支持发展的对话也促进了对世界的兴趣。成人积极地、有感情地向孩子介绍孩子感兴趣的现象："你看，狗的尾巴在摇动真有意思！"对人的介绍具有特殊的意义（"看，奶奶和爷爷来了……"）。这促进了社会意识，并为积极的社会行为提供了一个模式。

7.成人是否针对情境提供适当的开始和结束信号？

为了能够认识到一种情况的开始和结束，孩子需要明确的语言或非语言信号来标记这两者。这些信号使社会背景得以区分。它们标志着过渡，例如，从工作到游戏，或从朗读到上床睡觉。这样的标记给孩子提供了方向，并使其日常生活结构化，特别是在孩子行为散漫或混乱的时候。

斯特凡六个星期大的时候，被父母带到咨询处（奥斯纳布吕克婴儿咨询）。他似乎无缘无故地哭闹，并且父母不知道该怎么帮他。母亲非常疲惫，因为父亲由于工作原因经常不在家。她在尝试安慰自己孩子的过程中变得无助，动摇了她的自我价值感。在深入观察母亲和孩子以及父亲和孩子之间的互动时，可以注意到男孩经常以转移视线的方式做出反应，从而传递出他的父母难以识别的信号。父母倾向于过度刺激，以防止目前预期会不断出现的哭闹。他们每隔很短的时间就改变孩子的位置和玩具，频繁这么做对孩子的刺激过大了。例如，在视频中，人们可以看到父亲是如何将一只泰迪熊放在孩子头部的左边，仅仅几秒钟后，母亲就把玩具放在了他的右侧（"双重育儿"）。父母认为孩子的行为是故意针对他们的，并对其进行负面的解释。治疗师没有把父母的心理评价为一种投射，而是告诉父母，他们对此理解为父母疲惫不堪的表现。他们建议的第一个直接措施是让父母两个人更经常地交替照顾孩子，以便另一个人可以得到更多的休息。同时，这也是一项减少"双重育儿"的建议。

在会谈中，母亲描述了她感到自己什么事情都做不对。无论她对她的儿子做什么，想要安抚他，没有什么是正确的。这就是她从其他生活情境中认识到的感觉。在此，发出的信息也没有被理解为一个原因，而是作为父母和孩子一起陷入的恶性循环的一个组成部分。孩子转移视线、哭闹和烦躁不安、入睡时间很久等表现符合了母亲感到她做的每件事都错的体验，也使父母感到与孩子相处时陷入了压力。咨询的重点是在视频的帮助下观察互动情况。在一个所谓的静脸录像中，母亲被要求观察孩子几分钟，并解读其交流信号。在随后的视频反馈中，母

254

亲能够发现她的孩子具有哪些模仿和发声的能力，并且当给孩子提供机会的时候，孩子可以如何把他的能力展现出来。另外，当允许给孩子留出时间时，孩子会多么积极地对母亲发出的信息做出反应。父母双方都会回顾被挑选出来的视频序列，这些视频记录了他们如何成功地安抚自己的孩子，并且这样的成功并不复杂，只需要使他们建立联系的能力与他们的直觉育儿能力"相适合"。

洛桑（Lausanner）三方对话游戏和直接干预

在几十年来对家庭微观模式的观察基础上，来自洛桑家庭研究中心的菲瓦兹-德佩尔辛格和科布兹-瓦内里（Fivaz-Depeursinge & Corboz-Warnery 2001）发展出针对哭闹障碍和喂食障碍研究的一套非常具体的系统咨询实践，包括对儿科医生或家庭治疗师治疗工作的一次支持性的顾问咨询服务。其中儿科医生或家庭治疗师与父母和婴儿一起来到咨询室。首先父母给孩子喂食，治疗师和咨询师观察足够长的时间，直到能够详细发现一种特征性的关系模式，使得问题可以清晰地呈现出来。通常情况下，洛桑三方对话游戏分为四个步骤来进行：

1.母亲和孩子互动，父亲和辅导人员观看。

2.父亲和孩子互动，母亲观看。

255

3.父亲、母亲和孩子互动，辅导人员观看。

4.第三部分结束时，父母双方与孩子单独互动，辅导人员离开。

只有在完成这些半标准化的情景实验之后，治疗师和父母才可以向辅导人员报告他们的诉求和问题。这些问题在会谈结尾时将得到全面的回答，一方面共情所有参与者的努力并表达认可，另一方面明确指出制造问题的互动，但以积极的方式进行改释。这就为儿科医生或家庭治疗师和父母提供了很多进一步工作的材料。

观察和反馈往往还不足以让父母能够与他们的孩子进行更直接的接触。那么，"直接干预"可能会有帮助（Fivaz-Depeursinge & Corboz-Warnery 2001，S. 228 ff.）：辅导人员坐在母亲或父亲身边，扶着他/她的肩膀，微微摇晃，并坚持不懈地看着孩

子。父母中的这一方最后顺着辅导人员的目光方向看去，一段时间后，孩子也会响
应，并最终加强了两者之间的交流。

其他系统式工具：循环提问，例外提问，观察任务

韦弗尔和莱姆库尔（Wiefel & Lehmkuhl 2006）描述了系统思维如何能够在一次关
于哭闹、喂食和睡眠障碍的个体会谈的咨询过程中体现出来：

- 首先，对任务进行澄清，并对咨访关系在"抱怨者"和"顾客"关系之间
  做出评估。澄清转介的背景，与来访者商定与所有参与的帮助者之间保持
  透明，这是另一个基本的先决条件。

- 在治疗过程中至少有一次要邀请全家人参加。会谈时孩子总是要在场。家
  长被明确要求相应地调整他们的贡献。只与父母有关的话题（夫妻冲突、
  性行为、强烈的矛盾心理）被称为"那些问题"并被外包出去。然而，要
  明确地传达这些问题是存在的，并且可以在治疗师的帮助下克服。由此看   256
  来，与婴儿一起进行的咨询也是"无话不谈"。

这对 S. 夫妇报告说，他们五个月大的女儿克洛伊整天都在哭。即使在晚上，
这对年轻的父母也不得不多次起来安抚他们的女儿，她经常在被抱着很久之后才
因为疲惫而短暂地再次入睡。儿科医生的检查没有发现任何器质性的异常。父亲
与外公一起经营一家商业咨询公司，母亲在计算机行业工作，直到生孩子前不久
一直是企业老板。在这期间，她觉得自己做什么都是错的，克洛伊的问题都是她
造成的。儿科医生将她转诊到了特殊门诊。几个熟人和亲戚也同样陷入这样的想
法。母亲想知道孩子是否真的是正如儿科医生所说，她是完全健康的，或者她自
己是否是问题的根源。除了哭闹障碍外，还发现了一个问题，那就是克洛伊和她
的父母有不同的气质特征（=主导性主题）。作为管理人员，他们习惯于在职业
生活中的忙碌活动，而在一般的治疗框架下以及在观察到的互动背景中，小患者
的互补性的平静的基本态度是明显的，然而，这显然不能在家庭环境中表现出

来。在治疗过程中，空闲时间被特意留出来，并且专题的重点是非目标取向的反思。在克洛伊的案例中，游戏互动显示出父母双方都有非常强烈的刺激性行为。因为父母发现很难用等待和观察的态度来应对孩子较慢的节奏，并且他们误认为孩子因超负荷而产生的抵抗是一种邀请，因而为她提供更多出于好意的服务。这是一个在家庭中经常可以观察到的现象，在这些家庭中，强烈的成就心态往往加上较高的环境期望和不被承认的自尊问题，被发现是一个核心主题。此外，克洛伊需要作业治疗性的治疗，因为她对感官刺激，特别是触觉刺激的感知是受限的（Wiefel & Lehmkuhl 2006, S. 63 ff.）。

提出假设、循环提问技术、观察任务、恶化的提问和例外提问（参见 Borke et al. 2005）证明了它们在对婴儿的父母咨询中的价值，同样按照职责分工的方式进行结构性干预也是有效的（一天晚上由母亲负责安抚孩子，另一天晚上是父亲）。"谁睡在哪张床上？"这个问题的回答是用"兼而有之"的逻辑代替"非此即彼"，例如，孩子睡在自己的床上，但在父母的房间里。通常情况下，标准的干预措施是开出一张"父母之夜"的处方。"矛盾教练"（不要同时追求两种倾向，而是一个接一个）、"内部议会"和其他催眠的和想象的技术都可以运用。在某些情况下，家庭排列和雕塑会有帮助。总体来说，视觉化技术（时间轴或者非特异性的类别量表，如下列案例中所描述的）可以作为个别工具箱里的补充技术。

"非特异性模拟量表"被使用在克洛伊身上。父母被要求对每个家庭成员的气质水平进行评分，评分标准为0—10分，首先循环评价父母中的另一方。这使得在夫妻层面得出了关于彼此感知的有趣的推论。父亲最初对母亲的评价明显低于自己（父亲的评估是：母亲=6，父亲=9）。在第二个步骤中，他纠正了自己的评分，从"9"降到"7"，所以最后每个人对自己的评价都在6和7之间。在此显示出他们对女儿的明显曲解，其原本是比较迟钝的基本态度（从观察者的角度）被父母认为是敏捷和活泼的，并受到父母相应的对待（"8—9"，因此比他们自己高）。在这里，录像反馈很适合检验父母的觉察。需要提及的是，在评估中显然没有考虑到量表的下半部分（0—5），而家庭的全部活动都是在上半部分的领域展现。根据结果，父母被要求做出假设：在这个家庭中什么是重要的（"主导性主题"：成就）？把孩子评价为活泼的，这个评价有什么功能？如果克洛伊在现实中的表现与父母对她的评估不同，会发生什么？通过这种提问技术，对克洛伊个性发展的担心，特别是对被幻想出来的她的能力的担心变得很明显。通过建立对现实的适当参照，在此指的是对发育步骤的时间框架的参照，可以实现减少亲子关系紧张的效果。其中包括鼓励父母只期待克洛伊认得适合其年龄的玩具，并且只能玩不太复杂的歌唱游戏。据观察，在适当的指导下，孩子能够更好地将全部注意力放在父母提供的东西上。在6个月的时间里，对克洛伊和她的父母进行了6次治疗。最重要的步骤是减少成就期待以及在这方面建立一个更现实的认知。在最后，哭闹的症状已经完全停止。父母担心未来在设定边界方面会存在问题，但自此没有寻求进一步的治疗联系（Wiefel & Lehmkuhl 2006, S. 63 ff.）。

3.3 发育障碍：阅读拼写障碍，阿斯伯格综合征——独特的儿童[1]   258

ICD-10中发育障碍（F80）的定义分为两个非常不同的组别：特定性障碍和弥漫性障碍。

特定性发育障碍的分类（F81）包括语言、阅读、拼写、计算和运动技能方面的障碍，以及多个这样的技能领域。换句话说，在发育的早期阶段，正常的技能获得模式并没有实现。这并不能简单地解释为缺乏学习机会的结果，也不是单纯地由于   259 智能障碍或后天获得的脑损伤或疾病导致的结果，而是作为许多因素的相互作用。作为案例在本章节中我们选取了阅读拼写障碍。

---

1 我们要感谢西德尔斯布伦的教育学硕士梅希特希尔德·赖因哈德、菲尔森的英戈·斯皮特乔克·冯·布里斯基博士和海德堡的心理学硕士吕迪格·雷茨拉夫，感谢他们对本章节的贡献。

表15　特定性言语和语言发育障碍

F80　特定性言语和语言发育障碍

F80.0　特定性言语和构音障碍

F80.1　表达性语言障碍

F80.2　感受性语言障碍

F80.3　伴发癫痫的获得性失语

F80.8　其他言语和语言发育障碍

F80.9　言语和语言发育障碍，未特定

F81　特定性学校技能发育障碍

F81.0　特定性阅读障碍

F81.1　特定性拼写障碍

F81.2　特定性计算技能障碍

F81.3　混合性学校技能障碍

F81.8　其他学校技能发育障碍

F81.9　学校技能发育障碍，未特定

F82　特定性运动功能发育障碍

F83　综合性特定发育障碍

在ICD-10中，弥漫性发育障碍（F84）被认为是指那些在社会互动和交流模式方面存在质的偏差，并具有受限的、刻板的、重复性的兴趣和活动的保留剧目。这类障碍特别是包括孤独症谱系障碍；为此我们选择阿斯伯格综合征作为例子。

表16 弥漫性发育障碍

F84 弥漫性发育障碍

F84.0 童年孤独症

F84.1 不典型孤独症

F84.2 雷特综合征

F84.3 其他童年瓦解性障碍

F84.4 多动障碍伴发精神发育迟滞与刻板动作

F84.5 阿斯伯格综合征

F84.8 其他弥漫性发育障碍

F84.9 弥漫性发育障碍，未特定

3.3.1 阅读和拼写障碍

障碍概况

根据ICD-10，该障碍的主要特征是在阅读技能的发展方面有特定的和显著的损害，这种损害不能仅仅用发育年龄、视力问题或不适当的学校教育来解释。受损可能包括阅读理解、再认和朗读已经读过的词语的能力，最后是阅读技能所需的功能。在特定性阅读障碍的情况下，经常伴有拼写障碍。即使在阅读方面取得了进展，这些问题也往往持续存在。

260

在未经练习的听写和抄写文本时出现大量错误是阅读拼写障碍的表现。口头拼读字母和拼写字母、单词和句子方面的错误也会发生。大多数情况下，儿童会发现以结构化的方式理解口语有困难。往往看起来或听起来相似的字母经常被混淆，无法掌握拼写规则，也无法恰当地运用于新的内容。从所读的内容中很少能认识到关联性，有时无法从中得出结论。词语或词语的部分有时会被省略、替换、扭曲或添加。阅读速度通常低于平均水平。在阅读和朗读时，经常会出现启动困难、长时间的犹豫不决或串行。这可能会令人产生巨大的压力和痛苦，并且会由于长期的失败和环境中的负面反应而使压力和痛苦加剧（Trapmann & Rotthaus 2003；Esser 2002；Schulte-Körne 2002）。

患病率和病程

从国际研究的比较来看，阅读拼写障碍的患病率在所有儿童中的比例估计大约为4%—5%。然而在德国，症状的产生也在显著增加。在专业讨论中，部分技能障碍和阅读拼写障碍一样，被认为是除了不利的家庭社会化条件外，日后精神异常的最重要风险因素。从中期来看，根据目前的理论，如果不进行有针对性的干预，就必然要朝一个慢性化的过程发展。然而，哪些影响因素对中断模式和发挥帮助作用有效果仍然是不清楚的，而且存在很大争议。

诊断

261

根据ICD-10诊断标准，智商需要达到70分以上；受损的部分技能应低于一般智力值至少1.5—2的标准差。因此除了询问病史外，还需要进行多维智力测试，其中特别要关注非语言分量表。阅读和拼写能力是通过单独的测试来诊断的。这些只能是在小学第二个学年结束时进行可靠的标准化的测试。证明、成绩和教师评估都应包括在内。既往史中有重要意义的是，在最初的良好学习态度之后学习的动机显著下降。从医学上，需要排除神经系统疾病和视力、听力的损伤。

▌关系模式

患有特定性发育障碍的儿童的特殊情况是，单独某些方面的能力表现与其他方面出现偏移，表现出较高的水平。因此可能会导致在能力表现领域出现一种令人困惑的面貌，围绕着这些会发展出以提高成绩为目的的有问题的自组织模式，往往会使得症状加剧（Reinhard 2001）。教师和父母倾向于最初将成绩的下降看作缺乏动力的标志，并以贬低、惩罚和提高要求的方式做出反应。教师经常感到没有被孩子们认真对待，并受到家长的压力。学校的支持方案往往被证明是收效甚微的。因为儿童作为当事人很少会表现出他是那位希望做出改变的主要任务提出者，并且同样地，他们也很少在澄清任务的过程中，通过一个核心的提问"谁想从谁那里得到什么，在什么条件下？"，而在透明的和平等的基础上被邀请进来（Reinhard 2001）。例如：一位老师在补习班上非常坚决地要求一个有拼写困难的男孩检查一个句子，因为少写了一个"E"。这位三年级学生对此的回答是（Reinhard 2002）："您到底是怎么知道那里少了一个'E'啊，实际上我把它藏在了'D'后面！"

贝茨和布伦宁格（Betz & Breuninger 1998）设计了一个著名的学习障碍和技能障碍的发展模型。他们区分了环境变量、成绩变量和儿童的自我价值感变量。其中会形成三个恶性循环，它们会自我强化。环境变量，如父母的压力可导致儿童方面的补偿行为（例如，在其他方面寻求关注的行为）。这反过来又会导致父母压力的加剧——这是第一个循环。失败的表现会伤害自我价值感，并导致回避成绩的表现。这反过来又促使了进一步的失败，第二个循环就建立了。学习成绩差会导致父母方面对成绩的要求提高。由此产生的过度要求会导致接下来的学习成绩不佳，这是第三个恶性循环，就像其他两个一样，不依赖于初始条件而自我维持和强化（Green 1989）。

去除障碍

治疗工作的出发点可以是一种态度，即把部分技能障碍解释为另一种形式的"存在于世界的正确性"，正如赖因哈德（Reinhard）热情投入地写道："……然后我们可能不得不质疑自己作为所谓的专家和互动伙伴，并试图从'民族学'的另一种逻辑试图接近。"（Reinhard 2001，S. 407）对于他们来说，这些障碍在学习过程中对交流的困境起到了敏感的影响作用。虽然大多数支持的尝试都强调了内容层面，并将阅读拼写障碍作为他们的主要关注点，但那些当事人却几乎完全只在关系层面上做出反应。他们体验到错误取向和缺陷取向的支持服务，他们被评价为能力不足或是丧失自主性："如果你愿意，你可以在我的文本中用绿色标记正确的东西。但你只看到了错误——你无法忍受我，或者你试图贬低我！"必须通过提供资源取向和索解取向的支持来明确地打断当事人的这种通常根深蒂固的评估模式。

因此，过去应用于提高阅读和书写能力的纯培训方案往往被证明只在短时间内是成功的，而其他多专业的更加系统取向的服务——其中把受到影响的儿童有目标地看作平等的合作伙伴，在探索解决方案和学习策略的过程中认可并运用他们的能力，从长期来看显示出更有利的效果。此外，较新的培训项目强调了语音意识的重要性，并为字母策略和自体知识提供支持，这些被认为是有用的（Trapmann & Rotthaus 2003，S. 159）。

在为个人设计的治疗和支持服务框架内，可以区分不同的干预水平：

- 为孩子的**技能和能力的促进**提供校内和校外支持：具体的拼写方案、学习治疗；
- **在学校享受特殊待遇**，使得能够弥补孩子的劣势：免除拼写分数、时间津贴、口头测验、朗读任务、接纳特别援助；
- 家庭取向和**背景取向的措施**：父母咨询、父母教练、教师会谈。

在一种系统的方法中，这些不同的层面以行动取向的方式被联系起来，这就是为什么建立一个恰到好处的工作联盟以及一个明确的统一目标会成为一个核心要求。为此对转介背景以及合作结构进行核查是必不可少的，例如："究竟谁对改变某些东西最感兴趣？具体是什么？什么会由此变得不同？谁已经准备好为此做些什么？如果是这样，具体是什么？"如果没有透明的澄清，还有哪些其他帮助者或咨询师以何种方法参与了支持系统？竞争性的支持原则会导致当事人体验到忠诚冲突的增加，例如，"在家里和奶奶一起练习，但奶奶对治疗师不以为然"或偏离咨询概念的学校里的补习课程。在学习疗法方面缺乏进展，经常缺勤、逃避或动力不足以及症状的强化往往是重要的识别标志。因此，从这个角度来看，将背景考虑进来，特别是将父母纳入进来，是学习疗法的一个重要部分（Spitczok von Brisinski 2004）和去除障碍的可能方法。

在以这种方式设计的治疗过程中，往往会发现阅读拼写障碍可以被解释为一种与背景相关的解决方案的尝试。然而，这往往会产生高昂的代价。赖因哈德主张把部分技能障碍的症状改释为一种能够在一个不断变化的多元世界中找到更合适的学习条件的能力。根据她的观点，当事人用他们的症状为我们对语言的使用提出了质疑，并且检验我们是把语言作为一种真正的关系手段还是作为一种控制体系来使用，我们是躲在它后面还是把它作为表达我们自己的工具，因而提出开放的、非常规的、对话式的问题："无论我此刻如何做，我此刻做的我都认为是错误的。你能告诉我如何才能最好地与你打交道，让你真正体验到我的行为是一种支持？我一方面很想冷酷地告诉你，这个词是这样拼的，而不是那样拼的。但随后我内心的另一个声音立刻说：我怎么知道什么是正确和错误？你是否也知道，你的内心有不同的意见？"（Reinhard 2003，S. 305 ff.）

　　除了强调上述的重点，从系统的角度来看，通过使用专业的辅导或学习疗法来缓解亲子关系压力是可取的。对此，应鼓励所有参与者，特别是当事人本人这样做。如果儿童决定赞成这样做，那么他的父母或其他重要关系人对儿童表达出欣赏的关注和自豪感是至关重要的，会成为支持性的前提。对孩子的关注应该尽可能直接地、以过程和努力为取向地显示出来（参见Jansen & Streit 1992）。因此，皮萨尔斯基和米克雷（Pisarsky & Mickley 2005）以及米克雷和皮萨尔斯基（Mickley & Pisarsky 2006）建议向父母提供合适的阅读资料（"文献疗法"），并且也会在儿童精神科提供父母见面会，以使得在家中运用学习策略和练习变得容易。

　　为了实践这样一种资源取向的态度，为父母和儿童或青少年设立的共同教练团体被认为非常有用。其中，第一步，通过循环提问、反思性提问、恶化的提问和奇迹提问聚焦对优势的分析，然后再扩大和发展这些优势。在这个过程中，症状的外化和把症状物化，在去除障碍的意义上可以发挥特别的作用："你允许拼写障碍对你的生活和你的自我形象产生什么影响？如果你不再允许它，会有什么变化？"或："谁能以什么方式做出贡献，让拼写错误的魔鬼在你的生活中不再有那么大的权力？"

3.3.2 阿斯伯格综合征

▌ 障碍概况

这种综合征，以其第一位描述者阿斯伯格（Asperger）命名。属于孤独症谱系障碍中的一种，具有以下特点：

- 社会交往受损：在非语言行为方式方面，如眼神接触、面部表情、姿势和手势；在与同龄人建立和维持适合发展的关系方面；在自发地以同等的方式与他人分享快乐、兴趣或成功方面。

- 受限制的、重复的和刻板的行为模式、兴趣和活动。例如，广泛地专注于一个或多个兴趣领域；严格遵守特定的习惯或仪式；奇怪的、刻板的和重复的运动模式，如手或手指的弯曲或快速运动或整个身体的复杂运动。

- 在这种形式的孤独症中，没有明显的一般语言缺陷。例如，在2岁前就能说出个别单词，3岁可以运用句子交流，并且也没有智力低下（根据定义，智商分数在70以上）。

266　　运动发育可能延迟，运动模式可能显得笨拙。智力状况几乎总是非常混杂，通常语言能力位于非语言能力之上。通常情况下，还存在注意力障碍的情况，无论是否伴有或不伴有躁动，有时伴有攻击性爆发或挑衅性行为。往往还会出现恐惧和强迫行为，从青春期开始出现抑郁症状和自杀的想法。

患病率和病程

根据定义，学龄儿童的患病率估计从0.2%到1.1%不等（Remschmidt 2005；Spitczok von Brisinski 2003a），比早期儿童孤独症的发病率约高十倍。男孩受影响的人数比女孩更多。到目前为止，还没有系统的优质的病程研究。一般来说，他们离家的时间比其他青少年要晚。有些患有阿斯伯格综合征的人在事业上取得成功，有些人还建立了家庭，有些人则需要终生的支持。

▌关系模式

阿斯伯格综合征患者的家庭更有可能出现孤独症特征以及伴随或不伴随多动注意力缺陷障碍发生。有这种诊断的儿童和青少年通常不会主动安排与同学下午一起活动，同学也不会邀请他们。通常他们一开始在班上很受欢迎，但随着时间的推移，他们往往会陷入怪人的角色。由于社会交往受到损害，因此，成为欺凌受害者的风险增加。有人报道了阿斯伯格综合征患儿被霸凌的发生率增高（Spitczok von Brisinski 2005b）。

患有这种综合征的儿童的父母通常是孩子的优秀专家。根据多年的日常经验，他们非常清楚自己孩子的能力，以及何时对孩子来说要求过高。然而，不知道诊断的亲属、熟人和专业人士经常指责父母以错误的方式抚养孩子。由于大多数受影响的儿童和青少年都是通过交谈（有的甚至说得很多），至少会与成年人或明显年龄小得多的儿童建立联系，使得孤独症在很长一段时间内未被发现。甚至许多医生和心理学家对阿斯伯格综合征也知之甚少。往往只注意到儿童或青少年在某种程度上不太正常，当事人被他们的同龄人视为"古怪的"或怪人。在家里以及单独与成人和年幼的儿童接触，他们通常相处得比较好（Spitczok von Brisinski 2003b）。

▮ 去除障碍

迄今为止，有关阿斯伯格综合征治疗的现有文献主要集中在社会技能训练和行为管理方面；孤独症的系统式治疗仍然是一个开创性的领域。父母的参与被认为是不可缺少的（Attwood 2005；也参见 Aarts 2002b）。

孤独症患者使用大脑的其他区域与他人产生共情。他们似乎使用他们自己的逻辑思维，而不是社会智能。如果人们试图对他们的特别之处积极赋义，就会形成以下列表：

表17　阿斯伯格综合征患者的资源和改释（Spitczok von Brisinski 2003b）

- 个性化的、自己的风格
- 对某些事件和事实有极其长久的记忆
- 对一些主题很着迷，渴望收集大量的相关信息
- 非常有想象力
- 能够长时间地谈论喜欢的话题
- 对有规律的过程有积极的反应

267

- 从小就使用难懂的词汇
- 发表精准的评论
- 发现他人弱点的巨大能力
- 不追随任何时尚潮流

268　　　对于非孤独症患者来说，读出他人的思想是一种通过社会学习来完善的先天能力，但对孤独症患者来说，这是一种精神算术。他们不是凭直觉学习社会技能，而是通过有意识的（技术）规则和练习。因此，应向他们提供具体的帮助，通过角色扮演和反馈，可能还有视频：如何保持眼神接触，如何建立联系，如何开始、维持和结束对话或游戏，如何请人帮忙，认识到别人的感受并适当地表达出来，解释词语和身体语言并使之协调一致。然而，有孤独症问题的人发现很难将他们学到的东西从一种情况迁移到另一种情况。因此，他们不得不一次又一次地重新与世界打交道，而不能依靠他们所习惯的安全感（Spitczok von Brisinski 2003b）。

　　一个名叫查理的12岁男孩，在学校不听从老师的指示。他在学校和家里都表现出攻击性行为。他曾数次从学校和家里逃跑。他被送入儿童青少年精神病院进行住院治疗。尽管在"社会行为障碍"的工作诊断下进行了几周的治疗，但没有出现积极的变化。查理似乎拒绝听从指示，继续表现出攻击性行为。他曾数次逃跑。我们很难理解查理，很难发现他身上的资源，也很难推动他的行为改变。低水平的情感表达和他对独处的偏好导致了在孤独症方面的进一步具体探索。令人惊讶的是，在接下来的家庭治疗会谈中，父母询问查理是否患有孤独症。他们在电视上看到一个关于孤独症的节目，看到了许多相似之处。

　　诊断"阿斯伯格综合征"似乎很合适：可以观察到在许多非语言行为方面有明显的困难，如面部表情或调节社会互动的手势。查理没有成功地在同龄人群体中建立与其发展相适应的关系。他很少自发地寻求与他人分享快乐和共事。很少在社会和情感上与他人发生联系，他不断重复刻板的相对受限的行为模式。虽然他的语言功能普遍没有延迟，但他以一种非常特别的方式使用它。他不理解语言的细微差别。在运动方面，查理不灵活，很笨拙。认知方面，在他的自助技能以及适应新环境方面，除了社交能力差和缺乏好奇心之外，他没有突出的异常表现。

索解取向的系统方法与阿斯伯格综合征的诊断相结合，提出了许多干预的新思路。现在期待的变化主要是在行为方面，是对治疗团队和家庭的期望，而不是在查理的行为方面。这应该朝着使环境和查理的需求之间更好地适应去发展。由于查理在理解语言的细微差别和使用方面有困难，因此在口头指示中要尽可能做到特别清晰和务实。由于日常运作的变化使查理感到困惑，所以日常工作的自发变化被控制在最低限度，所有必要的改变都会至少提前一个小时通知他。会集中寻找他特别的兴趣和天赋，并且发现了令人鼓舞的能力：查理非常擅长烘烤饼干，喜欢布置桌子。

被ICD-10所培育出的期望，即阿斯伯格综合征的症状将长期持续下去，这并没有导致治疗性虚无主义，而是要有耐心。这有可能会减少期望带来的压力。这似乎是矛盾的作用。在治疗之初，曾有过许多改变的努力，但似乎没有什么变化。现在情况恰恰相反。查理理解社会和语言细微差别的能力提高了，而且他似乎可以更加灵活地处理各种情况。他对同龄人的兴趣越来越大。严重的社会冲突减少了，查理以更适当的方式管理这些冲突。家庭和其他人与查理的联结能力，以及查理与环境联结的能力明显得到了改善（治疗师：英戈·斯皮特乔克·冯·布里斯基）。

如果我们把查理和他的重要人物之间的关系看作多个自生系统（操作上是封闭的）的耦合，这种观点鼓励我们看到查理的这种本性和独特性，即使不讨人喜欢，但首先是符合他的结构并对他的生存有益。变化只有在符合查理的结构的条件下，才会成为可能。这需要家庭和治疗系统了解这种结构，欣赏它并使他们的干预措施适应它（Spitczok von Brisinski 1999）。

阿斯伯格综合征患者首先是个人主义者而不是团队工作者。福格尔（Vogel 2001,

S. 81）"把当事人的社会退缩放在积极的框架下看作做自己的激情表达。它是一种能够照顾自己的重要资源，并防止自己会不堪重负"。事实证明，使用计算机辅助教学和支持方法对孤独症儿童和青少年是成功的。一个重要的补充是自助措施，如特定的父母小组、自助小组和父母顾问。互联网上有很多关于阿斯伯格综合征的不错的网站和邮件列表（例如http://www.kinderpsychiater.org），对当事人、父母、教育者和治疗师都非常有用。英戈·斯皮特乔克·冯·布里斯基为阿斯伯格综合征的索解取向的系统治疗制定了以下指导原则：

表18 索解取向系统疗法治疗阿斯伯格综合征的各个方面

- 每个孩子都是不同的。干预措施应该是个性化的，其方式是充分考虑儿童及其环境（家庭、学校、同龄人群体）的独特需求和优势的概况。
- 首先，应询问儿童和他周围的人他们自己解决问题的主意和解决方法。
- 重要的是，父母要熟悉患有阿斯伯格综合征的儿童的普遍情况以及他们的孩子的个体情况。
- 重点应放在孤独症儿童和家长的良好的情绪感受上。
- 症状可以被理解为对系统中的一个或多个问题的目前的解决方案：

  例1：逃跑或社会退缩可以作为控制社会压力的一种解决方案。患有阿斯伯格综合征的人必须在他们的同龄人群体中应对比其他人更高的社会压力水平。对他们自我控制的能力有信心意味着，不是去压制逃跑或社会退缩，而是寻求更多社会接受的方式来控制社会压力。如果阿斯伯格综合征患者被允许比同龄人有更多的"社交休息时间"，那么他可能会感到更舒适，并且在他无法接受的情况下，可能就不需要那么多逃跑了。

  例2：患有阿斯伯格综合征的儿童，与他们的同龄人相比，往往更喜欢和年龄较小的孩子一起玩。这是有好处的。社会和运动的要求比与同龄儿童接触时要少。他们可以成功地与年幼的孩子竞争，这对他们的自信心有好处。他们留在训练中，不需要那么多的逃避。与同龄人的接触只应在该同龄人群体的成员对此有能力的情况下予以鼓励。

例3：患有阿斯伯格综合征的儿童经常表现出挑战性行为。这些行为方式不应该被看作是任性的或恶意的，而是作为孩子的能力或弱点。例如，能够发现和利用规则系统中的漏洞是一种优势，要去运用它而不是当作一种恶意。

- 既要注意容易掌握的情况，也要注意潜在的困难的情况。自我观察和自我评估应有助于提高自信心，扩大可管理的情况的数量。

- 在此，表达自己的感受和识别／命名他人的感受是一个重要的品质。它有助于命名和体验令人沮丧的或恐惧的经历和负面感受，以及令人喜悦的经历和积极的感受。

  例4：阿尔茨（Aarts 2002b）建议父母，在游戏情况下既要说出孤独症男孩的感受，如"现在你很高兴！""哦，你很失望！"，也要说出，例如，他妹妹的感受："看，现在她真的很伤心！"同时在他们的案例中，父母也学会了在儿子面前更清楚地展现自己。通过这种方式，男孩逐渐学会了哪些情感表达方式是他可以运用的，他如何能够清楚地解读其他人的信号，以及他最终如何与他人分享自己的快乐。[1]

- 可以通过补偿性策略来寻求解决已确定的弱点的方法。例如在运动感觉统合或视觉运动缺陷方面，可以通过心理运动、儿童运动治疗或作业治疗来支持儿童。

- 自我支持：尽管阿斯伯格综合征患儿经常将自己描述为隐居者，但他们往往希望在社会生活中有更多的活动。因此，应该提供机会（但不是压力），使得在以活动为导向的团体中的社会接触变得容易，例如在爱好俱乐部。在互联网上也可以与其他阿斯伯格综合征患者进行交流。

- 一系列问题只能非常缓慢地得到改变。因此，应冷静、耐心地对待事情，不要有太大的期望压力。

271

---

[1] 同时，根据阿尔茨的这部教学片所展示的视频互动分析的工作方式令人印象深刻。

272　**3.4 遗尿症和遗粪症——在正确的时间把东西释放出来**[1]

学习控制自己的排泄物对所有儿童来说是一个多年的过程。这个过程，有些人比他们的同龄人多花了许多年。在ICD-10中，第F98项包括遗尿症和遗粪症。

表19　非器质性遗尿症和遗粪症

F98.0　非器质性遗尿症

F98.00　仅夜尿症

F98.01　仅昼尿症

F98.02　遗尿症：夜尿和昼尿

F98.1　非器质性遗粪症

F98.10　括约肌控制能力发育不全

F98.11　正常的粪便排泄在不适当的地方，但有足够的括约肌控制

F98.12　排便时有非常稀的粪便，例如潴留时溢出性排便

3.4.1 遗尿症

▍ 障碍概况

遗尿症在ICD-10中被定性为一种疾病，其特征是白天和晚上不由自主地排尿，这在发育年龄段是不典型的，而且不是躯体疾病或泌尿系统的异常。遗尿症可能在出生时就存在，也可能在获得膀胱括约肌的控制能力一段时间后复发。只有在孩子出现以下情况时才会做出诊断：孩子5岁或以上（取决于定义），每月至少遗尿一次

1　我们要感谢菲尔森的英戈·斯皮特乔克·冯·布里斯基博士对本章节的贡献。

或每周两次，至少持续三个月。遗尿症有两个时间方面的标准是很重要的：

1. 孩子之前是否不遗尿？如果孩子从出生到现在从未有超过六个月是不尿湿的，称为原发性遗尿症。继发性遗尿症是指孩子在较长时间内一直保持干燥，并开始再次尿湿。继发性遗尿症多与其他心理冲突和障碍有关，一个常见的风险因素是受到威胁的或正在经历与父母分离。　273

2. 孩子是在白天遗尿还是在晚上遗尿？夜间遗尿症可能是一种受到环境调节的并由基因决定的中枢神经系统成熟障碍，这常常具有家族遗传性，并且不是通过父母的如厕训练造成的。这些儿童比其他儿童产生更多的尿液和更深的睡眠，床是湿的，而他们却没有感觉到。另一方面，日间遗尿则更多的是伴随着冲突和障碍的迹象。

遗尿可能是，但不一定绝对是，其他更严重疾病的伴随症状。孩子们经常故意尿床，当他们被忽视或被虐待，或处于其他情绪或社会冲突之中时（Trapmann & Rotthaus 2003；Wyschkon & Esser 2002）。

■ 关系模式

在已发表的案例研究中（如Wyschkon & Esser 2002），描述了一种关怀式的家庭氛围，有时也可能是一位过度投入的母亲和一位情感退缩的、在家庭中参与度不高的、几乎没有出现过的父亲，这在有遗尿情况的孩子的典型家庭中可以找到无处不在的细节。并不少见的情况是，父母中的一方和大家庭中的亲属自己在童年时期有过长期遗尿的经历。这些人往往认为没有必要进行治疗，因为他们自己在没有治疗的情况下已经不再出现遗尿。

齐埃雷普（Zierep 2003）区分了继发性夜尿症发展过程中的两种典型家庭情况及其意义。据此，一方面，遗尿症可能预示着一个亲职化的儿童发出不堪重负的信号，被看作面对这些过度的任务和责任使他无法顺利成长（参考案例）。另一方面，在　274未完成的分离过程中，可以表示孩子般的悲伤。除此之外，在夜间遗尿症的情况下，往往还存在担心班级旅行在外面过夜时同学们发现这件事，并取笑自己。日间遗尿症通常与尿液的气味有关，这使得孩子更容易成为一个局外人。

去除障碍

在许多情况下，建议结合不同的方法，家庭治疗会谈可以合用这些方法，但它们的性质与经典的家庭会谈不同。在许多情况下，在家庭动力方面建议运用催眠治疗方法（Märtens 1994；Mrochen et al. 2002）。例如，姆罗琴（Mrochen 2001）建议在家庭中与孩子交谈，从而让环境发挥"家庭中的心理化学过程的催化剂"的作用。特普曼和罗特豪斯（Trapmann & Rotthaus 2003，S. 122）在这个背景下提到了悖论提问的惊人效果，即每个人都有可能做什么来使遗尿更频繁地发生。同样令人惊讶的是，对于孩子从该症状中或从处理该症状中学到了什么的提问："你的哪些特点帮助你直到今天还能应对？"（Mrochen 2001，S. 101）通过这些提问接下来就可以对问题进行改释。

通过外化的方法可以隐喻，膀胱就像家庭中的一个成员，保持不受约束的关系：膀胱把母亲从床上拉起来，而且可能把父亲打发走，不是儿子或女儿，而是膀胱让母亲生气。第一次会谈通常是围绕着这个提问："我们必须找出膀胱的漏水与什么有关。有时你会在那里发现最疯狂的联系，这就是为什么我们必须首先调查这一点。"对此，我们尤其要探讨问题和背景之间的联系，而人只被当作不重要的功能载体或是一个有趣的难题中的元素。通过这种方式，就可以避免对个人的责备（Märtens 1994）。

家庭的第一项任务在于，推出一个日历，在上面标记重要的事件，如干的夜晚和湿的夜晚，以及父母当天采用的措施，父母和子女生活中的其他重要事件也被系统地列出来。这个日历在大约四个星期后被一起评估。如果发现有典型的润湿模式和保持干燥模式，就会通过干预措施进一步发展或阻止。如果找不到明确的模式，用一种悖论诊断可能是有用的：建议增加尿湿的次数（例如，不是一周两次而是三次，或者不是每晚一次而是每晚两次）。在此重要的是，要按照一定的规则来做，例如，通过指定尿湿的日子。该任务被明确宣布为一项实验。由于进行实验涉及失败的可能性，这就减少了成功的压力。孩子们常常说他们不能这样做，因为这违背了他们的感受，他们到这里来恰恰是为了学会不尿床。然而，要说服他们有帮助的做法是，这个实验只在有限的时间内执行。这项实验就像一个必要的外科手术，很痛苦，需要他们做出牺牲，但应不惜一切代价进行，以便每个人都能更好地理解尿湿与什么有关。这种症状处方的结果可能是尿床现象在短期内明显减少，或在长期内消失。在这种情况下，这种结果被认为是一种无法解释的治愈，需要暂时停止进一步的治疗，但仍然可以进行预防性的治疗预约。在大多数情况下，这样至少是会发现对排尿的控制力在提高。姆滕斯（Märtens）还使用包括所有家庭成员的恍惚状态诱导，以寻找症状与其他事件之间的联系。催眠治疗方法的更多例子参见姆罗琴等人（Mrochen et al. 2002，S. 124 ff.）。

齐埃雷普（Zierep 2003）报告了一个关于未完成的分离过程中的应对悲伤的治疗案例，是关于一位9岁的女孩，她4年来一直在夜里尿床，并伴随着噩梦的出现，女孩在梦中害怕与她的母亲分离。父母在她3岁时分开了。从那时起，父亲就没有直接联系了，但父亲经常给他的女儿寄送包裹，里面有礼物和照片。离婚一年后，母亲遇到了她的新伴侣，全家搬了3次家。与祖母的分离对女孩来说特别困难。在家庭治疗的框架下，分别与女孩进行了个体会谈、家庭会谈和夫妻会谈。治疗的一个重要目标在于，让女孩能够公开地对母亲表达对分离和丧失的恐惧。继父与她详细讨论了他对于收养她的想法。因此，两人之间的关系稳定了下来，因为她的归属问题现在得到了澄清。她被允许定期探望她的亲生父亲。遗尿明显减少了，她与母亲的关系得到了改善。

276

3.4.2 遗粪症

▌障碍概况

遗粪症在ICD-10中被描述为重复地自主或非自主地在不适合的地方排出正常或

几乎正常的粪便。儿童遗粪症也会长时间"掌权"（但不像遗尿症会持续那么久）。大约1.5%的8岁儿童有遗粪症。缓解率约为每年28%。男孩比女孩患病率高3到4倍。只有在下列情况下才会做出诊断：

- 当孩子4岁或以上时，
- 如果他无意或有意地排便，
- 每月至少有一次在不合适的地方排出，并持续了至少6个月。

当遗粪不能用身体疾病来充分解释，也并非由身体疾病引发时，人们就称之为遗粪症。遗粪症通常在白天发生，很少在晚上发生。在一些情况下，遗粪症会伴随着粪便在身体上或外部环境的涂抹。较少发生的是肛门操纵或自慰。遗粪症的后果对当事人来说通常是相当严重的，由于气味的困扰，往往会受到同伴的戏弄，甚至可能导致社会孤立。当事人可能会隐藏他们的脏衣服，例如出于羞耻感或为了避免负面的影响。

在此，也可以对原发性遗粪症（儿童从未有超过6个月的清洁）和继发性遗粪症进行有意义的区分（尽管ICD-10中没有规定）。继发性遗粪症，即遗粪在中断较长时间后重新出现。与遗尿症类似，继发性遗粪症更经常伴随着其他心理障碍和冲突，其中常常包括父母的分离。30%患有遗粪症的儿童伴有遗尿症，23%伴有注意缺陷多动障碍，43%伴有视觉运动整合能力发育迟缓。

关系模式

特别是在继发性遗粪症中，往往出现情绪障碍以及与之相关的亲子关系障碍和普遍的家庭冲突状况。这似乎也是一个巧合，因为父母离婚或分居，孩子们不再生活在他们原来的家庭中（Warnke & Wewetzer 2002）。

去除障碍

在与孩子们的接触中，重要的是要意识到这是一种症状，它常常使他们感到深深的羞耻，许多不成功的努力使他们士气低落（Trapman & Rotthaus 2003）。因此，所有缓解症状的尝试都会有帮助。例如，结合各种可以使用的治疗方案，根据怀特和爱普司顿（White & Epston 1990）的观点，如厕训练可以与振奋人心的外化方法相结合：遗粪被人格化了，它仿佛是一个恶霸或一个相当顽皮的家伙，它举止傲慢。儿童可以为这个典型人物选择一个名字。例如，怀特（White 1984）给它取名为"狡诈的便便制造者"（原文是：Sneaky Poo；详细描述参见 von Schlippe & Schweitzer 1996，S. 170 ff.）。

278

如厕训练

每餐后定期上厕所，即使没有便意。厕所的位置、空间和照明应与家庭进行讨论。一些儿童感到害怕和避免上厕所，是由于这些厕所灯光昏暗或通往厕所的道路光线比较暗。有意义的做法是检查一下年幼的儿童是否感到安全，当他们坐在马桶上的时候，有时有必要放置一个小脚凳，让他们可以把脚放在上面。父母可以允许孩子临时装饰厕所，如适合孩子想象力的图画。可以鼓励感到压力较大的父母一方帮助孩子设计、安排和摆放这些装饰品。

利用胃肠道反射

这种反射发生在进食或饮水之后，并产生排便的冲动。它在饭后20—30分钟内最强，最常发生在早晨起床后的第一个小时内，并且是在有温热饮料的帮助下。使用这种反射会增加孩子成功控制排便的机会。压力感较小的父母的一方可以作为一个"计时员"参与进来：每天一次，正好是饭后20分钟（最好是早餐），不要晚一秒或早一秒，他/她陪着孩子上厕所。然后，儿童应按照一个固定的时间坐在马桶上（根据年龄，30秒至5分钟，这个过程不应成为一种折磨）。计时是很重要的，为的是使任务结构化。计时员应坚持要求孩子在规定的时间后从厕所站起来，然而允许孩子可以立即回到厕所，如果他/她希望这样做。重要的是，该任务不具有惩罚的性质。

279

事故地图和急救地图

要求家庭成员在一张大纸上画出房屋和花园的地图，按比例绘制，并尽可能准确。然后，要给五个地方命名，在那里"狡诈的便便制造者最喜欢捣鬼"。现在要确定、绘制和测量通往厕所的最快路线。对障碍物、绕道和危险进行讨论，并制订应对这些障碍物的替代计划。最快的方法可能是通过窗户，在这种情况下，应该准备好一个小梯子。

对变化的警告

黑利（Haley 1973）报告了一个5岁男孩的案例，他从来没有接受过如厕训练，每天有很多次遗粪。除诊断外，以前没有接受过任何干预措施。在所述的策略性家庭治疗中，几乎不以症状为取向进行干预。核心方法是对进步的悖论式警告。

治疗师表现出善意的关心，如果孩子停止遗粪，家庭中会发生什么。在总共两次治疗后，其中治疗师没有与儿童一起工作，而主要是和这对夫妻一起工作，遗粪停止了。由于父亲的自发干预，母亲和孩子之间的过度参与关系得到了改变：一天晚上，他和孩子坐在一起，向他传达了这样的意思，如果他不在厕所里排便，就给他注射蓖麻油，直到他排便为止。黑利强调，对变化提出警告这样的方法对于敏感的、过度保护的中产阶级父母是有效的，但对低层家庭则无效。

索解取向的方法：多做已经成功的事情

夏皮罗和亨德森（Shapiro & Henderson 1992）发表了依据索解取向方法对兄妹两人进行的治疗，其中只有离婚后单身的父亲作为唯一有治疗动力的家庭成员前来参加治疗。

280

这名8岁的女孩自从父母分开后就出现了继发性遗粪症，13岁的哥哥有原发性遗粪症。治疗师们与系统中最积极的成员即离婚后单身的父亲一起工作，而他们从未见过孩子。父亲责怪自己忽视了孩子。他对奇迹提问的回答是，他将花更多的时间与他的儿子在一起，多玩，多拥抱。他的儿子也会注意到，他的父亲会对他说更多积极的事情。第一次会谈结束时的家庭作业是，要特别注意没有出现遗粪的情况。此外，要留意在父亲回答奇迹提问时提出的哪些方面变成了现实。

第一次治疗后，这个男孩已经有一个星期没有发生遗粪。父亲为他做了很多事情，并帮助他辅导家庭作业，更多地参与进来。这对他来说很困难，因为他的儿子不是一个简单的孩子。尽管如此，他最终还是享受了这一过程。在第二次治疗结束时，父亲得到的家庭作业是，做更多在第一次会谈中已经制定好的家庭作业。

第二次治疗后，儿子和女儿有一个星期没有遗粪。而且父亲还做了更多他认为需要做的事情，成为一个参与和在场的父亲。此外，他试图不把对妻子的愤怒转移到孩子身上。他不再觉得自己忽视了他的孩子们。在第三次会谈结束时，制定的家庭作业是，他和他的妻子以及两边的祖父母都需要注意，孩子们是否在他们面前出现遗粪。直到10天后举行的第四次会谈时，以及两个月后的电话回访中都了解到，之后两个孩子都没有再出现遗粪。

3.5 注意力缺陷障碍或多动性障碍——狂野小家伙们的栖息地[1]

▌障碍概况

在ICD-10中将多动性障碍（F90）理解为具有高度注意力不集中、过度活跃和不安的行为。它们的特点是发病年龄早，通常在出生后的头5年，在需要主动认知努力的活动中缺乏持续性，并倾向于从一种活动切换到另一种活动，却无法完成任何事情。多动的儿童往往表现为注意力不集中和冲动。他们不等待轮到自己，不断地站起来，在椅子上来回滑动，不断地进行某种运动。他们往往会发生意外，并经常因

281

---

1 我们要感谢菲尔森的英戈·斯皮特乔克·冯·布里斯基博士，以及贝格海姆的威廉·罗特豪斯博士，感谢他们为本章节的贡献。

违反规则而受到惩罚，更多的是由于无法集中注意力而非故意。他们与成年人的关系往往表现为很少克制，以至于到了没有分寸的程度。他们往往不受其他儿童欢迎，因此可能会被孤立（Trapmann & Rotthaus 2003）。然而，还有一种没有多动症的注意力缺陷障碍（"有A没有H"[1]）——"小梦想家"似乎迷失在思考中，不善于倾听，也没有注意到很多东西，并忘记了刚刚说过的话。

表20　多动性障碍

F90　多动性障碍

F90.0　活动与注意失调

F90.1　多动性品行障碍

F90.8　其他多动性障碍

F90.9　多动性障碍，末特定

其表现形式通常高度依赖于环境。大多数问题都发生在大的团体中要求具有较长时间的持续保持注意力的能力，例如，当学生必须在课堂上听讲或独立工作时。在一对一的接触中，以及在当事人擅长和觉得有趣的活动中（如电脑游戏），发生的问题较少。在新鲜的情况下，患者的异常往往表现得不明显。如果任务变得无趣，太容易或太难，分心的风险就会增加。如果家庭中本身就充满非常活泼甚至多动的生活方式，患有多动症的儿童可能只在学校里才被注意到多动，并且在医院/心理治疗机构门诊的相对短暂的接触中，儿童可能不会表现出明显的异常。

只有当出现一种明显的障碍，给患者和/或其社会环境带来相当大的痛苦时，才能诊断为"多动症"。在多动症中，异常表现通常在出生时就存在，但症状往往在儿

1　"注意力缺陷障碍或多动性障碍"的德文名称为Aufmerksamkeitsdefizit- oder hyperkinetische Störung，简称ADHS。——译注

童后期和青春期才变得明显。许多缺陷可以通过其他领域的资源得以补偿。而在那
些领域里可以为患有多动症的儿童提供一些好处，正如英戈·斯皮特乔克·冯·布   282
里斯基在下表中提出的资源和改释所示：

表21   注意力缺陷多动性障碍的资源和改释

• 很有力量，充满能量	• 对新印象开放
• 有活力的	• 敏感的
• 投入的	• 自发的
• 积极的	• 扣人心弦的创造
• 活泼的	• 不耿耿于怀
• 容易受到鼓舞	

病因研究

多动症的病因问题是激烈争论的主题，特别是由于注意力缺陷/多动性障碍是非
常异质性的，并且有一个非常个体化的发展过程（Linderkamp 1996）。如今人们通常
认为它是许多遗传和环境因素相互作用的结果。大量的可能因素及其组合是不容忽
视的。布兰道（Brandau 2004）汇编了目前讨论的关于ADHS的解释、假设和模型的
范围，并提出了一个令人印象深刻的清单：

- 神经生物学假设（代谢假设、额叶假设、激活不足和奖励缺失、过滤系统
  假设）

- 进化理论假设（反应延迟是进化的进步，石器时代的猎人和农民，多动症
  是对"坐和听文化"的适应性障碍）

- 关于"被压抑的游戏本能"的社会生物学假设

- 互动系统假设（病理化的社会恶性循环，ADHS和家庭互动，认知风格、沟
  通方式和系统过程之间的互动）

- 教育学概念（"小霸王"，没有适当的关于限制的教育）

- 建构主义概念：多动症是社会发明

283　　多动症热潮可以从社会科学和建构主义角度解释，体现在与文化有关的差异巨大的诊断流行的数字，以及所开出的大量标准药物麦迪芬（利他林®）的处方。在美国，多动症的诊断率从1990年的不到100万例上升到每年1 000万例。在德国，利他林的处方量在5年内增加了40倍（从1995年的70万片到1999年的3 100万片）。1998年，90%的利他林处方是在美国开出的（数据根据Hüther & Bonney 2002，S. 12 f.）。这些巨大的差异当然不能归因于类似的剧烈的神经生物学变化过程。

　　尽管如此，近年来，系统式的作者对ADHS诊断的接受程度已经发生了变化。在较早的出版物中，该诊断充其量被认为与治疗关系不大。多动症主要被看作儿童环境中的一种障碍的信号。诊断的风险在于会阻碍通往每个儿童及其生活状况的个性化的通道，而且这一风险被强调（例如福斯［Voß 1993］作为"反对诊断的倡导者"），并且尤其是报道了成功解除诊断的案例（例如Imber-Coppersmith 1982）。与此相反，在当今的系统工作中，当然也是在"科学界"的压力下，正在出现一种方法，对与背景相关的做出诊断的优点和缺点进行权衡（例如Spitczok von Brisinski 1999；Brandau et al. 2003；Brandau 2004；Schmela 2004）。这些作者的考虑是：接受ADHS的诊断不一定要导向一种贴上标签和自我实现预言的负面过程，也不一定要自动与药物治疗联系起来。根据不同的背景，这种诊断也可以是免除过错（"他不是故意这么做的"）、解决家庭内部的冲突（"我们接受如此"），因此有减轻压力的作用。

　　尽管如此，像其他任何诊断一样，我们把它看作一种描述，对此维特根斯坦的说法是适合的，即一切被描述的东西也可以以不同的方式被描述。我们从建构主义的观点出发，以中立的态度对待这一诊断，并在与儿童和父母的讨论中，研究这一诊断对什么有用以及它可以造成什么伤害。

284　　**患病率和病程**

　　患病率的数据差别很大，这取决于定义的准确性。在一项有代表性的家长调查中，估计在所有4—10岁的儿童中，有3%—10%的儿童有明显的核心症状。男孩的发病率是女孩的7倍（Döpfner et al. 2000；Döpfner 2002；Trapmann & Rotthaus 2003）。几乎三分之一的多动症儿童在成年后仍表现出符合该障碍的所有行为方式，总共有50%—80%的人仍然显示出其中的一些症状。在通常情况下，多动行为在青春期会消退，但冲动和不安的情绪不会消退。

关系模式

正如ADHS没有统一的病因一样，也没有统一的关系模式可以被描述。此外，这对已经有长期负担的家庭系统来说是一个很大的挑战。通常家庭已经经历了很长一段时间的高压力，孩子往往从婴儿期起就不"容易照顾"（估计有10%—29%的儿童；Fries 2001），约有60%有攻击性行为的儿童同时被诊断为注意力缺陷障碍和多动性障碍（Ratzke 2002）。多动症儿童的母亲报告更频繁地使用惩罚，情绪上更多消极的回应，更少积极的回应，更多的相互打断，以及其他家庭成员很少有机会施加影响（Saile 1997；Saile et al. 1999）。

克里斯塔基斯（Christakis）等人对2 623名儿童的令人印象深刻的研究结果也提供了多种多样的解释（2004），研究发现，儿童在1—3岁时看电视的时长与其7岁时的多动障碍发病率有很高的关联性。童年早期看电视是否是导致多动行为的原因（神经精神病学家斯皮策尔［Spitzer］肯定会做出肯定的回答），还是因为父母需要暂时的解脱，所以把已经表现出非常不安分的孩子更多地放在了电视机前？

关于问题原因的相互矛盾的观点是典型的。在克拉森和古德曼（Klasen & Goodman 2000）的调查中，患有ADHS的儿童的父母同意全科医生的观点，多动症往往与家庭或社会压力有关，但是原因的归属却相反：虽然全科医生认为家庭问题和父母难以应对暴躁的行为是导致孩子多动—不专心行为的原因，而父母则将家庭问题，诸如睡眠太少、社会隔离、伴侣问题、抑郁、焦虑和愤怒，解释为儿童多动症的后果。接受问卷调查的家长们认为，ADHS的诊断明显利大于弊——即使是那些主张替代性心理治疗并拒绝药物的家长也不例外。多动症的诊断让父母对孩子的

285

困难行为有了一个解释："我很高兴有了一个名字，并非像我想象的那样，我不是在和一个怪物打交道，他的行为是有原因的。所以我一直很担心的许多事情突然间都有了答案……"并使人感到解脱："就好像是一个巨大的重担从我的肩膀上移开了。"（Klasen & Goodman 2000，S. 200）

实际上，所有系统取向的治疗师发表的治疗ADHS的经验（Kilian 1989；Ludewig 1991；Kienle 1992；Saile 1997；Saile & Forse 2002；Bonney 2003；Spitczok von Brisinski 2005a；Brandau et al. 2003；Schmela 2004；Trapmann & Rotthaus 2003）描述了在多动症的情形中相似的初始条件，即在互动中被不断加强并变成"恶性循环"，但通过一些治疗性的努力也可以再次变成"天使循环"。仕美拉（Schmela 2004）用两幅图描述了如何在一个不安分的孩子和他不安全的母亲之间的一种波浪式运动中，逐渐形成了一种关系障碍。

在下文中，他描述了在一个循环中，母亲和女儿关于此刻自身发展出的感受和行为的意义和解释是如何决定的："当母亲认为自己失败了，觉得自己没有能力抚养女儿，并感到内疚，或者把过错归于安娜，认为她只是想惹恼自己，那么这种主观的解释就会给母女关系带来压力。然而，如果母亲将安娜的不安分视为一种特殊的活力，将她的兴趣视为一种警觉和对探究的渴望，那么她就有可能以一种完全不同的方式与之相处，并且可能也会以不同的方式对待她的女儿，这可能会对安娜的行为产生积极影响。"

去除障碍
对于父母的一个首要改释

可以说，这些孩子对他们的环境进行了严峻的考验。这意味着一个首要的改释，这可以让父母放心："儿童的烦躁不安……不是教育失败的结果；相反，这需要特殊的能力，使之与其恰当地相处。"（Baerwolff 2003，S. 112）一个孩子，当他向环境提出了特别的挑战，这并不意味着是"错误的"，而是需要特别有创造性的照顾者。一些父母从一开始就有更有利的先决条件来忍受家庭成员的某些行为，并在某些情况下对他们产生积极的影响。

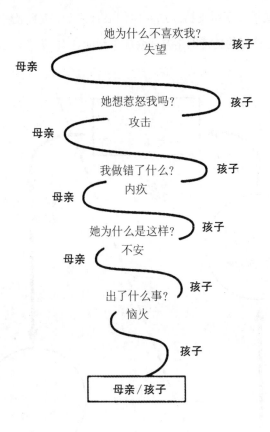

插图6　母亲和孩子之间的关系障碍作为一种波浪式的运动（Schmela 2004，S. 35）

有些父母是天生的天才——而另一些可以在治疗中发现他们是天生的天才　　287

自发地或在一种良好的父母教练的帮助下（Tsirigotis et al. 2006）为成功创造了前提条件，父母如何做到更容易容忍多动和注意力不集中的行为，并且尽管有各种压力，仍然可以为孩子设定良好的框架条件：

- 共同教育、合作良好的父母比起那些公开或隐蔽地相互争执的父母更轻松——夫妻咨询可以帮助他们。
- 单亲父母得到来自祖父母的支持，通过离异父母之间的良好合作以及通过新的伴侣或朋友获得支持，这对他们很有帮助。对此治疗师和父母教练在建立和保持良好的支持网络方面会提供帮助。

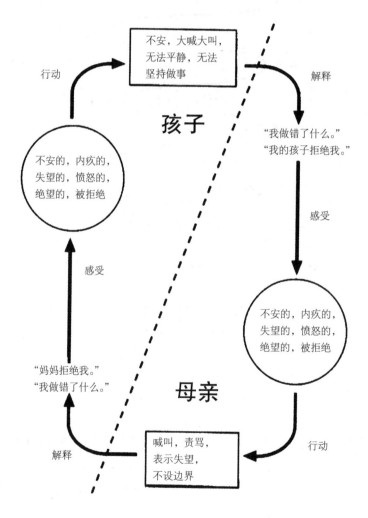

插图7　母亲和孩子之间关系障碍的一个循环圈（Schmela 2004, S. 36）

- 充足的家庭时间储备和父母的在场，使得我们有可能以更大的耐心提供通常需要的更密集的指导和监督——对此父母教练可以提供帮助。 288

- 一个对自己足够满意的父母自我概念使之更容易以更加冷静和沉着的心态设定边界，并减少情绪激动和冲动爆发。在治疗上，在此运用说唱团技术和时间线的工作可以帮助减轻父母的担忧和自我责备（相关案例参见 Schweitzer 2006）。

- 在教育方面，对儿童已经能够知道和理解的内容进行现实的评估有助于父母做出决定，在电视、录像、电脑方面，但也包括社会接触，多少刺激输入或刺激隔离对孩子有好处；孩子在何时在哪些方面已经能够自行决定，以及应该为他们的游戏和自由的渴望提供多大的空间。通常情况下，在不利的时刻，人们期望有太多的服从和纪律，然而这样一来，首先孩子的不安会增加，然后他们会做出抵抗。 289

一个关于改释诊断的隐喻

对于诊断的社会影响以及任何后续的药物治疗至关重要的是，两者被嵌入怎样的社会建构过程中。有帮助的比喻是：承认、欣赏和命名个体的差异，而不是简单地解释为一方是好的，另一方是坏的。一个这样的比喻是猎人和农民在进化的历史上被锚定的区别。它同样代表了一种改释："多动症的核心症状描述了……以前的优势被颠覆了，在过去的狩猎时代很重要的优势是迅速冲动地准备好应对当前的威胁，而到了当今则是在一个复杂的、日益快速变化的世界中反思性地解决问题的技能。"（Moll & Rothenberger 2001）比猎人隐喻更灵活的也许是游牧者隐喻（Brandau et al. 2003）：正如游牧者抵制被迫定居生活，患有多动症的儿童抵制"久坐"的约束，即在学校里必须连续坐着听讲几个小时或是在幼儿园里围成一个圈坐着。第三个比喻是赛车（Nemetschek 2000）：快速、狂野，但有时也是危险的、濒危的、难以刹车的。这辆赛车虽然有很大马力，但可惜的是"它的刹车却像一辆小的、脆弱的儿童自行车，而且汽化器有时也会阻塞和喷火"。内梅切克（Nemetschek）为父母提供培训，让父母成为汽车机械师，以便他们能够"安全和正确地制动"许多马力。在进一步的课程中，他又把治疗室变成了一个赛车场。在这里，多动的孩子先是在赛道上大汗淋漓，父母扶着他的腿一次又一次地刹车，然后在吊杆上放松，并在空挡下换上挡位（躺在垫子上）。这种练习需要多次重复并且也应该由孩子和父母每天在家里以游戏的方式进行，每次20分钟。

寻找例外情况和共同时间

恶性循环的一个组成部分是一种特定的组织认知的方式：对符合规则的行为有不同的看法，并赋予不同的权重（"又是你……！""从来没有……"），而不符合规则的行为则被忽视，甚至是赋予负面的含义（"他这么做只是为了得到一些甜头！"）。有目的地布置任务，为例外情况命名或者在没有回忆出例外的情况下寻找例外情况，都是有帮助的。在系统式父母教练方面（Tsirigotis et al. 2006）对此有很多报道，父母在他们自己做出和解姿态后，才意识到他们的孩子实际上也一直在反复提出这样的提议（Omer & von Schlippe 2004）。

同样重要的是，要确保共同的轻松的相处时光。因为当关系紧张时，为数不多的美好时光往往也被打断（"既然他有这样的行为，我为什么还要迁就他？"）。确保积极活动的时间，与孩子一起做一些对于双方来说都感兴趣的和愉快的事情，并且与此同时，孩子可以感受到成人对自己的兴趣，这些可以明显地支持治疗的发展过程（参见 Trapmann & Rotthaus 2003）。

处理失望的工作

经过漫长的疗程和许多失败的治疗建议，一项治愈失望的工作（Omer & von Schlippe 2004）可能会受欢迎，这可以帮助父母与情况的局限性和治疗全能性的边界相协调，争取实现现实的目标，同时也要注意被抱怨行为的积极方面。有时这种关于失望的工作可以促使与父母达成共识，即他们不再想改变孩子，而"只是"为了学习，每个人如何能够借此足够好地生活。那么就能够以更有区别的方式来考虑，在什么时候和什么地方，以什么程度的控制是必要的，以及什么时候、什么地方和什么程度的活动、创造力和冲动是可能的、适当的甚至是期望的。

住院家庭治疗的工作步骤

291

基里安（Kilian 1989）在施瓦扎克（Schwarzach）神经儿科的案例研究中描述了以米兰—海德堡模式为取向的家庭治疗程序，它首先为此创造了前提条件，使得在那里接受治疗的儿童能够参与（日间）临床治疗，并得到大量的运动教学法和促进感官整合的方法的支持。尽管智力低下，在视觉感知和记忆能力方面有许多缺陷，但孩子逐渐可以做到，注意力的时长从1分钟提高到90分钟。这里总结了基里安的有趣案例中的家庭治疗部分：

> 快7岁的阿恩因其明显的注意力不集中、运动性不安和攻击性行为而使其家人感到绝望。他在幼儿园已经变得"令人无法忍受"。经过两年多的大规模的收效甚微的门诊作业治疗后，阿恩确实在治疗时间跑了出去，跑到了街上，最后被送进了一家神经儿科医院进行日间护理。与父母的第一次会面清晰地显示了家庭中的极端紧张氛围：父母相互侮辱，无法就入学或延期入学达成共同决定。很快，祖父母的作用就体现出来了。在他们的倡议下，阿恩被释放了，治疗也停止了。随后是几周的治疗休息期，直到母亲开始新的治疗。现在，一些重要的事情已经发生了变化：阿恩突然变得平静了，从父母共同决定推迟男孩的入学时间那天起。
>
> 在进一步的治疗过程中，多动和安静的治疗阶段经常交替出现：当祖父母和母亲之间的意见分歧增加时，阿恩也变得更加焦躁不安。当把他与同龄人的成绩相比较，更清楚地看到自己的缺陷时，他也会变得更加焦躁不安。住院治疗的重点同时放在多重感知缺陷和家庭紧张关系。

第一次家庭会谈是关于归责的问题。父亲指责母亲，她的忙碌和冲动是原因所在。然而，母亲则归因为阿恩的感知障碍。归责的问题变成了斗争的工具。这对父母已经越来越疏远，双方都感到痛苦，现在只是为了3个孩子才在一起。鉴于母亲的冲动，父亲觉得自己有义务成为平静的一端，经常忍气吞声，患有胃病。接下来，两个重要的背景事实变得清晰。母亲表示自从阿恩出生后，才有了这么多的忙碌。家里的第一个孩子出生后10周因婴儿猝死综合征夭折了，每个人都担心这可能会在阿恩身上再次发生。现在他成了被人焦急关注的"王储"。此后，阿恩一直是祖父母的宠儿，他们为3岁、5岁和7岁的孩子提供经济支持和经常性的照料帮助。但与此同时，他们简直是强加于人的帮助，在许多事情上进行干预。渐渐地阿恩被母亲用来作为对付祖父母的高压手段。如果和平宁静，就允许他去看望祖父母；如果有争吵，就不让他去。

292　　　　基里安现在提出了阿恩多动症的许多"有用的副作用"。阿恩"如此难缠"的事实使他更容易接受祖父母的帮助而不失面子。多动症分散了父母对其关系痛苦的注意力。反之，它给祖父母提供了他们获得参与其中的道德上的正当理由。阿恩将自己从各项成绩表现能力不足的痛苦经历中解救出来，并获得了大量的自由空间，他可以在其中发挥自己的作用与成人对抗。对阿恩和他的多动症的关注，最终使弟弟妹妹免于也被卷入代际之间的争吵。在与父母进行准备性会谈后，与父母和祖父母进行了会谈。随后，父亲越来越多地将祖父母排除在治疗和家庭生活之外，以及祖父母自己也拒绝进一步地提供帮助，由此逐渐实现了拉开距离。这种联盟的变化极大地提高了父母对彼此的满意度，他们报告说，他们彼此之间可以如此相互理解已经很多年没有过了。与此过程平行的是，阿恩在医院里大胆尝试许多以前被他回避的要求。他现在的反应是，当他完成不了某些事情时，他的反应是悲伤的，而不是过度活跃的，甚至他对摆在他面前的学校要求表达了一种现实的怀疑态度。他成功地做到了将自己的注意力从1分钟提高到90分钟，他能够独自坐在一张桌子旁，在一片嘈杂声中做自己的事。治疗结束3个月后，第一次随访发现这种情况依然存在。入学后，他的多动症再次发作，但现在仅限于在学校，而在家里和与他的玩伴在一起时，他很平静，并表现出了很好的社会融入（Kilian 1989, S. 92）。

门诊（儿童精神病学）家庭治疗的工作步骤

邦尼（Bonney 2002），一位从事系统治疗的儿童神经病学家和儿童精神病学家，描述了在儿童和青少年精神科门诊治疗实践中，对ADHS情况进行系统治疗的一系列的治疗组件。他们结合一般的系统治疗原则，对诊断进行了仔细精确的限定和重新定义，并且重新发现更多的非语言的养育方式，此外，还伴随着重新发现被认为已经失去的父母胜任力：

1. 通过**背景分析**，澄清对新陈代谢、过敏、营养和遗传方面的影响的观念（"您如何向自己解释这种行为的原因？"），以及关于其认为的慢性化和固定化的观点（"您对这个问题能够被解决抱有多大的希望？"）。他建议，鉴于迄今为止仍然存在躯体相关的理论科学上的不确定性，人们必须仔细鉴别诊断区分差异。

2. **鉴别诊断分析**：ADHS不是什么。他与父母一起考虑是否有其他可以用药物或心理干预来治疗的障碍。

3. **问题定义**：重要的是，在父母与孩子迄今为止共同积累的经验的基础上，尽快商定一个一致同意的共同的对问题的定义。

4. **言语和语言发展的记录**：回顾过去，人们经常会报道对早期语言习得的发现，这导致父母依靠一种单纯的言语的教育方式，而忘记了成功的非语言方式，特别是触觉控制的经验。

5. **探讨多动行为的例外情况**：仔细询问，这些孩子什么时候出现例外，特别能集中注意力或安静地坐着，以及在这些情况下什么有助于激励他们的动机，有助于形成一种更有希望的氛围。

6. **改释**：邦尼首选的去标签的提议"情绪化的人没有耳朵，更喜欢活动"，为那些"不愿意听"的"不听话"的儿童，打开了更多合作的机会。

7. **修改后的沟通顺序**：邦尼建议，在第一次治疗中，治疗师应反复仔细地调整剂量，但不要宣布，用手轻轻地触摸孩子，从而产生一种自发的凝视反应（看着治疗师）使之注意力集中（在治疗师身上），中断运动性的活动，有目的地倾听（听）谈话。只有在那时，她才会对孩子讲话，而孩子往往更愿意回应谈话。当父母注意到孩子的这种反应变化时，要向父母解释："你们是否还记得，当您的孩子还是小幼儿时，您是如何吸引他（她）的注意力的吗？"在接下来的十天里，父母应该每天这样重复几次。

8. **讨论家庭冲突势态**：只有在首先谈论父母有能力的良好经验之后，再谈到父母通常的养育方式，两个人之间在养育方式上可能存在的差异、可能存在的夫妻冲突，才是有意义的。

9. **家庭之外的冲突状况**：现在也可以特别邀请老师或幼儿园老师参加会谈，听取他们的抱怨，如果他们愿意的话，可以向他们提供信息和指导（参见步骤1至7）。

交互式家庭大脑疗法

基于神经元可塑性的概念，即通过训练过程对大脑形态产生影响的可能性，玛西亚·斯特恩（Marcia Stern 2002）开发了一种针对多动症并且同时也伴有学习障碍的儿童的家庭治疗形式，我们可以将其描述为互式家庭大脑疗法（斯特恩本人并不这样称呼）。在家庭会谈中，她对参与问题系统的成员"非常个体化的大脑"明确提出了一个联合诊断，以及例如这个男孩的大脑如何与母亲的大脑整合——为了发明对儿童友好的干预措施（例如，表示停止的红色纸质交通灯），通过这种方法那些不耐烦的、过度活跃的和相互批评的负面增强的循环就可以被打断。

针对多动症的系统治疗、催眠治疗和行为治疗的整合

仕美拉（Schmela 2004）在他的书《来自烦躁不安和来自菲利普》（*Vom Zappeln und vom Phillip*）中描述了家庭治疗、催眠治疗和行为治疗方法的整合。他的目标是

使用"以症状为中心的方法",包括详细的心理诊断、药物治疗、心理教育和培训程序,以提供精心为儿童量身定做的适合儿童需要的小步骤和细致的干预。并且通过"催眠系统式方法",他试图发现家庭中有用的东西,即已经存在的东西,通过改释赋予异常现象一种新的意义,使用创造性的技术与迄今为止儿童及其家庭尚未使用的资源链接,并且通过任务澄清和背景澄清在此确保与家庭和其他帮助者的一种良好合作,而这并非一蹴而就水到渠成。仕美拉的观察表"儿童和青少年的优势"不仅询问了未受到ADHS现象影响的能力。而且在"弱点——以不同方式看待"的标题下,它还邀请教育工作者和家长对所抱怨的问题行为方式发展出自己的改释:它们是否也可以被看作优势?它们有意义吗?它们是否也可以作为生存策略而发挥作用?当时在德国被广泛推广的(主要是行为治疗的)多普勒(Döpfner et al. 2002)的ADHS治疗项目THOP,除了其非常注重培训取向的理念外,还在许多不同的要点中包含了系统式的工作方法,即以仕美拉为代表的理论。

家庭小组

为了让家中有不安分、过度活跃和不专心的家庭成员的家庭通过跨家庭的学习项目摆脱孤立,亨内克(Hennecke et al. 2000)在柏林尝试了一个家庭团体项目"多动症企业学习家庭"。7个情况各异的家庭在18个月中参加了由3位家庭治疗师和一位特殊教育学家主持的6次为期两天的研讨会和总共7次单独的家庭会谈。此外,在每两次研讨会间歇期间,2到3个家庭会在没有治疗师的参与下碰面。这种密集的程序在极为不同的组合中使包括治疗师在内的其他许多人能够感同身受地体验各个家庭成员的痛苦。同时,这些家庭可以相互介绍和讨论他们的解决策略,从而形成跨家庭相互教练的帮助关系,并且有时女性和男性也可以借助活动在团结中体验他们不同的应对方式。

药物治疗

与其他许多在儿童和青少年时期发病的精神疾病的治疗不同,多动症的药物治疗在公众中扮演着有争议的角色，但在国内和国际治疗指南中却发挥着突出的作用。在系统取向的儿童精神病学家当中也存在着争议，有人指出可能的长期有害影响（Hüther & Bonney 2002），或声明科学上有据可查的高效率和低副作用（Spitczok von Brisinski 2004a）。相关人士如专业人士的高度的媒体关注度和兴奋度所导致的一种说法是，在儿童时期服用哌醋甲酯可能在以后会导致帕金森综合征（Hüther & Bonney 2002）。反对的立场认为，既往关于兴奋剂长期治疗的结果没有显示任何负面的长期影响（Resch & Rothenberger 2002）。非医学治疗师也应该熟悉相关的治疗指南和共识文件（也参见Bundesärztekammer 2005），以及熟悉药物治疗的基本知识。

斯皮特乔克·冯·布里斯基（Spitczok von Brisinski 2003c）主张将ADHS药物治疗与系统治疗相结合。他把药物看作孩子必须负责任地使用的工具，以解决他的问题。在这种方法中，如果孩子的自我控制和个人责任得到了保持，就不给予药物治疗。应该与家庭一起制定用药的理由。眼镜的隐喻（只要戴上眼镜就能看得更清楚）或ABS的比喻（汽车中的自动刹车系统是一个积极的概念，用药物来改善冲动控制）可以为此提供支持。他用下面的案例来证明，通过讨论用药问题，如何将看似特别不合作的家庭成员纳入治疗过程：

　　一个9岁的男孩因攻击性行为而被送入门诊。他在幼儿园时已经很有攻击性，并接受了游戏治疗。然而，这并没有带来任何结果。攻击性行为导致了家庭内部儿子和父亲之间的紧张关系。此后是几个月的儿童精神科住院治疗。治疗的成功只持续了几个星期。在另一位儿童和青少年精神科医生那里又进行了一年的家庭治疗，之后一位儿科医生诊断了多动综合征，开始根据标准化的剂量方案使用哌醋甲酯治疗，并且只在上课时间用药。该家庭经历了在学校方面的明显的改善。然而，在家里情况却变得更糟，部分原因是父亲踢了他的儿子。这名男孩将自己吊在窗外，并威胁要自杀。

　　在第一次门诊会谈中，父母拒绝了再一次的住院治疗和家庭治疗。因为两者都没有带来任何结果。特别是父亲面对儿子的行为感到很无助，坚持要把他安

置在家庭之外。另一方面，他自己也是一名医生，是用药方面的专家，每天都有
关于用药的有益经验。鉴于他的儿子在学校里的问题，他同样也获得了积极的经
验。因此，这方面适合作为以前失败故事的一个例外来处理。目前在下午和周末
孩子也会服药，以便在家里也实现在学校的作用。这样一来，下午的情况也出现
了改善，晚上发生了更猛烈的积极的突破。由于家庭愿意尝试进一步修改疗法，
目前采取的步骤被认为具有重要的积极作用，这个男孩还被注射了抗抑郁药，其
对于ADHS的疗效已被证明。这使得症状明显改善，并且家庭满意度提高。这个
男孩独立和自愿地做作业。家庭内部的紧张关系明显减少。几周后，这个家庭自
行停止了哌醋甲酯的使用。这可以被看作一个迹象，表明这个家庭对其他解决问
题的策略又有了更多的胜任力。

　　几个月后，这家人的情况又有了新的改善。爸爸和儿子之间的关系有了明
显的进步，也不再有任何关于把孩子安置到家庭之外的说法。男孩注意到，他的
阴茎没有他哥哥的那么坚硬。这可能是抗抑郁药的一个副作用。父子俩谈论起可
能由于抗抑郁药引起的功能障碍。父亲一方面是作为男性，另一方面是作为医
生，是这类问题的专家。他能够与儿子分享他的经验，并感到自己是有能力的。
在"男人与男人"的对话中，男孩现在也可以体验到他的父亲是有帮助的。

　　而现在男孩和母亲之间的关系更加紧张。自从停止服用哌醋甲酯后，在学
校又变得更加困难。父母认为继续药物治疗是有帮助的，但不是心理治疗。他们
打破了曾经尝试丢弃的模式，而表达了对恢复额外药物治疗的可能性有信心。这
一次，这位父亲承担了与家人一起拟定一个最佳的剂量方案的任务。

　　人们可能会对由父亲而不是由医生规定剂量的做法提出批评，担心将矛盾
的角色联系起来（父亲—医生）。然而，从资源取向的角度来看，父亲通过完成
制定最佳用药剂量的任务，获得了母亲和儿子的认可，以及额外的能力，能够为
家庭的幸福做一些重要事情的感觉。他现在对他的儿子负责了，这在以前是不太
明确的。这个家庭现在能够更多地利用其资源。

最后，描述一个家庭治疗的过程。这是关于一个如今12岁的男孩，专家们对他

的多动症的回答各不相同，但必须要找到一个与诊断（"这样或那样"）无关的解决办法以帮助缓解家庭和学校中的紧张情形，这个男孩自己也深受其苦。这个故事的特点是整个家庭都有很高的解决问题的能力，尽管危机的压力很大，但在短短的几次会谈中情况就得到了缓解。这个故事的有趣之处还在于，即使没用药物治疗，就已经出现了情况的初步改善，然后通过服药加速和加强了改善。

　　一个有三个孩子（女孩13岁、男孩10岁、男孩8岁）的五口之家来参加初次会谈。10岁的斯特凡在两年前就已经服用了哌醋甲酯（利他林），尽管用药后他变得安静并且注意力集中了，但也有食欲问题和感到悲伤，因此停止了哌醋甲酯的使用。父母已经对斯特凡做了很多尝试：个体行为治疗、家长培训、游戏治疗，但到目前为止，只有利他林有帮助。目前斯特凡曾在德国北部的一家儿童精神卫生中心住院观察三个星期。然而，在那里他没有出现符合多动症诊断标准的行为，他看起来很专注，注意力集中，很好地融入。相反，家庭会谈揭示了斯特凡在他的两个兄弟姐妹之间艰难的夹层地位：13岁的梅兰妮，一个他无法与之竞争的高飞者，还有8岁的曼努埃尔，一个有学习障碍的弟弟。因此，医院建议进行家庭治疗。父母接受了这些建议，并来见治疗师——诚然，他们并非没有抵触情绪，因为这与他们持续多年的日常经验相违背，斯特凡不被认为是多动症。

　　在第一次会谈中，我认识了这个家庭的所有五个成员，我立即喜欢上了他们——首先是他们的爱好和兴趣，然后才是他们的问题。我认识了这五个人，他们都想做得特别好，特别正确。他们有许多共同的兴趣，特别是在体育和技术方面。他们作为一个家庭，已经形成了许多精确定义的仪式，这些仪式必须由参与者精确地执行，但是有时也需要做出牺牲，并给作为仪式主持人的父母带来很多压力，但他们认为这是他们的教育任务中不可避免的一部分。

　　在第二次会谈中，我只与父母探讨了他们长期以来的痛苦历史，并特别给母亲很多空间来分享她的疲惫和辞职。因为她认为自己的力量已经用尽了，我也提出了一个把孩子安置在第三方的选择，父母考虑过，但后来拒绝了。在第三次会谈时，我告诉他们，在经历了多次不成功的前期治疗后，我不想做任何虚假的承诺，说我能够改变这个男孩的行为。但我们可以在共同的家庭会谈中（这种设置到现在为止还没有提供过），尝试与所有成员一起寻找方法，他们如何能够跟斯特凡，以他能做到的最好的方式一起生活。我们决定，他是否患有多动症的诊断问题在本案中相对不重要，因此目前不需要进一步澄清，药物治疗不再是一种选择，寄宿学校也不是。父母希望与整个家庭一起工作，争取为"足以承受的家庭生活"找到解决方案。

在第四、第五和第六次会谈中，我们用大量行动取向的游戏（雕塑、戏剧场景）来上演家庭冲突情况。我们把它们录下来，事后在隔壁的房间里观看视频，并对它们进行评估。我们如何能打破激烈争吵的栅栏，或者反过来，如何防止它们发生。我们检查是否以及如何扩大运动空间，而不仅仅是为斯特凡（所有的孩子都是热情的蹦床运动员和排球运动员）。我们用绳子把家庭成员绑起来，并检查布线的密度在哪里是舒适的，在哪里应该改变。随后，我们检查了不那么恼火的父亲是否以及如何尽管在工作繁忙的情况下能够更多陪伴斯特凡，而更恼火的母亲（目前每周只工作几个小时）能够从特别是对斯特凡的家庭作业的管理中解脱出来。在第五次会谈后出现了一次危机，但从第六次会谈后情况就平静下来了。在第六次会谈之后，我为斯特凡和他的母亲安排了一次预约，让他们去见一位与我合作的儿童精神科医生，为斯特凡开了一种抗抑郁剂类的药物（盐酸阿托莫西汀Strattera®）。他对这种药物的接受和耐受性良好。第七次会谈，父母、斯特凡和曼努埃尔一起参加，他们都很放松，精神状态很好。我们决定到几个月后的后续预约时，再中断或结束治疗，这取决于发生了什么令人兴奋的事情。

7个月后，这位母亲打电话给我，并做了一个简短的电话病历汇报。主音："我们正在过日子——在一个相当好的水平上。"斯特凡一直保持着敏感和细腻。

父母已经决定"经常让事情过去"。他们几乎不再关心他的上学情况。因此，他在最喜欢的自然科学和技术科目方面变得更好（得分等第"1到2"），但在他最不喜欢的语言科目上表现较差（得分等第"4到5"）。他在他喜欢的科目上合作得很好，但拒绝参加他不喜欢的科目。他继续服用抗抑郁药，母亲把他在学校最喜欢的科目上注意力有所提高归功于此——"因为他几乎不做任何家庭作业，所以他的注意力还算可以。"总体而言，他比一年前要好得多。对她来说，会谈的效果是："我们已经学会了更多地放手。"对我作为治疗师的反馈是："您是第一个只是倾听而不评价的人，并说我们必须以完全不同的方式做事。"（治疗师：约亨·施魏策）

300

3.6 拒学和欺凌——上学的多条道路和弯路[1]

障碍概况

拒学不是作为一个明确依据ICD-10分类的统一的障碍。尽管学校焦虑症可以被诊断为"特定的恐怖症"（F40.2）或"童年离别焦虑障碍"（F93.0），但在ICD-10中并没有明确的拒学这一类别。科尔尼和希尔维曼（Kearney & Silverman 1996）将拒绝上学定义为一种行为，其中，由于孩子的动机的原因，不可能去上学或无法坚持度过学校生活。这一定义包括已经完全停止上学的儿童和青少年，他们只能尝试延迟上学，或因身体不适或缺乏动力在短时间的上学后又离开学校。作为不同的现象，学校焦虑症和学校恐怖症被归为一类，而逃学是另一类，两者被明确地加以区分（Trapmann & Rotthaus 2003）：

- 学校焦虑症主要是指对学校成绩要求、教师或同学的强烈恐惧。
- 学校恐怖症主要是对与父母分离的恐惧。
- 逃学指的是，也被通俗地理解为，"对学校的零欲望"。

1　我们要感谢菲尔森的英戈·斯皮特乔克·冯·布里斯基博士和海德堡的心理学硕士库尔特·哈恩，感谢他们对本章节的贡献。

虽然分离焦虑和成绩焦虑是年幼儿童的主要问题，但随着他们年龄的增长，零动力现象变得更加频繁。拒学可能是由于欺凌或霸凌行为而产生并被促进。在本章节我们将特别关注作为拒学行为重要诱因的欺凌的情况。

患病率和病程

拒学的患病率占所有学龄儿童的5%。据估计，在中学里，平均每7个学生中就有一个曾被欺凌，大约4%的学生每周被欺凌一次或多次。在小学里，大约27%的学生报告说总是在被欺负，大约8%的学生可能每周被欺负一次或多次（Spitczok von Brisinski 2005b）。

偶尔或长期持续的缺勤越来越成为德国的一个主要社会问题（联邦政府第12次儿童和青少年报告）。对未报告案例的估计值（不存在可靠的统计数字），有30万—50万儿童和（更多的）青少年拒绝接受规律的上学。受影响的主要群体是来自社会弱势人群和有移民背景的家庭的儿童和青少年（PISA 2，2004；德国公共和私人福利协会的ESF计划［ESF-Programm］，2006）。

▌关系模式

值得做的是，把各种学校问题作为跨系统的问题来理解，这就需要对学生、同学、老师和家庭之间的关系进行探索（Käser 1998；Palmowski 1995）。此外，学校问题的发生率越来越高，促使学校、学校管理者和政治家越来越需要采取学校发展措施（Miller 1990）。

在不同形式的拒学中可以观察到非常不同的关系模式。逃学者更有可能面临制裁。另一方面，伴有焦虑或抑郁症状的拒学，往往可以被容忍更长的时间。欺凌行为往往发生在父母在场或教师在场缺失的情况下（参见Lemme & Eberding 2006），因此经常会在后期阶段才被注意到。

关于学校焦虑症和学校恐怖症

在学校焦虑症的情况下，触发因素往往可以在学校环境中找到（对成绩要求和班级工作的恐惧，以及恐惧社交中出丑或者同学和老师羞辱）（Betz & Breuninger 1998；Hennig & Keller 1992）。

就学校恐怖症而言，触发因素主要在于家庭情况。在家庭中，学校会对家庭内部的依恋密度构成威胁，一些依恋模式特别强的家庭可能会有非常惊恐的反应，或者有时会有攻击性的反应，或者两者同时发生。在这里，需要对家庭进行非常温和的"分娩"工作，在小心地提出质疑之前，要首先探索和尊重家庭历史中强烈的依恋所具有的生存价值，正如以下库尔特·哈恩（Kurt Hahn）的案例所展示的：

> 作为9岁女儿的学校恐怖症的一个重要维持条件，母亲——一位训练有素的儿科护士——的行为，在一次与父亲、母亲和女儿进行的家庭咨询中变得清晰可见。在晚上，她会坐在女儿的床边待一个半小时，告诉她第二天完全不要害怕上学。在儿童治疗的几个疗程中，女孩现有的能力被成功地激活并被大大地加强了，这起到了自我鼓励并且自信地去上学的作用。母亲和父亲在同时进行的父母会谈中对这个进展表现出完全的矛盾心态。又花了几次会谈与父母沟通，帮助他们接受女儿越来越独立对他们自己和他们夫妻相互关系的影响。

关于旷课（逃学）

个人因素（如学习缺陷、青春期典型的争取自主、与同伴群体有关的忠诚效应和模仿效应）、家庭因素（如家庭中的关系问题）、社会和物质因素（特别是不利的生活条件）以及传统的统一学习结构、不利的学校框架条件及沟通过程等因素促进了"最终的产品逃学"，两者相互强化（实践研究项目"酷学校"〔Coole Schule〕，2005）。

在此，儿童和（更常见的）青少年也发现自己陷入了一个正强化逃避行为的恶性循环，越来越多地无法做到去上学，越来越少的控制和监督。因此，他们通常会做很多事情来对他们的关系人隐瞒逃学行为，并防止父母获得有关他们不良行为的信息（例如，通过拦截信件）。父母的监督越来越少是对偏差行为发展的最重要的预测因素之一（Omer & von Schlippe 2004）。与学校的社会接触减少，有承载能力的关系消失，当事人变得越来越纠结，甚至受到忽视的威胁（Trapmann & Rotthaus 2003；Rotthaus & Trapmann 2004）。

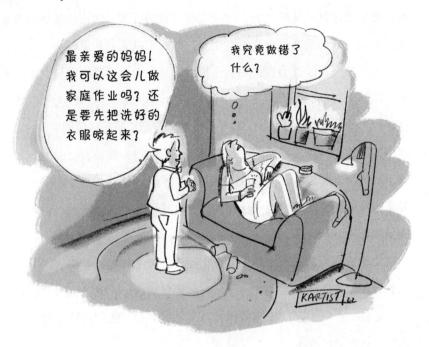

插图8

关于欺凌

欺凌被理解为对个人实施系统的、定向的、频繁的和持续的负面行为，伴随着一种现有的或不断发展的权力不平衡。行为人的欺凌行为被称为"霸凌"。随着时间的推移，被欺凌的人被置于越来越低的位置，并发现越来越难以保护自己。

欺凌是沟通障碍的一个症状。受害者变得孤立无援，并经常自我孤立，肇事者也不会得到关于他们的欺凌行为的影响的任何反馈，并且认为他们可以继续自己的所作所为。虽然每个欺凌过程不尽相同，但存在一些典型的模式（Spitczok von Brisinski 2005b）：

- 在开始时，通常会有个人冲突、无礼、卑鄙的行为。如果这些累积起来，就会演变为欺凌。

- 受害者的某些社会特征似乎鼓励了欺凌行为：低自尊，过于自我批判的态度，恐惧或过度顺从的行为。欺凌的受害者的行为方式往往使他们容易成为局外人。他们朋友很少或没有朋友，倾向于以无助和退缩作为反应，或者，另一方面，以过于盲目的信任接近同学。引人注目的或与众不同的外貌，笨拙或较低的挫折耐受力，可能都是其中的原因。同性恋和双性恋青少年成为受害者的风险更大。属于少数族裔或超重也是风险因素。

- 典型的欺凌者（霸凌）试图通过展示自己的力量来掩盖自己的弱点。他倾向于对同龄人和成年人采取攻击性行为。他行为冲动，很少表现出社会技能，也没有什么同情心。他往往受欢迎度一般或不太受欢迎，但通常比他的受害者要更受欢迎。

- 在欺凌的情况下，欺凌者和受害者之间的力量比例是不平衡的。受害者使用的可想象的防卫方案太少，无法充分地保护自己，他不认为自己有能力结束这种状况。发起欺凌的群体通常有主导成员，他们对欺凌过程有重大影响，并刺激着群体。

- 必须训练教师如何处理欺凌行为。不利的做法，如视而不见或草率行事，有时会导致受害者被进一步或更加边缘化，甚至受到惩罚。羞耻感和对进一步报复的恐惧往往会导致受害者保持沉默，而不是寻求帮助。

- 如果没有任何进一步有效地打击欺凌行为，那么迟早会发生的情况是，在某个时候就会出现换班或转学的问题，受害者试图找到一条出路。如果肇事者不得不离开班级或学校，有时会发生他继续在课外场合对受害者施加压力，或者留在班级的同学继续代表他这样做。

在肇事者身上往往可以观察到一种家庭关系模式，特征是忽视（缺少父母的参与、父母的温情和家庭凝聚力）和暴力经历（殴打、不一致的惩罚、被兄弟姐妹和父亲欺负/伤害以及母亲对他们的容忍）。

去除障碍

拒学是在法律规定的普遍义务教育的背景下发生的，而法律的执行每天都面临着对抗：没有义务教育，就不会有拒绝上学的现象。因此，在治疗的背景下，对解决方案的中立是有帮助的：治疗师应该不同于校长、家长或青少年保护处，一方面治疗的态度是，即使旷课也可能是一种根本上正直的和明智的行为方式——就像去学校一样。另一方面，他们也不能无视儿童或青少年的长期负面发展的风险，以及通过对旷课采取单一的接受态度而导致助长了慢性化。

在这些情况下，治疗师根本的对问题、对想法和对人的中立也是一个基本的先决条件，以解决在学校背景下已经提到的跨系统的问题。在此，家长和教师之间的关系轴应被视为最重要的轴心，可以围绕它来组织一个解决方案。他们的合作可以成为加强另一方权威的关键，而他们拒绝合作可能会由于彼此的疏离而削弱他们的权威（Omer & von Schlippe 2004，S. 162 ff.）。当双方都停止对话，甚至相互反对时，就会产生一个特别困难的局面。

在此，"家庭及更大系统的访谈"（Imber-Black 1992）或家庭帮助者会议（Schweitzer 1987；von Schlippe & Schweitzer 1996，S. 244）的变换设置提供了一种适合学校背景的工作形式。阿彭特（Aponte 1976），当时是米纽琴在费城的助手，建议将家庭学校访谈作为非学校专业人员（如教育咨询顾问或儿童精神科服务）的一种良好工作形式。当学校把一个儿童转介到医院，但家庭认为孩子在家里没有问题，那么在电话联系后，就会与母亲、咨询老师以及必要的话还有校长，约定在学校进行一次共同的初步会谈。在场的人有孩子、家人、班主任、咨询老师、校长和一到两名治疗师。访谈被作为"寻找解决方案的一种方式，而不去寻找困难的原因"（Hahn 2000）。它旨在成为一种实践经验，其中，每个人都注意到他们自己如何能够为积极的变化做出贡献。治疗师应该让每个人，特别是教师，感受到他们被要求成为重要的顾问，而不是作为另一个需要治疗的患者。

第一次谈话是在学校进行的——问题发生的地方。治疗师首先尝试把孩子作为一个有兴趣和有能力的人来认识，然后才是问题。家庭被问及这个孩子和其他孩子

306

在家里的情况如何；询问教师与这个学生的关系。通过这种方式，在家庭中和学校里的情况的异同很快就会变得清晰；教师和家庭会直接了解对方的情况，而不仅仅是来自学生的描述。在第一次谈话结束时，就已经可以对此达成一致：在家里和在学校里应该尝试做些什么，以及教师和家长将如何相互支持。后续的一次会谈大约在十四天后举行，以便发觉和欣赏所取得的（即使是最微小的）进步，并发展出进一步改变的想法。这些会谈的次数取决于咨询的动力，但通常不会超过三到五次会谈。纯粹的家庭内部事务不在学校的这些会谈中讨论，而是保留给可能的额外家庭会谈。

促进合作是一个重要的系统式工具。此外，上述的拒学形式在系统治疗中根据不同的情况会有不同的侧重点。

学校焦虑症和学校恐怖症的干预措施

推荐采取一种早期的、多维度的稳定上学的干预方法（参考相关的总结Jeck 2003）。

在学校恐怖症的情况下，儿童的分离焦虑往往反映了对失去自尊心的恐惧，自尊心在家庭环境中发挥着作用，但在学校环境中却受到威胁。儿童的自尊心恐惧与其父母的自尊心恐惧可能是紧密关联的，所以父母的恐惧往往也是一个问题。鼓励家庭成员的独立和自主，同时尊重彼此相互依赖的愿望，往往是治疗学校恐怖症成功的关键。这方面将借助于一个详细的案例来描述（Schweitzer & Ochs 2002）。

在卫生健康部门的儿科医生的建议下，一名7岁的女孩被登记在册，因为她几个月来一直拒绝去上小学一年级的课。为了减轻学校方面的压力，她先是休了病假，现在正在寻求家庭治疗。

初次访谈（第一学年结束前约两个月）：10个月前玛丽亚开始上学时，她的母亲在学校陪了她两天。玛丽亚非常害怕与许多孩子在一起以及课间休息。在这之后她不得不煎熬地上了5个星期的课。在早上去上学前她经常会呕吐。自复活节以来，她完全没有去学校。老师和校医起初建议她待在家里。当再一次试图在圣灵降临节的假期后送她去学校的尝试失败后，出现了家庭治疗的想法。

家庭史：母亲过去在工作上非常活跃，但自年长两岁的哥哥塞巴斯蒂安出生后就完全待在家里了。没有一个孩子愿意或被要求必须去上幼儿园。父亲在家附近工作，可以在任何时候通过打手机被召唤，甚至是去玛丽亚的学校。父母都表现出沮丧，认为自己的问题"很深"，并充满了愧疚。很明显，他们对玛丽亚的庇护太多，也许是无意识地不想让她离开，这就是为什么他们现在面临着压力。为此，母亲现在已经开始进行个体的心理动力学的治疗。但所有这些都是非常矛盾的。当父亲说到他随时随地可以提供帮助时，可以感受到他很自豪。同时听上去母亲愤怒的是，学校把所有这些压力放在他们身上。在结尾评论中，我们特意非常明确地谈到一些动力：我们治疗师意识到这次治疗具有部分的"试用期义务"的特点；他们认为自己具有一个"非常深刻"的问题这个想法可能会阻碍其发展出解决方案；对玛丽亚来说，目前待在家里的好处似乎超过了它的缺点。我们建议在玛丽亚在家的时候，对上午的安排进行一些非常谨慎的变动。

第二次会谈：父母做了一些小的改变，结果是玛丽亚现在又一次（过去很少）去了屋外的游戏场地，并且也可以去亲属家里拜访了。我们运用说唱团的方法针对父母仍然非常巨大的恐惧进行工作。我们询问，父母或许必须对自己说些什么，才能使得他们作为父母感到更加无助和内疚。他们的答案被写在一张纸上并进行排序。"最糟糕"的句子由两个孩子、父母中的另一方和治疗师组成的说唱团来演唱。母亲最糟糕的一句话是："我所做的一切都是错的。"父亲的句子是："我造成了我们家庭的不幸福。"在说唱团以低沉和威胁的方式唱出这些句子后，他们两人的反抗逐渐产生，替代的句子也随之出现。比如，在重复了五次"我所做的一切都是错的"之后，母亲说道："但不是一切！"这种新的、替代性的句子首先由两个孩子说出来，最后只由玛丽亚银铃般的女孩的声音说出来，替代了父亲和治疗师的男低音声音"我所做的一切都是错的"。特别是玛丽亚，作为内疚感的主要来源，唱出了这句："但不是一切！"如同一个快乐的天使在歌唱，母亲感动的泪水顺着脸颊流下。稍后，父亲也发生了类似的事情。在会谈结束时，我们建议父母先梦想一下（如果孩子变得更加独立，我们将会怎么做？），然后为之打个响指发出一声响亮的"哒"。我们建议玛丽亚偶尔在没有胃痛的时候假装胃痛。目前正在练习独立的父母，在这种训练中需要小小的挑战。玛丽亚对这项任务很满意。

第三次会谈：玛丽亚与邻居家的孩子交了朋友。父母双方感觉更有信心。几天后在新学年开始时，她会尝试重新开始上学。父母为此制订了一个计划，这对他们来说是最大限度的挑战：父亲想在每天早上11点去学校看望女儿，看看他的宝贝过得怎么样。玛丽亚得到一部手机。母亲上午离开家最多不会超过半小时，其他时间里如果有什么事，就可以找到她。在结尾评论中，我们报告说，我们不确定父母是否能够应付玛丽亚定期上学而不出任何问题。因此，玛丽亚在开始时应至少每周一次，通过哭泣、肚子疼或其他类似的做法把父母中的一方引到学校来，并在家里报告学校里发生的所有不愉快的事情——即使是当她喜欢那里的时候。哥哥塞巴斯蒂安要采访她是如何做到的，并在下一次治疗前将采访内容发给治疗师。孩子们的反应是感兴趣的，父母则是不解的。

第四次会谈：父母报告说，玛丽亚自从新学期开始上学没有缺过一天，而且一次也没有提前回家。每个人对这一点都感到高兴。然而，父母还有其他的担忧：如何避免随时可能出现的复发，并想了解肚子疼和呕吐是如何从心理和生理上引发的。治疗师希望邀请父母参加一次只有父母参加的会谈。但这是不可能的——玛丽亚不会允许这样。为了澄清这些问题，我们做了两个家庭雕塑。第一个雕塑是比较实际状态和期望状态。其中呈现出了父母意见的不一致，孩子们应该站在他们之间（母亲）还是站在他们旁边（父亲）。关于玛丽亚是否以及如何能在父母不在家的情况下与塞巴斯蒂安单独待在家里的问题，治疗师将孩子们带出治疗室，进行了一次"美国之旅"，带着他们参观了研究所的楼上楼下。在他们返回时父亲解释说，在感情上这是"一个巨大的进步"。在结尾评论中，肚子疼被称赞为母亲和玛丽亚之间关系的纽带，玛丽亚有时咄咄逼人和无法忍受的行为是她争取自己内心领域自由的标志，在这个领域中她不想被安慰、关心或安抚。此外，我们向父亲和塞巴斯蒂安建议，在家里建一个有楼梯的宝座。"玛丽亚女王"需要每天早上上学前假装恶心并登上宝座。母亲应该站在她面前，对她说："亲爱的玛丽亚，你今天会给我多少分钟的自由时间？"玛丽亚应该配上表示节约的手势回答"一分钟"，而母亲要回答"是！"。

　　第五次会谈：学校的出勤率稳定得很好，但家长的依赖性却很强，并为未来做了坚定的规划。直到父母某一天晚上两人一起外出，能够把孩子们留在家里（由保姆照顾），根据他们的估计，还需要3年的时间；至于去其他地方两人一起过周末，还需要5年。我们告诉父母我们的考虑，父母究竟是否能够开始没有孩子的生活？这引发了父亲的计划，他希望有一天能和妻子一起爬上一座高山，但她不想和他一起爬，他也不想在没有她的情况下独自爬。治疗师们注意到并分享了他们的观察，他们显然是在把父母推到一个明显的解开纠结的状态，而家庭则完全不想尝试。

　　第六次会谈：母亲单独前来，这样可以同时讨论父母的问题，但玛丽亚和塞巴斯蒂安是由家人（由父亲）照顾的。每个人都对目前的情况非常满意。玛丽亚高兴地去上学，自己做家庭作业（当她的母亲想帮忙时就会发生争执）。她现在有很多朋友，她也和他们在外面玩。我们现在了解到家族史中一些新的信息，使得令人印象深刻的依恋模式更加容易理解。母亲在她4岁的时候，她自己的母亲由于乳腺癌被夺去了生命，然后在她30岁时，她的"替代母亲"因脑瘤去世。父亲之前的第一段婚姻持续了12年，但随着第一任妻子的自杀而结束。在第一次婚姻里没有生孩子，丈夫认为自己有不育症，然后当他第二任妻子第一次怀孕时，他完全大吃一惊。第一任妻子的自杀是一个家庭秘密，孩子们应该不知道此事。最后，我们建议这位母亲尽快与丈夫庆祝婚姻感恩节：第二段关系已经持续了和第一段一样长的时间，但没有自杀，而且他们充满爱地抚养孩子们。在感恩节过后，他们应该考虑现在是否想要为接下来的12年播种"相同的或稍有不同的种子"。我们建议对孩子们进行关于第一个妻子自杀的教育。请她给她的丈夫带

310

回一盘录像带。

第七次会谈：第七次也是最后一次会谈（距第一次会谈后近16个月）进行得很困难。玛丽亚和塞巴斯蒂安也来了，但是拒绝参加。现在，玛丽亚已经上学一年多了，没有缺过一天课。但她继续控制，父母不能在没有她的情况下两个人做任何事情。当我们为两个孩子提供在隔壁房间的绘画活动时（与一位实习生一起），塞巴斯蒂安去了，但玛丽亚仍然固执地保持沉默并坐在那里听着。父母已决定接受这一限制，并希望这段时间有一天会过去。他们认为现在可以结束治疗。在这种情况下，第六次会谈中的禁忌话题没有被提及。因此，我们结束治疗的时间比我们实际希望的要早，方式也不同。在结尾的评论中，我们对家庭成员彼此愿意为对方的利益着想而限制自己的做法表达欣赏：所有家庭成员都心甘情愿地做一些他们并不真正想做的事情（玛丽亚尽管很无聊，但还是来参加治疗。尽管父母偶尔想出去走走，但还是待在家里）——为了家庭的凝聚力。

本案例的特点是：

- 尝试不仅在成员之间（各方结盟），但也关于此处对解决方案的想法保持中立：上学与待在家里，脱离与依恋；

- 设置（在足够长的时间内进行为数不多的会谈）以及一些具有系统工作方式特点的家庭治疗干预措施（特别是积极赋义、实验、说唱团技术、家庭雕塑）；

- 我们的经验是，来访者提出的任务有时会比治疗性变革的雄心更早发生改变。在此，治疗随着女儿重新上学而结束，但是父母作为夫妻仍然没有从女儿那里获得解放；

- 这个家庭的特点（也不是很典型）也是如此，环境中的专业人员（尤其是教师和校医）已经与该家庭建立了一种如此良好的合作关系，使得我们可以把工作限定在纯粹的家庭治疗上，而不必处理家庭和学校之间的关系或家庭与其他专业人士的关系。

对逃学的干预措施   311

儿童或青少年不愿意上学的原因在于来自父母、同伴、教师和来自儿童或青少年自身心理的各种各样的反馈。这些反馈往往可以成为恶性循环的一部分，正强化逃学的行为。在这方面，将个体治疗和支持方案与影响家庭和学校沟通过程和结构的措施结合起来，是实现可持续变化的最佳途径（ESF-Programm 2006；在州一级例如，2005年学校和企业［Schule und Betrieb］——中学生整合计划）。

长期逃学的人对学校漠不关心，他们甚至不惧怕学校。在这种情况下，可以首先以此作为出发点，假设儿童/青少年将不良行为与非常积极的经验联系在了一起，可能在特定的情况下以及在他/她所感知到的困境中，这对于他/她来说是主观上"最好的"选择。

在此，一种可能的方法是，询问他或她可以通过什么其他方式创造这种积极的体验，也许是一种"不需要代价那么高"的经验（Rotthaus & Trapmann 2004）。在存在着向反社会行为发展的风险的情况下，咨询师可能会面临一个问题，那就是如何平衡控制和提供帮助之间的关系（Schweitzer 1987）。在对青少年的工作中，有帮助的做法是，注意在非自愿背景下工作的原则，如科南（Conen 1999，也参见Conen 2002）所提出的那样。这些包括，一方面，把拒绝的力量看作一种资源，当事人可以通过它来维护自己的身份认同，并对外部环境要求独立性。另一方面，可以用这样的形式提供一个工作协议："我怎样才能帮助你尽快摆脱我？"这使人们不至于陷入围绕症状的权力争夺中。

但是，不仅是逃学者自己不关心学校，他们的父母往往也不关心。逃学可以特别表明学校和家庭系统之间的冲突。因此，对此可能需要在家庭和学校之间进行冲突调解以及"跨文化翻译工作"，或许还需要包括其他系统：如何在家长和教师之间   312
重新建立"不可或缺的联盟"（Omer & von Schlippe 2004，S. 163 ff.）。最重要的是：他们如何能够相互促进，确保他们的权威不被另一方通过贬低和指责削弱？关于这个问题的进一步的说明，可以在平卡和马什（Pinquart & Masche 1999）、奥斯纳和莱姆库尔（Oelsner & Lehmkuhl 2002）的文献以及实践研究项目"酷学校"（2005）中找到。

对欺凌行为的干预措施

在因同学的欺凌及暴力或难以与老师相处而拒学的情况中，必须与家长和教育工作者一起进行仔细的澄清，加强个人和家庭的应对技能是否是成功留住学生的必要条件，或者是否适合更换学校或班级。除了个体治疗和家庭治疗外，还有必要在学校进行集中的工作（Spitczok von Brisinski 2005b）：

- 建立并公布全校性的规定，通过遵守规定减少欺凌的机会和获益；
- 培训教师关于如何识别和制止欺凌行为；
- 在课堂上提供信息并讨论该主题；
- 与肇事者、受害者和双方父母进行单独讨论。

一旦发现欺凌问题，通常仅告诫肇事者或者简单地让受害者离开学校是不够的：在这两种情况下，欺凌行为很有可能在另一个受害者或肇事者那里继续下去。因此，阻止欺凌以及如何防止未来的欺凌应该是相关班级的一个主题，甚至可能是整个学校。关于教师或治疗师与受害者和/或肇事者的工作可以归纳为几点建议：

313

- 重要的是，要寻找受害者和肇事者的个人优势，并利用这些优势，并对其给予真正的赞赏和肯定。如果肇事者不仅受到批评，而且他们的优点（除欺凌外）也得到承认，那么就有可能避免排斥。那些感到被他人重视的人，不必为了提升自己而羞辱他人。

- 与其他形式的暴力行为相似（参见下一章节），针对欺凌和霸凌的行为也需要意识到，不仅在肇事者内心也在肇事者的班级里存在许多不同的声音。这种在肇事者内部议会中的反对欺凌的意见，以及班级中反对欺凌的声音要联系起来。通常情况下，并非班级里的所有学生都会主动拒绝被边缘化的人，有的学生想保持低调或不参与其中。他们甚至可能更反对班上发生的事情，但不觉得自己有责任或有足够的力量去做一些事情。可以尝试劝说这部分学生与受害者进行接触，甚至保护他们不受伤害。

- 其他措施包括培养学生在沟通和解决冲突方面的社会技能，如果有必要的话，也可以通过同伴来进行调解（Faller et al. 1996）。

- 重要的是，在与受害者单独工作的过程中，也必须提倡其个人责任。儿童可以了解到他对于他周围发生的事情的过程同样具有影响力，并非所有事情都是不可避免的命运（自我效能感的提高）。例如，他们可以尝试从班上的盟友那里寻求支持。大多数学生都有一种可以诉诸的正义感："你应该像你希望得到的待遇那样对待对方。"

"家庭教育学校"

在伦敦的"马尔伯勒家庭服务处"（Marlborough Family Service），建立了一个"家庭教育学校"，将学生、教师、家长和咨询师之间的密切合作与多家庭小组治疗方法相结合（Asen et al. 2001，S. 49 ff.）。其中来自伦敦15所主流学校的遇到困难或不再能够上学的儿童被推荐到这个小组。在那里，他们与至少一名家长一起参加为期数周的多家庭小组的定期日间临床计划。工作人员是接受过额外家庭治疗培训的教师。转介学生的学校事先承诺将会重新接纳学生；从一开始，儿童就必须每周至少在他的班级里待几分钟的时间。在一开始，教师非常具体地规定孩子必须做什么才能再次完全回归课堂；这些目标被制定为项目，而教师（在学校期间）或家庭教育学校的教育治疗师（在参加项目期间）对每一天进行四分制的评估，来衡量孩子在这一行为上的成功程度。因此，原学校的教师为制定目标及目标的成功从一开始就共同承担了一个强大的进行规划和诊断的责任。

在此期间，孩子和父母中的一方（另一方父母他/她也同等程度地参与家庭教育）参加日间医院计划，从上午9点半到下午4点半。在那里课程单元和治疗/咨询会谈交替进行，主要是在有类似问题的六到八个家庭的大群体中进行。其他儿童/青少年和家长——他们非常熟悉这些问题——成为团结的咨询员。

该项目持续的时间可在两周到一个季度之间灵活变化。对于问题较轻的案例（预防）以及为使家庭教育学校的儿童重新融入社会，马尔伯勒家庭服务处在15所学校中的每一所都设有基地，每周至少有一天开展类似于在咨询中心进行的活动。

315

3.7 反社会、犯罪、暴力——把打破规则当作共同的成就[1]

▌障碍概况

在ICD-10中，品行障碍被定义在第F91项分类下，其中包括反复和持续的反社会、攻击性和叛逆行为，所有这些行为违反与年龄相符的社会期望的行为，即超出了正常的儿童恶作剧或青春期的叛逆并持续六个月以上（Blanz 2002）。主要症状包括明显的不服从，争吵或施暴，异常频繁或严重的愤怒爆发，虐待他人或动物、严重破坏财物、放火、偷窃、经常说谎、逃学和离家出走。

如果情况严重，这几组行为中的每一组都足以做出诊断，但不是依据个别的反社会行为。这些可以被诊断为不同的变体：

表22 品行障碍

F91 品行障碍

F91.0 局限于家庭的品行障碍

F91.1 未社会化的品行障碍

F91.2 社会化的品行障碍

F91.3 对立违抗性障碍

F91.8 其他品行障碍

F91.9 品行障碍，未特定

性犯罪行为是这一诊断下一个亚组（ICD-10没有为此提供一个单独的编码）。这

316 些都是违背他人意愿对其实施的性行为。这包括从身体接触的性行为到强奸，展示

---

1 我们要感谢菲尔森的英戈·斯皮特乔克·冯·布里斯基博士，感谢他对本章节的贡献。

或制作色情照片和电影，以及公开展示自慰等露阴癖行为。当青少年在儿童身上或在儿童面前实施这种行为时，这总是构成犯罪行为：他们侵犯了儿童的自我决定权，并使儿童面临相当大的创伤和发育风险——即使儿童声称他们希望对他们实施性行为。

▌关系模式

由于青少年的反社会行为、犯罪和暴力行为往往涉及许多人，而且非常公开地实施，所以与其他障碍相比，这些行为只有作为许多参与者在不同的心理内部的、家庭的、机构的和社会系统层面之间循环过程的一部分时，才能被有意义地理解（Cirillo & DiBlasio 1992）。除了青少年之外，他们的同龄人群体和他们的家庭，专业机构如学校、青少年福利机构和青少年精神科，以及政治—社会行为者，如媒体、行政规划者和社会政策立法者，也对这个循环过程产生作用。

90%以上的青少年惯犯已经在学龄阶段表现出品行障碍。"严重的犯罪行为不是凭空出现的，而是在一个较长的时期内发展出来的。"（Rotthaus & Trapmann 2004，S. 103）不合群的、犯罪的或有暴力倾向的青少年的家庭往往在相当缺乏资源的处境下挣扎（Rotthaus & Trapmann 2004）。许多父母在没有伴侣的情况下独自抚养孩子，往往很少或完全没有来自祖父母、亲戚、邻居、朋友的支持。他们被自己的忧虑所累，比如贫穷、恶劣的住房条件、职业困难、伴侣冲突、慢性疾病、遭受创伤——他们不堪重负，几乎没有留下育儿的空间。大多数情况下，他们根本没有钱去雇用外部的人力来弥补这些不足。相反，有些人有足够的钱，但为了事业却根本没有时间。

这种资源的匮乏因困难的关系状态而被加剧，这又使得父母对子女的权威遭到破坏，可能是多种抵制父母权威的形式（无论是父母亲之间还是在大家庭中）。瓦勒和桑伯里（Wahler & Sansbury 1992）认为，父母的孤独和孤立，特别是没有任何支持的孤立无援的母亲，是导致对孩子失去监控的主要因素之一。这是与违法犯罪同时存在的主要因素之一：只要孩子知道，他的父母知道他在哪里，就可以减少孩子的暴力和犯罪行为的意愿。这证明了父母在场的重要性（Omer & von Schlippe 2004）。缺少资源和遭受抵制使父母处于不断的过度要求和越来越无助的境地（Pleyer 2003）。

在米纽琴等人（Minuchin et al. 1967）对美国贫民窟家庭的开创性研究之后，我们有一个非常可信的模型，关于在这种情况下，在家庭中经年累月形成的一种处在强烈的联结（共生、纠缠、过度控制）和强烈的驱逐（不感兴趣、忽视、控制太少）两者之间的波动是如何发展的。米纽琴等人称之为"缠结—脱离循环"。在德语中，这个概念可以用两个意义大致相同的、由史第尔林提出的术语来翻译，即联结—驱逐循环。在强烈联结阶段，父母不断地进行干预，不堪重负，以至于筋疲力尽而最终放弃。他们虐待或忽视孩子，要么把他们赶出家门，要么自己在身体上或心理上从现场消失。这时，公共青少年福利机构出现在计划中，诊断出这个家庭缺乏养育

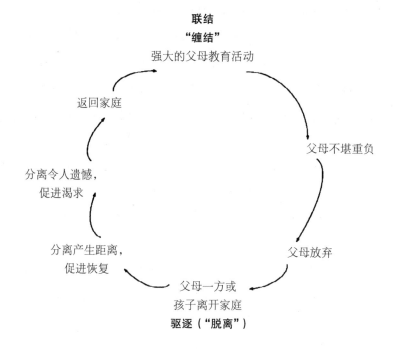

插图9　反社会青少年家庭中的依恋—驱逐循环，
改编自Minuchin et al. 1967（Schweitzer 1997, S. 218）

能力。在早期，这往往导致撤销父母的监护权并将儿童安置在教育之家。但往往在孩子们被带出去后不久，并经过一个相互恢复的阶段，父母和子女对彼此的渴望都有所增长。如果青少年保护处或教育之家双方面都没有为此留出空间，因为良好的教育之家被视为从父母的有害影响中解救出来的方式，那么孩子在教育之家往往会产生长期的危机，直至因为破坏纪律被开除，通常是被送回家。家庭与教育之家之间的竞争是普遍现象，而反社会行为是他们回家的皇家道路。随着时代变迁，不断增加的父母工作以及青少年福利机构规定的寄宿时间期限使得这种动力变得越来越少，这也可能减少上述的联结—驱逐循环的可能性（Schweitzer 1987）。

318

关系经验

早期被驱逐的经历是创伤性的分离体验。儿童和青少年对此的反应往往是牢固的对依恋的不信任，即使对于后来提供的稳定、幸福的关系也是如此。在他们再次像过去那样经历失望之前，他们会检验父母、收养或寄养父母提供的新关系，对教育之家的照顾者和心理治疗师进行彻底的耐心测试，但他们往往经不起这种考验。

319

> 14岁的萨宾娜由于偷窃、酗酒和学校问题以及经常未经许可从一所女孩之家中逃跑，因而接受了数月的青少年精神科治疗。治疗是在住院环境中进行，家庭治疗和女孩之家的咨询以及班主任的咨询似乎是堪称典范的；最后，达成一致的是同意重新进入女孩之家，并且父亲和继母经常来探访她。但在她出院的前一天，令所有人惊讶的是，萨宾娜离开了医院，去了州府的红灯区，于是所有的协议（暂时）都崩溃了。

许多反社会的青少年认为他们的父母是失败者，特别是儿子们常常把他们的父亲当作失败者。他们经常在自己日后的职业或私人生涯中铺设失败的经历，并表明自己对父亲的忠诚。他们往往也会向把他们赶出去的父母表示忠诚，预防性地与他们保持着距离，他们经常非常敏感地感受，他们可以对父母有多大的指望。

在教育之家生活了3年后，15岁的塞巴斯蒂安回到了他的家乡，搬进一个社会教育寄宿团体。在此期间，他的母亲已经再婚，并且与继父生了一对双胞胎。塞巴斯蒂安的目标是他在放学后的午餐时间去他母亲家，和她一起吃饭并与她一起照顾同母异父的小妹妹，然后，在下午4点左右，当他的继父回家时，就回到社会教育寄宿团体。可惜的是，这个想法导致了与寄宿团体之间的严重冲突，因为他在那里登记为正式的住院患者，这意味着他必须参加那里从下午1点半开始的活动。

机构关系模式

在学校、儿童之家、青少年保护处和青少年精神科等青少年专业机构内部和之间进行的纵向研究中（Schweitzer 1987，1989；另参见Collmann et al. 1993）可以观察到一些专业（非）合作的模式，这作为上文已经提到的家庭过程的补充，无意中助长了反社会生涯的动力。由于青少年积极的"菌裂"行动，但往往只是因为相互之间的制度上的无知和竞争，以及因为战略思想的对立，各机构在与青少年的接触中有时会采取截然相反的工作方向。更常见的情况是，他们将案例移交给其他机构，但告诉青少年，他们对其成功的机会持怀疑态度。

在教育之家或住院儿童精神科中，对于周末假期的开始和结束特别适合的做法是：家长们经常在周五晚上观察青少年的衣服、指甲和行为状况并责骂工作人员。相反，工作人员习惯性地在周一早上诊断，他们的被监护人的精神状态与周五相比变得又糟糕了多少。

干预的升级

反社会行为的喧嚣和公开性迫使许多帮助者进行快速和密集的干预。然而，如果该青少年或他的家人不希望得到帮助，往往可以根据这个座右铭"我们没有任务，也没有机会，但是我们绝不允许毫无帮助"，可以观察到越来越强硬的升级措施被采取了。

例如，在一次关于一名16岁少年拒绝所有为他提供的治疗帮助并且"只想一个人待着"的案例讨论中，一位青少年保护处的领导对于"是否可以暂时对这位青少年不提供任何帮助"这个问题的回答是："我也可以看到，这一切都没有任何用处。但是对于一个16岁的孩子，我们不能什么都不做。是的，如果他是18岁……"

权力在干预升级中起着重要的作用，甚至在住院的设置中会导致高频率的身体约束的恶性循环：

> 12岁的汉斯因攻击性行为障碍而在儿童和青少年精神科接受住院治疗。渐渐地，这个男孩在病房里的攻击性越来越强，结果是他不得不越来越频繁地被约束。工作人员感到越来越频繁地被这个男孩推入要对他实施身体约束的境地，越来越无能为力，越来越受这个男孩的摆布。另一方面，这个男孩变得越来越强大，主宰了病房的日常生活，尽管他才是那个被限制的人。工作人员和患者的自主权至少在同等程度上受到了限制。

尚未到来的救世主的神话

321

在反社会生涯中，人们往往会寻找一位尚未出现的救世主，人们尚不知道他在哪里，但他将会使一切变得更好：一个更好的父亲，一个更好的母亲，甚至一个更有能力的机构，一个全新的示范项目。这个神话使得既能明确地接受长期的、繁重的责任，也能帮助避免不可逆转的创伤性关系发展的悲哀。然而，它助长了逃跑的旋涡和转介。

社会动力学

一些社会动力，主要是在心理治疗师和教育家的专业视野之外，促成了反社会性、犯罪和野蛮行为（详见对陌生人的暴力案例；Schweitzer & Herzog 1993）。同时，具体的人的具体的行动对此也起到了促进作用，但责任是强烈分担的、相对匿名的，在距离较远的地方被发现。因此，这种社会进程似乎对于来访者和专业人员是预先确定的、不可影响的，因此，在寻找罪魁祸首和解决方案时，很少考虑到这些问题。

责任：没人愿意承担。威克（Willke 1989）等系统理论家所描述的社会分化加剧过程中的阴暗面是，越来越多的机构宣布自己对越来越小范围内定义的问题负责，而不为所有其他问题负责。这尤其会导致在具有攻击性的青少年这里，每个当局都想把责任交给其他据说更负责任的人：学校交给家庭，家庭交给学校；警察交给社会工作部门，社会工作部门交给警察；青年福利机构交给青少年精神科，青少年精神科交给青少年福利机构。与此同时，警察和社会教育学之间或社会教育学和儿童青少年精神科之间的大量的圆桌会议也在解决这个问题。

322　"有计划的"解体

由海特迈尔（Heitmeyer）领导的比勒费尔德研究小组（Bielefelder Forschergruppe）（例如 Heitmeyer & Soeffner 2002）指出了解体的意义，即青少年从安全和可靠的生活环境中脱离，对青少年暴力的影响。所有新自由主义导向的社会政策和劳动力市场政策以及与家庭政策相关的决定，都以某种方式对这种解体发挥着作用，人们可以认为这是计划好的。例如，在工业社会中，工作场所离住处距离甚远，商店关门的时间，以及晚上和周末机器运转的时间被急剧地延长，这使得在销售和生产领域工作的父母，原本可以待在家里照顾他们孩子的时间受到限制。如果每天到工作场所的三个小时的通勤时间被认为是合理的，这就进一步缩短了父母在场的时间。如果工业社会的合理化进程意味着没有更多的工作机会提供给低学历的年轻人，那么他们就会被排除在工作生活之外，而这通常是除了家庭和学校以外可以发挥整合作用的重要因素。

媒体中的暴力

媒体对暴力的呈现，正如在德国引进私人电视节目后大大增加，是否会在模仿学习的意义上促进了暴力行为的发生，或是对暴力行为产生了免疫力，或甚至在观看过程中起到抵消内心净化的作用，这个问题在科学家中存在争议。显然，媒体中的暴力角色榜样更有可能被采用，如果这恰好与观众的日常生活背景相符合，例如，如果他所生活的社会环境中，暴力行为是被接受和常见的。然而，无论模仿问题如何，暴力的不断呈现促进了人们对暴力现象的习惯化，成为我们"生活方式"的一部分，从而更少引发愤慨。

未培养出暴力仪式

323

许多文化中都有一系列合法的暴力仪式，特别是对男性青少年而言，在这种仪式中，允许对对方实施身体暴力甚至对此是鼓励的。但这些暴力仪式与明确的限制有关，即在什么地方、针对什么类型的敌手，可以在多长时间内行使暴力，并允许对其造成何种程度的伤害。长篇小说《生态乌托邦》（Carlebach 1978）讲述了一个虚构的国家，它废除了军队和武器的普遍使用，而是每年组织仪式性的格斗游戏，在这些游戏中，18—30岁的年轻的男人相互争斗，直到其中一个人开始流血——然后争斗停止，流血者会得到集中的、充满爱意的护理。在西非，年轻男人之间的武术摔跤比赛有时是周日欢快活动的一部分，有舞蹈、鼓乐和对宾客的致意。在工业化社会中，这种仪式是不被鼓励的，而且变得更加困难，但是青少年仍然不断地继续发明出新的方式。足球流氓在体育场周围打架，光头党追赶小混混，反之亦然。这些有时也会以仪式化的形式发生。然而，在缺乏合法仪式的情况下，传统格斗仪式的基本规则（如，"没有旁观者！""没有未经允许的武器！""对手倒地时停止！"）没有得到遵守。没有培养出暴力仪式，促使了更残酷和不被限制的暴力仪式的产生。

▌去除障碍

在对任务和资源的澄清过程中，第一步是研究谁参与了这个问题，他们追求什么利益，以及他/她能为解决问题做出什么贡献。根据这一点，不同的行动者被邀请参与促进合作的相互协商的不同设置中，并承诺最富有成效的问题分析和解决方案的想法的产生（Schweitzer 2001）。即使在非常紧张和激烈的情况下，也应尝试坚持系统治疗的基本态度，如积极赋义，尊重其他系统的自组织和系统式的自我反思。   324

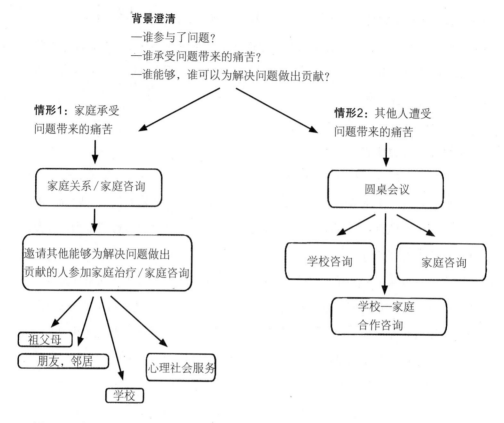

插图10　在反社会、犯罪和暴力案例中系统咨询设置的选择（Schweitzer 1997, S. 223）

插图10说明了一套可能的针对反社会行为、犯罪和暴力的系统诊断和咨询的顺序。它尤其展示出可以运用的设置的丰富性。

在与转介人进行（电话）澄清任务后，通常会对转介人提出纲领性问题——谁参与了问题的产生并承受问题带来的痛苦？谁的痛苦和压力有多大？谁能以及谁愿意为解决问题做出贡献？结果往往会呈现以下两种状况中的一个：

a）**反社会青少年的家庭受到问题的困扰**：这是经典家庭治疗或咨询的适合的适应证之一——无论家庭是把自己看成一位顾客，想要改变自己的行为，还是更多地把自己看成一位抱怨者，遭受这种情况的困扰，但还看不到任何自身影响的可能性。在这种情况下，可以先单独和家庭一起寻找解决的思路，并邀请其他人（祖父母、家庭的朋友和邻居、青少年的朋友、教师和校长、其他社会心理专家）参加一次接下来的会谈，如果人们认为，他们也许能够帮助解决这些问题。

b）**其他人受到问题的困扰**：这种情况在以心理治疗为导向的专业人士中并不流行。那些坐在这里的人（青少年和他的家人）报告说，他们至少没有遇到他们应该要到这里来的问题——另一方面，那些明显有问题的人（邻居、学校、青少年保护处）却不在这里。在这种情况下，第一次会谈应该邀请所有受该问题影响的人参加圆桌会议。根据圆桌会议的结果，下一步骤将非常不同：也许是家庭治疗/咨询，也许是老师的咨询，或者是学生的安置，或者是为教师和家长提供咨询，目的是为了帮助他们更好地团结起来。在顾客取向的工作方式的意义上（Schweitzer 1995），重要的是要从真正可以利用的任务和解决方案的动机出发，而对于反社会行为、犯罪和暴力的案例，最初它们往往来自学校和其他专门服务机构，而不是来自青少年和他们的家庭。

由于对困难青少年的永久性替代教育已经过时，寻找不寻常的资源变得更加重要：母亲也许能做一些比大家认为的更好的事情？离婚的父亲、祖父母、兄弟姐妹、亲戚、邻居、朋友能否参与抚养孩子的工作？青少年消防小组或足球俱乐部在哪里可以承担起社会教育指导下的团体工作的部分功能？ 325

这就要求系统咨询师充分了解来访者的私人网络和机构网络，有时还要把他们召集到这种迄今为止还不熟悉的情形中进行共同讨论。这些可以是大型网络会议，包括亲戚、邻居、同学、工作同事。然而，更多的时候，更容易管理的家庭帮助者会议，特别是家庭学校会议将是首选（参见章节3.6）。在青少年福利机构，在帮助计划会议上根据儿童和青少年福利法（KJHG）以及青少年保护处的个案管理小组，工作人员按照迄今为止传统的青少年保护处的职责范围，其工作方式是非常不相干 326
的（Schweitzer et al. 1999），要一起寻找这些资源。所有这些形式的特点是，专业人员和当事人一起商议，也就是共同把自己定义为问题的一部分和可能的解决方案的一部分。这需要做好准备工作和敏锐的洞察力，以便让胆小怕事的父母在与专业人士的对话中公开表达他们的恐惧和愿望。

这种新的合作形式最初是在个案工作中发展起来的，现在也在组织结构层面上得到了检验。家长更直接地参与到解决学校问题当中。青少年福利机构通过学校社会工作的接口更直接地与学校合作。住院和门诊青少年福利机构在社区一级或城市一级合并，组成青少年福利中心，既开展门诊又开展住院工作。这些合作形式有时会由于公共预算的缩减趋势令人不快地被加速进行，有些则由于官僚主义的规定而不那么富有成效。但是，这标志着合作的增加，这在20年前是不可想象的。

一些有用的态度和做法

一些态度和做法被证明对反社会、犯罪和暴力的青少年特别有用：

1. **对不信任的、破坏性的和混乱的行为模式的意图（而不是后果）的欣赏性认可**：在心理治疗中，青少年有权利对治疗师进行检验和测试，这是有意义的，不信任他们，暂时不参与他们的提议。因此，在家庭治疗中，始终会询问谁是对治疗最怀疑的人（通常是青少年），他们最黑暗的恐惧是什么，以及要发生什么事才能使治疗比他之前想象的更糟糕。可以建议那些在经历教育之家阶段之后想重新适应对方的父母和孩子，首先要把他们之间所有的不信任感拿出来，怀疑地测试对方，避免过早地出现和解的欣喜若狂。只有当这种基于以往经验的不信任被积极赋义，在关系中得到了应有的地位，当它被接受为一种明智的防御策略时，参与者渐渐地偶尔就可以不使用它了。

2. **对没有什么可以计划的状况进行计划**：系统取向的青少年福利机构会考虑到联结—驱逐循环。这意味着：他们有时被需要更多，有时则更少，同时反映了家庭的进程。他们对此做好准备，对于许多青少年需要采取多次行动，但不一定是长期的积极干预。他们认为自己是父母定期需要的助手，而不是父母的长期替代者。在他们接受这一挑战的范围内，这需要增加机构的灵活性。

3. **质疑自己是否合格**：也许在一个系统性诊断的过程中可以明确，在所有其他人的努力的背景下，自己是否导致适得其反，更加剧了问题而不是促进问题的解决。例如，如果许多人对治疗性干预持怀疑态度，如果这将使得迄今为止的帮助者被贬值，如果已经有大量善意的帮助者并且他们的数量还将被毫无意义地进一步增加。然后，一种系统式的有理由的不作为有时会成为干预的选择。

系统式方法和药物治疗

除神经阻滞剂外，也可以考虑使用哌醋甲酯制剂，即使没有额外的多动性障碍。最核心的意义在于，对患者现有的能力共同认识和命名，并明确地将干预的重点放在进一步的能力提升上，而不是将药物治疗作为医生、父母或教育者的权力工具。发展顾客自身责任的益处必须得到反映和沟通。

一名13岁的男孩由于严重的品行障碍，正在接受儿童青少年精神科的住院治疗。系统式心理治疗和行为治疗的结合虽然带来了一定的改善，但症状起起伏伏每周至少还会有一次攻击性爆发，严重到让病房团队感到不堪重负。会谈中了解到，这名男孩的自我形象由于这些爆发甚至进一步恶化。他觉得自己是个失败者，他不能控制自己，他总是不断地"加速到100千米的时速"。如果让他出院或者把他送进封闭式病房，会进一步强化这种消极的自我形象。他的主治医生有一个想法，就是用硫利达嗪（Melleril®）开始药物治疗。

我们接受了患者的比喻，即以100千米/小时的速度超速行驶，并将其扩展到有电子限速的快速豪华轿车。这辆车仍然很快，但有一个额外的限制，这在公众中没有负面含义。以类似的方式，也许硫利达嗪有助于限制在攻击性爆发中的最大速度。然而，仍然重要的是，这个驾驶汽车的男孩和他的帮助是不可缺少的，在团队中对电子设备、发动机、变速箱和底盘进行调校。每次改变设置后，必须在不同的条件下行驶一圈，以评估是否有改善。在此期间，维修站是必要的，以便车手和支持团队能够交流信息。从中期来看，有可能还需要进一步完善发动机、变速箱和底盘的设置，以至于不再需要限制最高速度。这个男孩继续在愤怒中挣扎，但他不再失去控制，不再出现有问题的攻击性爆发（治疗师：英戈·斯皮特乔克·冯·布里斯基）。

通常情况下，品行障碍的药物治疗在一段时间后就不再需要了。如果所有参与者都能以资源取向的视角来看待过去的药物治疗阶段，这有助于确保，当再次出现问题，而且（尚）不能在没有药物支持的情况下充分解决问题时，适时地再次使用药物治疗的资源。

多系统治疗

虽然到目前为止所描述的工作方式可能对于很多系统治疗取向的儿童精神科和儿童心理治疗工作者和机构特点是允许的，但其设置当然不足以处理严重违法犯罪的青少年，并对他们的社会环境产生持续的影响。对此，由亨格勒（Henggeler）等人开发的多系统治疗（MST），在治疗和督导中可以进行最密集的工作，并且通过探访式工作和24小时危机服务，以最接近社区的工作方式提供了一个有趣的模式。

329　我们自己并不了解这种工作方式，以下根据斯文森和亨格勒（Swenson & Henggeler 2005）文献中的描述对该方法进行介绍。更详细的英文说明可以在亨格勒等人1998年的文献中找到。

MST的出发点是，一个孩子总是同时受到不同系统层面（家庭、同伴、学校、邻里）的影响。最接近的系统（对幼童而言是孩子的家庭，对于青少年来说往往同等重要的是同龄人群体）比更远的系统会施加更大的影响。因此，治疗师不应该把自己看作青少年最主要的关系人，而是作为影响他们的社会领域。MST遵循9条"原则"——其中一些是所有系统治疗师的共同财产，另一些则显示出一种强烈的行动和发展取向，最重要的是它们要求所有参与者做出强有力的承诺：

1. 诊断的首要任务是使所提出的问题与更广泛的系统背景之间的联系可以被理解。

2. 在治疗性接触中，应强调积极的一面，并将系统的优势作为改变的杠杆。

3. 对家庭的干预应促进负责任的行为，减少不负责任的行为。

4. 干预措施是行动取向的，涉及当前的和被明确界定的问题。

5. 干预措施的重点要围绕使所提出的问题被长期维持和反复出现的行为模式。

6. 干预措施是针对青少年的成熟度和需求而确定的。

7. 干预措施需要家庭成员每天或每周的承诺。

8. 从多个角度持续评估治疗的成功。克服成功道路上的障碍是专业助人者的责任。

9. 家庭应能广泛运用干预措施。变化应该是持久性的，应该使照顾者有能力满足家庭成员在他们多个系统中的不同需求。

　　现在看来有趣的是，这些一般原则如何在治疗性探访服务中得到实施。对我们来说，最重要的似乎是探访式治疗的原则（类似于科南的理念，Conen 1999，2002）。每个治疗师辅导3到6个家庭，根据需要每周2到15小时。3到4名治疗师在团队中一起工作，但只负责"自己"的案例，然而也熟悉其他团队成员辅导的家庭。每天都有治疗会谈，或者至少每周数次，随着治疗的进行，次数会越来越少。治疗一般持续4到7个月。治疗在任何存在问题的地方都可以进行：在家里、在家庭中、在学校或社区中。这些治疗预约是根据家庭的时间情况确定的，特别是根据他们的工作情况进行调整。每周7天，全天候提供危机呼叫服务。因此，这是一个在短期内非常密集和高剂量的治疗方案。密集的治疗与同样密集的督导相匹配：每位治疗师每周有2到4小时的督导，形式可以是通过谈话、观看视频督导，甚至陪同参加探访家庭会谈。

　　操作流程的形式、培训的形式和持续的质量保证的形式是非常完善的。该治疗方法在指南中有相当具体的描述（Henggeler et al. 1998）。治疗师们完成为期一周的定向培训，包括角色扮演和小组练习。每季度都有一次复习培训，其中个别治疗方法也得到了更深入的实践。父母和其他照顾者定期通过一个有效的测量工具来评估治疗师是否遵循MST治疗方案。在临床研究中，也会借助录像带检查治疗过程是否符合9条基本原则。

　　通过使治疗方案结构化这种方式，亨格勒等人在反社会领域取得了两项相当罕

330

见的成功。首先，在9项随机研究中证明了令人印象深刻的治疗效果：青少年被逮捕率减少了25%—70%，更少的药物滥用，更频繁的上学，更好的家庭关系。他们能够在97%—98%的案例中从头至尾完成治疗（对于这种典型的"脱落"人群来说是非常高的）而且将家庭外的机构安置率降低约50%。但该模型是人员密集度非常高的。然而，如果每个治疗师只要成功地避免3次青少年被机构安置，那么他就"赚到了"他的工资。第二个成功之处在于，这套方案很容易出口，在其开发者的监督下，已经在美国30个州和世界上其他8个国家使用（截至2004年）。

非暴力抵抗中的系统式家长教练

奥马尔和冯·施利佩（Omer & von Schlippe 2002，2004）开发了一种特殊形式的父母教练，特别是针对家庭内部的暴力，但也针对所有需要父母在场的儿童和青少年的严重的不良行为方式。它是基于甘地和路德·金的非暴力抵抗概念的父母教练形式。在对父母非常密集的支持阶段，父母向孩子传达他们的决心，他们不再像过去那样接受孩子迄今为止的行为方式。同时，他们表示，他们并不是要控制或打败他们的孩子，而是有兴趣以比以前更好的方式与他／她合作。表23中汇编了不同的干预措施。

表中的第一个和最后一个干预措施被认为是最重要的。每一个其他的干预都应该以此作为框架，并且往往这两个方面就已经足够了。就冲突降级的可能性进行工作有助于走出不断升级的循环，而父母和孩子往往深陷其中，要么是通过不断升级的敌意，要么是通过父母的顺从和孩子不断提出新的要求而导致。降级在此提供了第三种选择：抵制孩子的问题行为，同时不断使之明确，目的是为了改善关系。父母学会系统地关注孩子所按下的按钮，以便为他们带来"一百八十度的反转"，然后做出与平时截然不同的反应，比如沉默不语。这可能是第一个非常令人惊讶的想法，即它可能是关于比以前做得更少。对此，让父母停止说教是第一步，因为"父母的唠叨"（Patterson et al. 1984；引自 Omer & von Schlippe 2004）被儿童，尤其是被青少年一方面体验为高度的厌恶，另一方面，对他们来说，这是父母效率低下的信号，使

表23　非暴力抵抗的父母教练模式中最重要的干预措施

（摘自 von Schlippe 2006，S. 250）

非暴力抵抗的干预措施：从走出恶性循环到和解的姿态

1.最重要的事情：走出恶性循环

　　a）不要被卷入其中，抵制挑衅。非暴力抵抗是一种抗议的形式，而不是一场战斗。

　　b）延迟反应和沉默的原则：停止说教。

　　c）如果不成功：在冲突升级的过程中，人们什么都不能做。在有疑问的情况下，自我保护是第一位的！

2.声明

3.静坐

4.打破保密的封印：让支持者、调解人和公众意见纳入进来

5.打一圈电话

　　a）收集信息

　　b）拨打电话

　　c）与不同的人交谈：孩子的朋友、父母的朋友、酒吧老板、娱乐场所的老板和他们的工作人员。

6.跟进和探访

7.延长静坐罢工

8.拒绝命令

9.不可或缺的组成部分：欣赏和爱的姿态

父母在孩子眼中被轻视。

　　父母的所有步骤都同时伴随着赞赏的姿态。上述恶性循环中最不幸的时刻之一

333　是，当关系恶化时，家庭中的美好时刻停止了："当他做出那样的表现，我为什么还要和他一起去看电影?"积极的互动的可能性越少，关系发展的机会就越少，这是一个负面的螺旋。和解措施在此有助于为气氛解毒。鼓励父母以小小的姿态向孩子传达信号，并且这些小的动作与孩子的行为无关。孩子们不是他们父母的对手，这使得尊重的姿态更加重要，这完全不同于试图息事宁人的做法："如果你停止打闹，我就给你这个和那个。"这些做法恰恰相反，这些姿态很小，而且与孩子的良好行为没有任何联系。因此，也必须与父母一起预计孩子拒绝这些姿态的可能性，也许是因为孩子最初怀疑父母在设置一个陷阱。因此应该平静地处理这个问题："你不一定现在吃这个冰激凌，把它给你放在冰箱里……"抵抗与和解的姿态是相辅相成的。关于一个更详细的描述，我们可以参考奥马尔和冯·施利佩（Omer & von Schlippe 2002，2004）以及奥勒福斯和冯·施利佩（Ollefs & von Schlippe 2006）。

对性犯罪行为的治疗

　　对青少年性犯罪进行治疗的目的（Rotthaus & Gruber 2004）在于，一方面是为了防止进一步的侵犯，另一方面是为了提升青少年的能力，使之能够过上尽可能自我决定，但要在社会心理方面合适的生活。成功全部完成一项特定项目的青少年，在性犯罪和其他犯罪方面的重犯风险更低。治疗的重点是针对犯罪的情景进行工作，在那种情况下，现实会被扭曲，与虐待有关的经历的内容会被消除，情绪状态会被低估，以及会否认自己的行为。治疗的目的是，引入和加强对犯罪行为的自我控制，并推进青少年对其犯罪行为和犯罪本身的认识过程。一方面，这种疗法必须针对具体的犯罪行为及其在青少年罪犯身上的形成过程展开工作；另一方面，需要推动其性心理、个人身份认同以及社会关系和角色方面的全面发展。

4 系统式家庭医学

4.1 躯体疾病及其社会背景

在心理治疗工作中，只有少数几个领域是主要围绕着将不同领域的知识汇集在一起，例如在躯体疾病的背景中，尤其是在慢性和威胁生命的疾病方面。对此，除了心理治疗知识外，还需要躯体和社会知识、能力和经验（Dinger-Broda et al. 2002；Köllner & Broda 2005；Cierpka et al. 2001；von Schlippe et al. 2002）。疾病，特别是当它持续了很长时间，就会成为家庭互动中的一个重要组成部分（而且不仅仅是家庭的互动）。疾病的发生会在许多社会层面上借由语言描述、借由故事所框定。在各自的社会系统中，这些定义了什么是可能的，什么是不可能的，从而使得当事人得到加强或削弱。这些描述会变得根深蒂固，以至于最终疾病成为家庭交流的核心内容（Steinglass 1988；von Schlippe 2001b）。为了说明在与慢性疾病患者及其家庭工作中可能会遇到的大量心理的和系统式的提问，我们在这一章的开头先介绍一个案例。

奥斯纳布吕克的"乐天派"（参见Theiling et al. 2001，也参见章节4.6）包括为患有哮喘的儿童和他们的家庭提供为期一周的课程。大多数时候，患病的儿童和他们的父母参加，偶尔也有兄弟姐妹参加。其他家庭成员也会被邀请参加一次或多次家庭会谈。在这个案例中，13岁的患者安娜和她的单亲母亲参加会谈。在课程结束时，母亲的母亲被邀请参加结尾会谈，因为在这一周的课程中，团队已经清楚地认识到她们3人之间显然存在一些非常紧张的互动。会谈中很快展现出一种模式，其中女儿总是把自己的不快乐归罪于她的母亲："你做的一切都是错的！"这种模式被代际传承下来，两位母亲都感到内疚，两位女儿对她们的母亲都充满怨恨。

336

    在哮喘患者安娜和她的母亲之间，这种模式已经有了一种特殊的形式。母亲对女儿的病感到内疚，因为哮喘是一种心身疾病。她会被告知，她太过依恋安娜的倾向导致了这种疾病。不仅邻居是这样认为的，而且她的一个受过心理学训练的朋友，以及她的心理治疗师也是这么认为的。因此，这位母亲不敢挑战她的女儿，并且安娜已经形成了这样的态度：她不必遵守她母亲告诉她的任何事情，这也适用于她自己的疾病管理：她对吸入剂和计量吸入器非常粗心。她总是处于急性呼吸窘迫状态，这使她的母亲内疚感更明显了。母亲不敢与她对质。

    在谈话中，内疚感被外化了，也就是说，谈论它的时候，仿佛它是一位额外的家庭成员。内疚先生显然在很长一段时间内干扰了母女关系。他给这些关系下了毒，当他在房间里的时候，外祖母和母亲、母亲和女儿对彼此就无法感到舒服，由于他的窃窃私语，母亲们体验到自己是失败者。内疚先生也设法看看，当他在她们那里打个盹，她们之间的关系会有怎样的可能性，但这种情况很少出现。但也有例外情况，有时外祖母，有时母亲，有时安娜会决定不听从内疚先生的诱惑，不对对方进行负面描述，不对对方进行猜疑。在这些女性所描述的例外情况下，我们可以清楚地看到，在家庭中存在哪些可以获得一种不同品质的母女关系的机会。我们游戏式地想一想，如果内疚先生有更多的休息时间，这将会是什么样的情况。如果他放了一段应得的长假，情况会是什么样子？内疚先生被象征性地以坐垫的形式送到了门口，在那里坐在椅子上等待：当他不在的时候，会发生什么？届时，人们将如何以不同的方式谈论哮喘？母亲和女儿之间很快发生了激烈的争吵，在争吵过程中，母亲提出了明确的要求，同时也提出了同样明确的后果。这导致了相应的协议，家人把协议带回了家。几天后，母亲来电："我的治疗师已经再一次证实哮喘是一种心身疾病，所以安娜的情况确实是我的责任！"要把这个绝对的事实还原成它的本来面目是很困难的：一种描述，并且在这种情况下根本没有用的描述（治疗师：阿里斯特·冯·施利佩）。

在此，我们发现了许多在社会背景下不断会遇到的、与疾病的话题相关的有争议的方面。可以明确的是：

- 心理的和家庭动力的因素在躯体疾病中发挥着多么重要的作用；
- 在日常理论中不加区分地采用一种对心身医学的通俗理解的危险有多大；
- 情绪和情绪调节在个人层面，但也在家庭系统层面有哪些作用（这里的例子是内疚和愤怒的感觉）以及
- 非常重要的是，留意人们在不同的社会环境中如何谈论疾病，他们在慢性病的背景下对意义和重要性进行了怎样的建构——通过外部人士贴上了什么社会标签；最后
- 专业人士在此负有什么责任。他们的描述并不是简单地临摹正在发生的事情，而是用描述改变了被描述的内容（von Schlippe 2001b）。我们用什么样的术语，用什么样的隐喻来描述问题使之贴近当事人，会对他们的自我效能感的体验、自我价值感和应对能力的认识具有决定性的作用。

家庭医学工作可以追溯一段悠久的发展历史。这要从早期的心身医学说起并且是在20世纪70和80年代的家庭心身医学中得到了延续（如Minuchin et al. 1981；Stierlin 1988）及其在80年代受到的批判（例如Wood et al. 2000）。后来，概念也不断发展，将躯体疾病的家庭、心理和生物系统层面，用一种系统式的语言方式相互关联起来。史第尔林（Stierlin 2000）建议，自我与身体关系的两个轴（"对自己身体的憎恨或喜爱"和"对自己的身体过程迟钝或敏感"）与目前重要的关系系统中的过程和跨代的

派遣[1]过程相互联系起来，并从所有这些过程的相互作用中预测自我调节的能力，作为身体健康的一项决定性调整参数。

　　系统式家庭医学（程序化的Kröger & Altmeyer 2000；Altmeyer & Kröger 2003）把家庭、卫生健康事业以及患者的其他生活环境看作躯体疾病，特别是慢性病的重要交流环境：生病并不仅仅意味着患病，并且是在一段不可预见的时期内遭受病痛的折磨（＝生活），而且最重要的是，与自己（＝意识）和他人（＝沟通）谈论疾病（von Schlippe 2001b；Eder 2006）。被我们体验和命名为躯体的疾病，通过语言化的行为（也）成了一种社会建构。我们不仅对疾病做出反应，而且还在语言中建构与我们相关的现象（例如，改善和恶化，"一切都很疼！"，对治疗的阻抗）。围绕着疾病发展出来的互动模式，从这些观点的意义上来理解不可能是疾病的"罪魁祸首"（Simon 1995），但它在疾病形成的过程中起着重要作用。家庭成员的行为方式，共同构成了一种模式的不同方面，它们是共同进化的。如今有一个共识，即躯体疾病是由心理因素还是更多地由家庭因素导致的思考方式是一种不恰当的描述形式。

　　慢性疾病如果离开围绕它们的语言环境是无法想象的。当我们作为专业人士遇到一个家庭，哮喘先生或糖尿病夫人其实早已成为家庭的一员。在最初的急性诊断的情况下，意识过程和交流过程在一瞬间被联系到社会中早已存在的对疾病描述的传统上。在诊断的那一刻，当事人和他们的家人被置于这些隐喻性描述的背景中。这样的描述可以改变一个人从这一刻到下一刻的生活态度。至少有五种可区分的不同交流环境对疾病过程具有重要意义：

- **个体层面**：心理系统不同部分之间的内在自我对话（"这是上帝的惩罚！""你无能为力！""我可以做到，这是一个挑战！"）

- **家庭层面**：家庭内部的沟通，与患者之间或不是与患者之间（"这是你的错，所以我不需要操心照顾——当我心情不好的时候，你活该如此！""你为什么偏偏和这个男人结婚？他的母亲就是死于哮喘！"）

1　派遣是史第尔林提出的概念，是指一种代际之间联结和传承的动力机制。家庭传统、未实现的愿望、未充分发挥的意愿会被当作家庭中有效的联结机制代代相传。——译注

- **家庭和社会网络**，如熟人和邻居（"您不要服用任何药物！""这是心身疾病，问题出在养育方式上！"）
- **医患关系**（"您明白吗?"——"是的，是的！"——"所以：如果您不定期一天三次……"——"您也帮不了我！"——"太可怕了，这些没有依从性的病人！"）
- **在专业领域的沟通**（"这是一种心身疾病！""这不是心身疾病！""家庭医学是无稽之谈！""这就是处理这种疾病的方法，同事先生！您所做的事情是错误的！"）

因此，家庭医学方法需要一个多系统的镜头，用它来观察各个不同的层面，并允许在每个案例中找到适当的出发点。慢性病在协调和合作方面给社会系统带来了特殊的挑战（McDaniel et al. 1997；Kröger et al. 1998；Schweitzer 2000；Hendrischke et al. 2001；von Schlippe & Theiling 2005）：

- 在对患者诊断和治疗时，同等考虑和包括心理的和身体的因素；
- 与患者的家人密切合作，并使他们规律地参与患者的护理；
- 来自医疗、社会心理和非医疗领域的专家通过跨学科的治疗团队与患者进行相关的合作。

为了发展和维持这样的围绕着躯体疾病的合作关系，已经发展出了"系统式家庭医学"项目（Kröger et al. 1998）。替代术语是"医学中的家庭治疗"（McDaniel et al. 1997）或"协作式家庭保健"（McDaniel et al. 2002）。系统式家庭医学认为家庭和专业人员是作为"共担责任"的合作伙伴，这与依从性的概念形成鲜明对比，后者片面地关注患者的合作意愿，但不关注医生和家庭之间的关系事件（Szczepanski 1999）。系统式家庭医学超越了家庭的界限，到达照护过程中不同学科之间合作的层面。治疗者需要将家庭成员甚至主要的社会环境中的成员纳入进来（McDaniel et al. 2001）：

- 意愿：支持患者和家属的自我效能感（"代理"）和社区感（"共融"）；
- 能力：能够应对多人的情况并在其中协商谈判（如主持慢性或恶性疾病的

339

340

家庭会议）；

- 调整体制的框架条件，让家庭成员在医院的诊断和治疗时能够了解和参与（例如，家属参与医生查房或病房里关于患者的团队讨论）。

根据问题状况的复杂性提出诸如此类的不同紧密程度的合作形式（McDaniel et al. 2002）：

- **较轻的案例**：专业人员基本上可以忽略对方的工作，深入合作是没有必要的；

- **标准的**：至少偶尔会达成协议，就其他专业团队为患者所做的工作传达赞赏的态度；

- **更困难的情形**：真正意义上的合作——专业人员相互详细地、持续地告知对方关于计划中的治疗（如有必要，进行联合会谈）；

- **复杂的冲突局势**：与简单的合作不同，合作意味着共同准备综合治疗计划，在相关专业团体和当事人本人之间进行密切协调和联合会谈。麦克丹尼尔等人（McDaniel et al. 2002）报道了通过电子邮件简化这些合作的有趣方法：只需一次点击，所有相关人员就能迅速了解到最新的事件状态。

341　这样的家庭医学概念目前为止仍然很少作为一个永久性的整体概念来实现，但它在大量的大学背景下开展的有时间期限的项目中得到了实现。我们自己也积极参与了一些这样的项目[1]，并在我们的领域与其他项目有密切联系，接下来将会介绍这些项目。

如果想进一步了解系统式家庭医学中的障碍图谱和健康问题，请参考以下文献。在麦克丹尼尔等人（McDaniel et al. 1997）的文献中，有大量关于这些主题的实践指导：躯体化的患者，吸烟和肥胖，流产和堕胎，以及临终关怀。怀特（White 2005）针对失去亲人的悲伤的亲属进行的系统工作有细致的描述。阿尔特迈耶和克洛格（Altmeyer & Kröger 2003）根据不同的主题领域介绍了系统式家庭医学（包括疼痛疾病、多发性硬化症、心血管疾病、遗传咨询）。如果您是一名执业医生，并希望以

1　约亨·施魏策在海德堡大学医院进行移植咨询和头痛咨询工作（章节4.5），阿里斯特·冯·施利佩在奥斯纳布吕克儿童医院进行"乐天派"项目（章节4.6）。

一种紧凑而同时易于阅读的形式获得系统式家庭咨询的工具，可以参考海格曼等人（Hegemann et al. 2000）或阿森等人（Asen et al. 2004）的建议。

鉴于各种技术、人口和卫生经济的发展，我们认为躯体疾病领域有可能（但绝非肯定）在未来成为系统治疗和咨询的最密集的工作领域之一。目前医学界对"共同决策"（Coulter 1997）进行了激烈的讨论，也就是说，医师和患者之间的共同决策过程，特别是在重大的医疗干预决策情况下，可以（例如参见 Schneider et al. 2006）通过系统式咨询的循环提问技术来明显确保其合理性。

4.2 乳腺癌——减压和理解[1]

▍障碍概况

乳腺癌是对一组不同的疾病的命名，以乳腺组织细胞不受控制的分裂为基础的疾病。不受抑制的细胞分裂是一种肿瘤，一种恶性增殖。恶性肿瘤不受机体生长控制机制的调控，退化细胞不受控制地繁殖，生长到周围的组织中，并能渗透到血管和淋巴管中。这样一来，它们就可以在身体的其他部位定居，并可能繁殖。然后产生了子肿瘤（转移）。如果肿瘤已经转移，治愈的机会就会很渺茫。然而，现代治疗方法往往可以阻止疾病的慢性化发展。如果原发病灶没有转移，如今彻底治愈的概率很高（高达80%）。

患病率

乳腺癌是西方工业化国家女性中最常见的癌症，而且这种趋势还在上升。据统计，在德国，每年每1 000名女性中就有一至两人患上乳腺癌。总体而言，约有十分之一的女性在其一生中会被诊断出患有乳腺癌。据统计，这意味着德国每年约有5万名女性被诊断为乳腺癌，有两万多人死于乳腺癌。高发年龄段在60—65岁之间。男

---

1 我们要感谢海德堡的海克·施塔默博士，感谢她对本章节的贡献。

性也可能受到影响，但这种情况要罕见得多。

病因理论

343 　　导致乳腺癌发生的确切原因尚不完全清楚。绝大多数乳腺癌患者都是自发发病，即没有明确的诱因。然而，科学研究发现了促进该疾病发病的各种风险因素。比如，据推测，在大约5%的女性患者中，遗传因素共同发挥作用。首先该疾病的家族史为支持这一因素提供了证据。一级亲属当中患有该疾病的，其患癌症的风险是对照组的2到3倍。根据新的发现，基因组中的某些变化（突变）促进肿瘤的发展。然而，到目前为止，这种联系只在少数几种肿瘤类型中被证实。

　　最重要的已知风险因素包括血液中的雌激素水平长期偏高，这对乳腺组织有增殖作用，即刺激作用。其他因素是无子女或第一次怀孕较晚（30岁以后），以及月经初潮较早和绝经较晚。高脂肪饮食、接触电离辐射、吸烟和饮酒以及长期使用女性性激素增强剂也可能导致乳腺癌。避孕药在癌症风险中的作用，特别是在年龄很轻（小于18岁）和长期使用的情况下，还没有得到澄清。越早发现乳腺癌，治愈的机会就越大。

　　现代化的诊断方法为个性化治疗提供了可能，可以根据患者的疾病情况进行治疗。任何治疗的基础是手术，即通过手术将肿瘤从乳房中切除。在大多数情况下，可以进行保乳手术，但这需要随后进行放射治疗。根据疾病的程度，药物治疗（化疗和/或激素治疗）可以提高康复的概率。然而，众所周知，这种治疗方法有很强的副作用，这使许多患者事先非常焦虑。对许多患者来说，化疗导致的脱发最清楚地象征着对其女性身份的威胁。许多令人苦恼的副作用（贫血、恶心和呕吐、疲劳、

344 食欲不振、腹泻、疼痛的黏膜变化）仍然限于治疗期间。然而，通过激素治疗，特别是年轻的女性会永久地进入更年期，这导致她们失去了生育能力，但也会产生其他典型的副作用，加剧更年期症状（如体重增加、性欲减退、抑郁情绪），这些因素可能会影响合作意愿。更多不断更新的信息，包括关于其他癌症的信息，可以向癌症信息服务机构（KID）索取（www.krebsinformationsdienst.de）。

既往关于心理因素是否以及如何影响疾病过程的研究，得出的结果并不一致（其中格罗萨特－马提斯克等人的研究非常有争议，参见Stierlin & Grossarth-Maticek 2000）。正如法勒（Faller 2004）在他的仔细分析中所显示的那样，乳腺癌相关研究结果不尽相同，有些研究结果提示情绪困扰和生存时间存在正相关，有些研究提示存在负相关或者不存在相关性。其中一个原因是，方法学上普遍接受的研究仍然是缺乏的。

关系模式

近年来，肿瘤心理学研究越来越关注社会支持对应对疾病的重要性（Haan et al. 2002）。因此，可以证明，拥有广泛社会网络的女性癌症患者抑郁得分显著更低。在男性中，这一因素并没有发挥作用。社会支持可以通过关爱和欣赏的体验促进幸福感，以及有助于更轻松地应对癌症及其治疗所引发的压力（Leszcz 2004）。同样在躯体层面上，社会支持可以减少心理上的痛苦和压力反应。在患有转移性乳腺癌的女性中，与得到较少支持的女性相比，得到有意义的社会支持的妇女的压力激素皮质醇的血清水平明显降低（Turner-Cobb et al. 2000）。

社会支持和疾病应对之间存在明确关联的证据是一致的，而且非常有说服力（Leszcz 2004）。

345

家庭，特别是生活伴侣在癌症患者的社会支持系统中起着关键作用（Baider 1995）。值得注意的是，无论是一种良好伴侣关系的调适还是一种充满冲突的纠缠都可以自身强化，并形成自身的动力（Keller et al. 1998；Stammer et al. 2003）。伴侣通常可以被看作最重要的情感和实际支持的来源。家庭支持在癌症的背景下可以分为五类（Rait et al. 1989）：

- 家庭是情感支持的地方；
- 家庭是治疗决定的共同承担者；
- 家庭是照顾和关怀癌症患者的地方；
- 家庭是由癌症引起的经济、职业和社会负担的承担者；

- 家庭是在不稳定的时期的一个稳定因素。

然而，不仅要考虑到家庭成员对患者的支持功能，也要考虑到患病情况给他们带来了极大的压力（Strittmatter 1997）。根据罗默等人（Romer et al. 2002）的研究，母亲患有癌症的孩子在他们的成长过程中，在儿童和青少年期患精神障碍的风险增加。孩子越小，他们的压力越大，他们更容易出现植物神经功能紊乱、心理问题和学校问题（Rait et al. 1989）。许多人对自己母亲的疾病感到内疚，对通常会失去父母双亲的照顾感到痛苦，或者对被排除在重要信息之外感到气愤。年龄大一点儿的孩子也会因此感到压力，因为他们经常（必须）在对母亲的照料中发挥积极作用。有些人不知不觉中变得不堪重负，退出或拒绝继续帮助。家庭研究的一个重要发现是，与未被告知疾病信息的儿童相比，已被告知该疾病的儿童表现出较少的焦虑和较低程度的退行行为。

346   罗斯特（Rost 1992）认为，以下是对父母患病经常出现的功能不良的家庭反应模式，这些反应最初体现了一种问题的解决方案，但从长远来看是一种负担：非常强调家庭凝聚力，与社会环境隔绝，家庭日常生活的灵活性低，避免冲突，孩子作为替代伴侣照顾或参与其中（亲职化）。

相反，以下因素似乎是长期的保护性因素，使儿童能够在功能上适应母亲身患癌症：与同龄人（尤其是对青少年）有家庭外部的接触，在家庭中就疾病进行公开交流，考虑到孩子的发展阶段并容忍冲突，减少亲职化，关注孩子的需要，包括退行的需要。

这些基础研究的结果是对于运用家庭取向的咨询服务强有力的论据，目的是加强和维持家庭的社会支持。但直到目前为止，在相应的专科医院和专门的临床实践中才开始提供具体的相关服务。

▌去除障碍

夫妻和家庭会谈在以下情况下特别有用：

- 患者或亲属希望进行共同讨论，以澄清家庭中无法独自克服的疾病问题；

- 家庭沟通方面的问题，特别是缺乏开放性的关于个人的想法和恐惧的交流；

- 遗传性乳腺癌，特别是如果有近亲死于乳腺癌；

- 乳腺癌的预后不佳；

- 与医生合作方面的问题（依从性低）；

- 患者频繁使用医疗帮助；

- 具有重大的健康和社会心理影响的医疗措施，对亲属也有相当大的影响——如乳房切除术或更年期的开始和维持，从而使年轻女性放弃了可能的生育愿望；

- 长期的关系冲突对医学治疗有不利影响；

- 姑息治疗和临终关怀。

妇产科医生亚历山大·马梅（Alexander Marmé）和心理治疗师海克·施塔默（Heike Stammer）在海德堡大学妇产科医院的乳腺癌中心发起了一个家庭取向的系统式肿瘤心理门诊，其中肿瘤治疗和心理治疗在空间上和制度上都是紧密相连的。作为肿瘤治疗的一个组成部分，家庭治疗会谈的优势在于将家庭冲突正常化，在此要清楚地表明，在这种特殊情况下，对许多相关的家庭来说都会出现家庭冲突，因此，有必要为家庭提供这样的服务。

为癌症患者和他们的生活伴侣提供服务

海德堡大学妇产科医院的肿瘤心理学工作组为癌症患者及其伴侣开发了一个交流工作坊，目的是促进来自伴侣的社会支持，同时也缓解伴侣自身的压力（Marmé et al. 2003；Stammer 2006）。

这个"ZIELE"沟通工作坊是为乳腺癌患者和他们的伴侣举办的为期一天的活动。分成男性和女性的单独讨论小组，分别对良好沟通的愿望和需求进行了探讨，然后在整个大组中进行介绍并讨论。一个半小时的音乐治疗课程使非语言交流变得具体化，并澄清了夫妻间的沟通结构。运用"ZIELE"记录表使得伴侣之间的对话被结构化并且通过角色扮演练习如何应用。

348 　在这个工作坊中，乳腺癌患者的伴侣通常第一次有机会与其他男性谈及他们的问题和担忧。这对男女双方都有很好的缓解压力的作用。他们可以体验到，他们的困难和恐惧与其他有同样情况的夫妻有着非常相似的体验。在针对不同性别的讨论中，经常会发现女性更倾向于讨论疾病及其对他们共同生活的影响，而男性则更倾向于希望回到日常生活中去，并且把癌症诊断的令人沮丧的方面抛在脑后。通过"ZIELE"记录表帮助夫妻双方定期开展关于疾病的讨论，并且他们根据自己的需要改变讨论内容。

表24　"ZIELE"记录表

Z = 聚在一起：谈话应该从日常生活中脱颖而出，成为一种特殊的仪式。 **I = 表达兴趣**：伴侣双方都必须表达对谈话的兴趣。没有任何专业上的义务。 **E = 情绪**：建议表达自己的情绪，但也要感知并表达出伴侣的情绪。 **L = 学习**：开放式提问用于了解对方对疾病的了解。 **E = 发展**：需要制定出一项策略，既能增加对疾病状况的了解，又能使未来的对话更有成效。

　　这种低门槛的夫妻提议促使大多数参与的夫妻对女性的疾病进行更深入的讨论。有时，它也有助于与肿瘤心理学家协商进一步安排夫妻会谈。这个工作坊仅限于一天的时间，并且具有一种清晰的缓解焦虑的功能。通常在周六举行，以使男性更容易在他们的工作之外参与这项活动。

父母身患癌症的儿童

根据罗默等人2002年的研究，对父母患有癌症的家庭进行心理干预的重要内容有：

- 向儿童推荐适合其年龄的事实性信息，内容包括该疾病的所有方面；
- 认可家庭的资源；

- 支持父母的育儿能力；
- 促进与其他有相同情况的家长进行公开交流；
- 在预计母亲即将死亡时提供支持。

349

大多数家庭非常不愿意让他们的孩子参与肿瘤的心理护理，因为他们担心会有更多的不稳定因素。因此，对父母的咨询比儿童直接参与的家庭会谈具有更重要的意义。

有时，家庭寻求在母亲死亡过程中一直获得陪伴，并且会在母亲去世后再进行一次最后的会谈。如果患者同意，这是一个支持亲属哀悼过程的好方法。特别是对女儿来说，她们往往不得不生活在受这种疾病影响的风险中，也许她自己也会面临这种疾病，这样的讨论提供了谈论这些恐惧的机会。此外，关于在母亲/妻子患病期间和生命结束时，自己并没有完全尽力的内疚感，也可以对此进行讨论。

患有乳腺癌的女性的特殊家庭议题

从总体的心身医学研究中我们知道，患者生活中额外的现实和成长经历压力会使应对疾病更加困难，并可能成为处理疾病体验引发的抑郁情绪的风险因素（Stammer et al. 2004）。对于被诊断出患有乳腺癌的妇女，除了通常的易感性因素（如父母一方早逝、痛苦的离婚经历、失业和经济上的担忧），在家庭背景下还有特定的压力因素。在某些情况下，应始终向患者提供进行家庭或夫妻咨询服务的机会，以防止可能出现的心理失调或心身压力过大的应激反应。在接下来的疾病过程和关键的生活状况中，所有家庭成员的心理耐受力通常都会受到挑战：

- 当早期妊娠因乳腺癌诊断而被终止时，诊断的震惊与失去孩子的悲痛交织   350
  在一起。如果已经有了孩子，可能还会有额外的内疚感，让他们承受如此
  沉重的负担。在这种情况下，很难向孩子们做出解释，因为他们必须应对
  多个令人恐惧的事件：失去兄弟姐妹、母亲的绝症以及父母的恐惧和悲痛。
- 如果为了母亲的肿瘤治疗而不得不提前引产，也会引发对婴儿健康的担心，
  如果因为早产而对健康造成不良影响，其长期后果是无法预见的。在此，

兄弟姐妹们也面临着特殊的压力。在这些情况下，要进行全面的心理社会照护，与社会工作者进行特别深入的合作是必要的。

- 对于那些在童年或青少年时期母亲死于乳腺癌的女性来说，她们自己的诊断往往意味着再次受到创伤。由于她们通常对母亲死于乳腺癌的内心印象仍然非常生动，她们对这一疾病的恐惧是不言而喻的，因而通常在经历得知诊断时的最初的震惊之后，一种健康的心理防御机制往往是对此否认。除此以外，当如今成年的女性还是儿童或青少年的时候，并不是很常见的情况是，留意孩子的痛苦，并帮助他们接受他们的悲痛。在这种情况下，亲属通常自己会感到不知所措，而心理支持并不常见，甚至无法获得。不仅对于患病的女性本人来说是再次经历创伤，而且对于整个家庭来说也是如此。

一位患者报告说，在她14岁之前家人从未提起过，当她还是婴儿的时候，她的母亲是死于乳腺癌。这个话题在家庭中是完全禁忌的，显然，她的生母的母亲最强烈地传达这种禁忌。直到外祖母去世后，一位姨妈才"爆料"。当时，患者进入了青春期的危机，但这个家庭能够很好地应对。然而，目前的癌症诊断，更强烈地激活了整个家庭中未被处理的悲伤。另外，患者的父亲当时也没有时间为他的妻子充分地表达悲伤，而不得不迅速找到一个新的妻子，她在这个禁忌被揭开之前，一直被患者当作自己的亲生母亲。

- 即使母亲的死亡没有被否认到如此极端的地步，当事人对自己的诊断的体验也会更加严重得如同一个死刑判决，与没有受到这种影响的同龄人相比，她们往往出现更加抑郁的反应和更严重的焦虑症状，而同龄人往往会更快恢复希望。
- 与孩子的父亲有严重冲突的单身母亲，往往担心公开处理她们的疾病可能会导致监护权的撤销。源于通常非常痛苦的分离阶段的对丧失的恐惧被（重新）激活，并使她们难以集中精力接受医学治疗。她们试图对孩子隐瞒病情，以免他们在无意间不小心泄露了这个秘密。这就有可能被孩子意外发现，而导致疏远的风险。孩子们的反应恰恰是母亲最担心的。在此，一种家庭取向的干预措施可以阻止在麻烦的状况下出现的对称升级，并有助于以一种更平静和更轻松的方式处理困难的家庭状况。即使家庭会谈被拒绝，也可以在会谈中预测父亲或其他亲属可能的反应，并考虑建设性的解决方案。

- 对于有孩子的未婚夫妇，如果临终情况迫在眉睫，那么伴侣会谈可以帮助澄清，在母亲去世后，如何安排监护权才符合他们的最大利益。在我们的医院里，与患者的这样一次讨论导致了在病房里迅速结婚的决定，因此在患者去世后，监护权显然属于父亲。这一步对整个治疗团队来说也是非常轻松的，因为所有人都不得不承认，患者无法活到原来计划在夏天举行的婚礼；几天后她就离开了。

对此，施塔默（Stammer 2005）建议要为整个家庭提供支持，不要因为不现实地保持和谐的理想使自己负担过重。从治疗的角度来看，应该传达的理念是，癌症会造成强大心理压力，在巨大的压力下，暂时"失去勇气"是一个正常的反应，可能会发生误解和过度反应，会流泪，尽管人们想不惜一切代价避免这些发生。能够承认自己的局限性和无助，学会承受自己的恐惧和浮现出的绝望——这就是所有参与这种疾病命运的人的发展任务：家庭成员，但也包括医疗团队和社会心理治疗团队的成员。

4.3 肾移植——赠送身体的一部分[1]

▍障碍概况

肾脏功能的永久性和渐进性衰退导致了在德国每年约有15 000人发生终末期肾

---

1 我们要感谢法兰克福的玛丽亚·塞德尔·维塞尔博士，感谢她对本章节的贡献。

衰竭。健康肾脏的主要任务是清洁血液中的有毒代谢产物和排泄水分。这发生在肾脏的过滤系统中超过100万个肾小球（Glomeruli）。当疾病损害肾脏组织时，肾小球被破坏，尚未受到影响的肾小球起初接管病变部位的任务。被破坏的健康组织越多，肾脏功能就越差，而当不再有足够多的健康组织代偿时，疾病就会变得很明显。在晚期肾功能衰竭时，体内会出现液体积聚（水肿）、尿量少、血压高、表现不佳和疲劳。由于健康的肾脏除了解毒和排泄水分外，还产生用于造血、调节骨骼代谢和血压的激素，因此也会出现其他症状，如贫血、骨痛、胃炎、口渴和瘙痒。

353

医学基础疾病

慢性肾衰竭是基于许多获得性或先天性的原因：

- 肾脏的免疫性疾病（肾小球肾炎）
- 糖尿病和高血压
- 肾脏的炎症，最初是细菌感染的肾盂炎症
- 长期服用止痛药
- 先天性肾脏疾病，例如肾囊肿

治疗方案

如果确诊为肾脏衰竭，基本上有三种治疗方法可供选择以取代肾脏功能：

透析（血液透析）、通过病人的腹膜进行血液过滤（腹膜透析）和移植已故器官捐献者或活体捐献者的一个健康肾脏（移植）。

透析是一种成熟和广泛的治疗方法，目前在德国约有60 000人接受透析治疗。每年约有15 000名新的入院者（DSO 2004）。然而，血液透析被证明有几个严重的局限性：

- 这是一个昂贵的治疗方法。透析患者的血液必须通过一个过滤系统，在透析机的帮助下解毒并清除掉多余的水分。许多患者感到这是一个巨大的身体负荷，所以他们过后疲惫不堪，身体乏力并且工作能力受到明显限制。

- 需要透析的人要住在一个靠近透析中心的地方。因此，较长的旅程非常困难。

- 许多患者发现为了维持生命而必须采取的饮食限制，以及在某些情况下需要大大减少饮水量令人感到非常难受。 354

- 透析不是一个最佳的替代治疗，因为在两次透析之间，毒素的浓度又会急剧上升。因此透析不能完全阻止临床症状的进一步恶化和相应的损害。

器官捐赠：来自已故的陌生人还是来自活着的亲人？

另一个选择是肾移植。可以移植已故的陌生捐赠者的肾脏（已故捐赠），或者一个与受赠者个人关系密切的健康活体捐赠者捐赠第二个不需要的肾脏（活体捐赠）。每一个健康的人可以在只有一个肾脏的情况下没有任何健康问题地生活。

即使是捐赠的器官也不会永远存在——根据2005年的知识状态，在死者捐赠的情况下，在移植5年后，约有75%的肾脏仍有功能，以及10年后约有50%的肾脏仍有功能。对于活体捐赠，5年后的移植存活率约为85%，只有在12到15年后，无功能的肾脏比率才会降至50%。此外，还需要持续和长期使用免疫抑制剂。这些药物抑制了身体对最初外来器官的自发免疫防御。这些药物也不是没有副作用——其中包括对感染的易感性增加、高血压、骨骼脆弱、体重增加、震颤、白内障和青光眼，并且从长远来看对皮肤和胃肠道肿瘤的易感性增加。

尽管有这些限制，器官移植目前仍被认为是更好的治疗——而活体器官捐献则越来越被视为两种捐赠形式中更好的一种。然而，这种捐赠器官的数量是有限的。在德国，约有10 000名肾脏疾病患者正在等待捐赠的肾脏。在2003年，大约进行了2 500例肾移植手术，其中16%是活体捐赠。每年大约有2 500—3 000份新的申请被添 355 加到等候名单中。

随着移植免疫学的进步，我们已经可以越来越多地了解到可能的活体肾脏捐赠者的圈子已经越来越大：从最初只有生物学亲属（父母、子女、兄弟姐妹）到生物学上没有亲属关系但关系密切的人。这意味着，存在捐赠者—受赠者关系的人们相互之间的人际关系动力变得越来越重要。为了排除或至少限制非法的器官贩卖，德国1997年的《移植法》要求捐赠者和受赠者之间要有密切的个人关系，禁止物质诱导，并要求有一个仔细的核查过程，以证明在器官捐赠过程中没有使用直接或间接的胁迫。

活体捐赠的良好效果和日益被接受，对捐赠者需求的增加，以及1997年《移植法》带来的更多法律确定性，都促进了活体肾脏捐赠使用的增加（Tuffs 2001）。过去的研究结果表明，在活体捐赠的背景下，除了医学方面，心理方面对受赠者和捐赠者的准备和照顾也很重要（Schneewind et al. 2000）。

关系模式

以下的我们的经验、概述和案例主要归功于1996—2005年海德堡大学医院的肾病内科专家（肾科医生）、泌尿科医生、外科医生和医学心理学家的合作。我们一起发展出一个针对活体肾脏捐赠的社会心理、医疗、伦理和法律问题的咨询概念，这一概念包括受体和供体的移植准备工作以及他们手术后的护理。它是基于以下经验性的基础（Schweitzer et al. 2003）：对于绝大多数的捐赠者和受赠者来说，活体肾脏捐赠似乎对生活质量有积极的影响。然而，对于大约15%—25%的少数人来说，似乎出现了主观的问题感知。活体肾脏捐赠一般是与受赠者有良好和稳定关系的人。这种关系通常会因为捐赠而变得更加美好和紧密。然而，不良的医疗结果使这种关系的质量受到压力和威胁，有4%—10%的捐赠者后来对他们的这一步行动感到后悔。移植前适度的期望，尤其是对于捐赠者自身生活质量的提高，可以提高事后的满意度。术后，即使在有利的初始条件下，有15%—20%的受赠者主要会经历抑郁症的过渡性危机。这对心理咨询实践来说意味着：大多数人不需要心理咨询，因为即使没有专业的辅导，良好的适应性的重要过程也会自发发生。但是对于至少10%和最多25%的受赠者来说，术前澄清预期（以及必要时的术后危机护理）是很重要的（所有数据引自施魏策等人2003年的研究；另参见 Seidel-Wiesel & Schweitzer 2005）。

在准备性谈话中，我们基于以下假设出发：当捐赠者和受赠者之间有（良好的）关系时，活体肾脏移植在医学上和心理上的进展过程都比较好，其特点是具有稳定性，通过给予和接受之间的平衡以及相互的自主性（"我们也可以是不同的"）。捐赠者的外部自愿性和对可能的并发症的现实思考也需要被纳入一个良好的过程。如果这些先决条件还没有被提供，捐赠者和受赠者双方需要有机会在咨询会谈中或在会谈和手术的间歇期，关于这些主题进行互相交谈。

关于这些主题，我们以不同的频率遇到了以下情况，这使我们建议捐赠者、受赠者，也可能建议移植者放慢速度并对其手术的意图提出质疑：

1. **单方面极其依赖的供应关系**：这种不平衡的关系的特点是，一个总是关心和 357 支持的伙伴作为捐赠者，而接受关心和被照顾的另一方作为受赠者。我们发现这种关系模式主要在母亲和儿子之间，以及妻子和丈夫之间作为捐赠者—受赠者的配对。

2. **对变化抱有不切实际的希望**："一切都会变好。"我们只在少数情况下发现了这种情况，但它们的特点是对生活的各方面的改善寄予极高的希望。在这些案例中，我们利用谈话来发展更现实的观点，并为移植后的关键失望阶段提供心理支持。

　　一位30岁的男性，在可预见的未来不得不开始透析，在对他的母亲已经解释了关于捐赠的事宜之后，他在医生的建议下决定进行预防性的活体肾脏捐赠（即在透析开始前进行移植以避免进行透析）。当时，这个儿子还能在一家汽车租赁公司做兼职，并计划在移植后尽快开始全职工作。同时，他到目前为止也从未找到一位合适的女人建立一段持久的关系，他希望在移植后也能减少这方面的问题。在会谈中，我们清楚地看到，实际上是母亲而不是儿子更希望并培养了这些对他的事业和伴侣关系的深远影响。在会谈中，确定了现实的观点，同时制定了处理移植后身体适应阶段的策略。特别是那些没有经历过透析痛苦的患者，在手术后的头几周往往会感到失望，并且迟迟不能实现改善。

3. **恐惧地回避对并发症的思考**：在谈论与移植有关的并发症情况时，我们确定了解决这一问题的三种方法。约有各三分之一的候选人的反应分别是压抑、一种积极的对抗或一种乐观的宿命论。在第一组的四个案例中，由于拒绝面对任何可能的并发症，心理咨询师预计移植后的心理过程会很困难。

在一个后来从病历的角度来看变成悲剧的案例中，我们认识了一位单身母亲（30多岁）作为捐赠者，以及一位50多岁的寡居高管作为受赠者，两人是一对情侣。这位看起来很忙并且占主导地位的"经理"想以一种驱动的方式马上结束移植手术——有这么多任务要做，他不能容忍任何进一步的推迟。这位害羞得惊恐的女人想捐献。然而，这对表现得两极分化的情侣（忙碌—主导与害羞—恐惧）给多位医生和护士留下的印象是，他想强迫她捐献。在会谈中发现情况并非如此，而是这两个人"只是"发展出一种极端互补的关系，但是从双方的交换关系来看是和谐的关系（"你以男性的父亲式的严谨态度管理我的生活，抚养我的儿子——作为回报，我照顾你，送给你我的肾"）。因此，尽管我们有保留意见，但还是同意了器官捐赠。悲剧因素是在移植后接下来的阶段产生的，由于抗抑制剂的副作用（骨密度降低）受赠者后来发生了骨折，这使他长期不能动弹，对他的灵活性和生命力的负面影响远远超过了之前的透析。这使得他们两个人之间的关系合同无法履行——他现在的无助和依赖是她以前从未想象过的，而且她现在也不想再忍受他了。

4. **捐赠者的主导地位——受赠者的犹豫不决**（"礼物成为负担"）：受赠者顾虑是否能够把肾脏当作礼物接受，这样的情况通常发生在单方面依赖的捐赠者和受赠者的关系当中。在这些情况下，建议各方将移植的决定推迟到以后某个时间点。

一位25岁的青年男性，出生时是个"早产儿"，小时候经历了各种详细的疾病阶段，在学校里得到了他单亲母亲在家庭作业方面的大力支持，并且在青少年时期因长期寻找女友未果，而接受了广泛的心理咨询。然而现在，他（最近才）既有了女朋友也有了一份稳定的工作，他第一次不再感觉到对母亲的依赖，并且他不想因为接受捐赠而回到过去的依赖感。起初，母亲无法理解这一点，因为她想通过捐赠让他更加独立，此外，不再依靠透析，她有时会在他透析后接他回来。

5. **其他文化中亲属关系的延伸概念**：这使得在某些情况下很难评估捐赠是否真的是在"彼此相近的人"之间这样进行的：一个泛欧洲的吉普赛人部族的德国老板在经济上支持一位波兰亲戚盖房子，并做了其孩子的教父。有几次，我们还遇到了一个带着几个孩子生活在德国的土耳其家庭的案例，他们发动一位仍然在土耳其生活的，如今根本不会说德语的兄弟姐妹，这些情况总是发生在女性身上。

6. **候选人对于以前的医疗机构及其诊断、治疗策略、组织的问题方面曾有过糟糕的体验**：这些通常伴随着一种对医生团队的矛盾态度。患者，在某些情况下还有他们的捐赠者，在怀疑和非常高的期望之间摇摆。

有时患者不明白，为什么他们在之前的移植中心经过长期和密集的诊断之后，最终却被拒绝了。一些人抱怨说，已经有很多次由于竞争激烈的"紧急情况手术"，使他们的手术预约被取消，他们觉得自己被"放在了后面"。一位严重视力障碍的患者无法阅读书面材料，但又不敢要求医生给他详细朗读，反而认为医生不愿向他正确解释产生了不满。

▊ 去除障碍

器官捐赠前

手术前，重要的是，一方面明确双方从医学上和心理上对于移植所抱有的治愈的期望，并把它们调整到一个现实的水平。另一方面，应事先考虑到术后出现不良情况的可能性，并且询问将有哪些应对方案用来处理这个问题。应提供术后危机干预，并且通常是短暂的。

在每次活体捐赠之前，至少要与捐赠者和受赠者进行一次共同的（心理）谈话。准备性会谈对所有捐赠者和受赠者双方来说都是必需的，如果没有进行过谈话，就不能做手术——因此这是在一个"强制性的背景下"进行的。大约在医疗评估阶段的中期进行这样的谈话。医学心理学家和器官移植医生参与会谈（医学心理学的紧密合作）。参与的候选人，捐赠者和受赠者，一起与我们交谈。此外，在当事人的要求下，其他亲属也可以参与准备性会谈（家庭咨询的方法）。如果这些"最坏的情况"对捐赠者和受赠者来说是主观上的压力（风险评估），困难和敏感的问题也会被当作话题提出来。会谈室不是设在（喧闹的）移植中心，而是在（较安静的）医学心理学研究所，以确保气氛不受干扰。在危急的情况下，会谈结束时建议有一个考虑期，而不是简单地拒绝。我们为所有候选人提供术后心理咨询的机会。我们通常会与参与人员关于以下的方面作为主题提出问题并进行讨论（Schweitzer et al. 2004）：

- 家庭情况（年龄、职业、居住地、家庭成员的健康状况）和依据家谱图反映出的家族史；
- 患者及其家人疾病的既往史和应对疾病的历史；
- 捐赠想法的历史，包括对移植的担忧和疑虑；
- 对移植的愿望和期待；
- 平衡关系中的付出和获取；
- 对并发症进行现实的深思熟虑；
- 捐赠方与受赠方关系的历史和稳定性；
- 其他关切的和未解答的医学问题；
- 就关键点提供咨询；
- 提供间歇性的心理辅导。

如果我们在会谈中遇到有问题的情况，比如在关系模式章节中已经描述过的情况，我们大约有20%的会谈中会出现这种情况，那么我们会建议捐赠者和受赠者在肾脏捐赠之前，在进一步的对话和探索中解决这些问题，如果他们需要的话，可以与我们进行咨询，但并不一定要利用咨询。他们往往会在一段时间后再来找我们进行咨询。

　　一名18岁的土耳其男青年与他的母亲（要为他捐赠）和他的大姐一起过来，她要为不会说什么德语的母亲做翻译。通常在这种情况下，我们会使用专业的口译员。然而，在这种情况下，需求是无法事先估计的。在我们的共同谈话中，他偶尔会提到自从决定做移植手术以来一直困扰着他的焦虑的梦，但这些梦"完全与此无关"。他被邀请参加一次个体会谈，在会谈中，他对手术的强烈恐惧变得清晰了，这是基于小时候艰难而持久的（骨科）经历。我们打算从"内部议会"的画面考虑在他内心之中的一部分会对他说什么，即不希望经历这种移植的那个部分。他想接受母亲的肾脏，但他不知道，当他面临如此多的挑战时（在康复中心完成职业培训，获得驾驶执照，然后寻找他的第一份工作），他是否能够承受手术的压力。现在，从时间的视角展示出了一个可能的解决方案：6个月后，预计可以完成所有职业培训并获得驾驶执照。那么唯一剩下的事情就是找工作，然后也许他就敢做手术了。最后，给出的建议是将移植手术推迟一年左右。咨询师将相应的信件也寄给了移植外科医生。有趣的是大约9个月后发生的事情：愤怒的他和他的姐姐一起临时预约了咨询，当时，他当然还不应该接受手术。在此期间，他取得了如此多的成就（这次他是作为家用汽车的司机来的）并最终想摆脱透析。我（约亨·施魏策）现在终于应该出来签名，并且不再阻挠移植的行动。

361

　　我们并不因为纯粹的心理原因而从根本上拒绝活体肾脏捐赠的愿望。然而，在这种情况下，我们建议暂缓执行，即把决定推迟到某一个所有相关方都能接受的时间点上做出决定，并且在这段时间里来处理未解决的问题。在某些情况下，我们还设定了一个明确的时间框架，通常是2到6个月。我们建议犹豫不决的受赠方等待——他们会知道什么时候自主决定的时机已经成熟了。

　　每当受赠者和捐赠者对医疗系统表示不满或敌意时，我们就会在移植前与所有相关方就这些问题进行讨论。我们为患者、医生和护理人员准备好具体的在临床中可能出现的有关合作的关键点。

器官捐赠后

住院阶段的心理辅导，只有当事人有需要时才会进行，我们自己会自发地在术后提供建立联系的机会（因此，我们在手术后的一周内，在病房里对每对捐赠者和受赠者进行简短的5到10分钟的访谈，询问他们的情况）或者如果主治医生或护理人员征求我们的意见。通常患者出现抑郁情绪或他们自己也无法解释的焦虑，与意想不到的并发症和意外的需要长期住院治疗有关。在这些情况下，我们会举行一次到最多6次的咨询，两次咨询之间的间隔为4到6周。如果需要，捐赠者或其他重要亲属会被邀请参加一次或多次咨询会谈。

> 41岁的患者与跟他同龄的妻子一起来进行首次咨询，因为他在成功的肾移植手术后6个月，出现了抑郁症状和焦虑发作。当时，他已经领取了3年的退休金，他的妻子是全职工作。此前，他在妻子的支持下已经进行了13年的家庭透析治疗。在7个月里与受赠者进行了两次夫妻会谈和3次个体会谈。在这些会谈的过程中，抑郁症状消退了，但起初焦虑变得更强烈。患者集中精力处理焦虑发作问题，并对其进行实验：哪些是引起焦虑的情况？他到底应不应该吃药？他如何邀请焦虑出现，怎么能再次和焦虑说再见？此外，我们还讨论了夫妻关系中的角色分配以及自从他退休以来，他如何度过这么多可供支配的时间。在最后的会谈中，焦虑发作减少了，患者结束了治疗。他已经得出了结论，他要带着残留下来的焦虑生活并且他可以应付，他接受这是关注肾脏的表现，并且不再需要任何进一步的建议。

即使在不捐赠的情况下：为透析患者提供咨询

我们的危机干预和更长期的咨询，不仅为移植患者提供，而且也为透析患者提供。此处的重点不在于应对手术的风险和手术后的经历，而是如何在发生变化的生命阶段以不同以往的方式与透析相处。

> 一名18岁的年轻男子，从小就成功地进行了长期的腹膜透析。现在，他与母亲之间出现了这个年龄段典型的脱离的问题，这也影响了他的医疗常规。有好几次，他晚上没有回家，而是间或住在一个已经独自生活的朋友那里，而且他经常没有随身携带腹膜透析所需的器具，这导致他的病情逐渐恶化，威胁到他的身体状况。在两次面谈和一次电话咨询进行的系统式个体咨询中围绕着一个问题，他做透析是为了他母亲还是为了他自己——是否他的病越重，他就越觉得自己长大了。当他经过一些困惑的思考后，最终回答是否定的，我们开始考虑，从技术上和关系上，哪里才是存放他透析用具的最佳地点。他终于想到了把它们存放在他的小汽车里，他可以把小汽车放在他母亲的房子前面，放在他朋友的房子前面，或者偶尔在乡间小路上过夜。他决定在他的手机中设置一个提示音，总是在设定的透析时间提醒他。这样，他总是能（合理地）很好地透析，无论他是在其他地方过夜，还是在他母亲家过夜——他在第二次会谈和最后一次电话咨询期间又开始了这么做。

363

在运用高科技治疗手段时的系统咨询：从活体器官捐赠前后的咨询中学到了什么？

在高科技治疗手段之前以及有可能之后的咨询，要取得成功，必须要有一些非常具体的先决条件。首先，咨询师尽可能密切地参与到常规医疗程序中。系统咨询会谈应该是所有捐赠者一受赠者双方的必修课，并在治疗指南中如此注明。然后，咨询师也必须坚定地将这样构建的强制背景作为一个细致诊断的一部分（"我很乐意核查！"），而不允许出于避免来访者的拒绝去表达不可靠的信息："这是为您自己好，完全是自愿的！"一份会谈指南有助于谈到所有关键的和令人不适的方面。如果要营造一种相对开放的并且几乎感觉不到核查的会谈氛围，那就需要咨询师做到，在一开始就宣布最后他们不会断然判断谁可以捐献，谁不可以，而只是想看看，是否仍存在想法、顾虑、怀疑、恐惧或担心，以及在移植前还需要澄清或解决的问题。

系统咨询应该在医学诊断进行到一半时进行，这时许多器质性的排除标准中有一些已经明确了，但不要等到手术的前一天才进行，那时所有的骰子都已经投完了。咨询应该与移植手术医生或护士团队进行尽可能密切的实践性的合作，最理想的是进行联合的或有一部分联合的会谈（参见McDaniel et al. 1997）。成功与否同样也取决于医院操作过程中的制约因素。

364　　　这些先决条件很少会定期和永久性地被给予。为了得到长期的确保，在进行这样的高科技治疗之前的系统咨询必须成为质量指导、治疗指南和对医疗保险基金的计费基础的一个组成部分。

4.4 不孕不育——当所期待的孩子没有到来[1]

▌障碍概况

自从有了避孕药的使用，使得几乎万无一失的避孕成为可能，而且性行为已经与生育脱钩，使得组建家庭更容易计划，但也会比较容易"错过"。在德国，1965—2005年间，出生率几乎减半，同时，从1980到2005年，首次生育的平均年龄增加了四岁。相当一部分无子女的夫妻是非意愿无子女的。非意愿无子女的夫妻是指希望有孩子的夫妻，尽管他们经常进行无保护措施的性生活，但在一年内没有怀孕（详情参见Strauß et al. 2004；Stammer et al. 2004；Spiewak 2005）。

患病率、医学原因、风险因素

在德国，3%—9%的希望有孩子的夫妻被认为是非意愿无子女。医学上的原因男性和女性几乎各占一半：25%—30%因妇科或泌尿科原因，30%—40%同时因妇科和

1　我们要感谢海德堡的特维斯·维希曼博士和海克·施塔默博士，感谢他们对本章节的贡献。

泌尿科原因，10%—15%的人没有已知的心理或器质性问题。后者被称为特发性不育症。特发性不育症的夫妻在心理上与器质性不孕症的夫妻没有什么不同——这一点已经被仔细研究过了（Strauß et al. 2004），这一发现可以帮助应对夫妻间不必要的自我责备。只有当一对夫妻采取破坏生育能力的行为，如在排卵期不进行性交或"破坏"已经开始的生殖医学治疗时，才会被称为心理性不育症。纯粹的心理性不育症的发生率估计约为5%（Wischmann 2006）。

迄今为止，关于压力和生育力之间的联系的假设只是假设，还没有得到充分的研究：压力可能导致输卵管痉挛或精子生成受损。这将损害生育能力，从而导致内疚、羞愧和愤怒的感觉，而情绪压力会反过来影响生殖系统。女性开始怀孕的年龄被认为是最重要的预后因素。女性当中肥胖和衣原体感染的风险因素平均也在增加，因此，仅就这三个原因而言，可预测非意愿无子女的情况必然会进一步增加。

生殖医学治疗程序

狭义上的辅助生殖程序包括：

- 宫内人工授精（IUI）：将精子通过导管送入子宫内。

- 体外受精（IVF）：在激素刺激后穿刺卵母细胞，与精子在培养皿中进行培养。在培养箱中过几天后，把两个到最多三个受精卵移回子宫。

- 卵胞浆内精子注射（ICSI）：与试管婴儿一样进行穿刺和移回，其间将一个精子显微注射到卵子中。

这些治疗的数量已经急剧增加。而在1998年接受治疗的女性人数约为30 000人，5年后，数量超过之前的两倍。活产的百分比（"把婴儿带回家"的比率）占每个治疗周期启动数量（IVF或ICSI方法）平均约为14%。经过3个治疗周期后，50%—80%的夫妻仍然没有孩子。因此，生殖医学（截至2004年）在不到一半的客户中取得了成功。主要的风险是生出多胞胎。与自然受孕相比，辅助生殖双胞胎的出生率比前者高20倍，三胞胎的出生率比自然受孕的比率高200倍。在辅助生殖后的所有分娩中，大约24%是多胞胎。

最新的研究普遍表明，接受生殖医学治疗后出生的儿童（及其父母和家庭）没有明显的心理的和社会的异常。然而，辅助生殖后的多胞胎家庭似乎是一个风险群体：多胞胎更容易出现行为和语言发育障碍；多胞胎母亲患抑郁症的概率明显增加；多胞胎父母比有一或两个孩子的父母更经常离婚。而多胞胎孩子在辅助生殖后有更高的风险（1:12）出现染色体异常，而自然受孕的孩子则为1:15。

生殖医学措施的心理影响

许多研究表明，不孕不育被非常多的女性视为最严重的情感危机，有时等同于丧失近亲。此外，还有生殖医学治疗的负担，这在时间上、情感上和经济上都很费劲儿，特别是在治疗周期不成功之后。例如特发性不育症，正如经常发生的那样被误认为等同于心理性不育症，夫妻双方会由于内疚感而承受额外的压力。

非意愿无子女的长期后果

系统的研究表明，仍然没有孩子的夫妻与有孩子的夫妻之间的生活质量和生活状况只有微小的差异。如果那些仍然没有孩子的人能够积极地重新评估和接受这种情况，积极地寻求替代方案，保持和扩大社会联系，那么预后是有利的。相应地，如果有一种无力感和失败感，以及将继续强烈关注要孩子作为人生的一个重要目标，那么预后是不利的。

▌关系模式

367

当由于非意愿无子女的问题而出现危机时，可以使一对夫妻更加紧密地靠近彼此，或使严重的关系问题升级，可能会使以前潜在的冲突被激活（Meyers et al. 1995）。在这样的情况下，无论是受和谐—纠缠还是冲突—纠缠影响的夫妻（Stammer et al. 2004），我们已经观察到他们行动和决策的选择范围缩小，可能会阻碍他们以解决方案为导向地应对没有子女的问题。虽然和谐—纠缠的夫妻类型可能会诱使治疗师采取侵入性或分裂性的方法，但冲突—纠缠类型的夫妻的动力可能会诱使治疗师声援仍未出生的孩子的福利。冲突—纠缠类型的夫妻最有可能过早地终止或退出夫妻治疗，尤其是在关于谁是没有孩子的原因和谁是受害者的问题上发生冲突时，治疗师被期望在争议中担任法官。

和谐—纠缠型夫妻

在和谐—纠缠型的夫妻中（根据维希曼等人2001年的估计［Wischmann et al. 2001］，大约25%的夫妻），关系的消极方面和不同的观点被体验为威胁性。在此给人的印象是，这对夫妻想通过正派的行为来赢得孩子："我们的生活中唯一缺少的是孩子"或"孩子将是锦上添花"。伴侣经常避免进行重要的但有冲突的谈话，因为担心破坏和谐。如果伴侣关系中的和谐是一个很高的理想，那么不孕不育可以被看作要与之斗争的"邪恶"，必须通过任何必要的手段来根除。这样的夫妻不想结束医学疗法，因为他们不能接受丧失，或者因为首先想要结束治疗的一方并不希望造成冲突。然而，这样一个理想反过来也可能会推迟治疗的开始，如果关于生殖治疗的数量和程度的意见分歧变得很明显。在短期内，这种避免冲突的策略减轻了压力。从长远来看，它会对处理矛盾的感觉和发现一种没有孩子的有意义的共同的生活观点造成阻碍。

冲突—纠缠型夫妻

冲突—纠缠型夫妻（根据我们的估计，我们所见过的夫妻中有10%）试图控制危机局势，通过用夫妻矛盾来解释他们的没有子女的状态，因此就不需要面对生物学的边界。他们似乎通过激烈地讨论当前的冲突来避免面对始终没有孩子的痛苦和悲伤。在此，可以将冲突行为改释为相互保护，以避免面对更加令人不舒服的感受。从长期来看，这种处理模式会对夫妻间的凝聚力具有永久性的威胁。在他们作为夫妻的永久性危机中，他们很难给予彼此情感上的支持，而这在生殖医疗期间是尤其必要的。

在这两种关系模式中，夫妻的挑战可能在于忍受和识别无助感，永久性无子女并不一定意味着他们的伴侣关系失败。

▎去除障碍

在海德堡夫妻咨询的概念中（以下的描述紧密地以施塔默等人2004年的研究为取向［Stammer et al. 2004］）会首先与夫妻进行两次会谈，讨论与生孩子的愿望有关的可能的压力和紧张，并提供有关进一步心理支持的信息。如果在会谈中有关对性的担忧、对治疗的恐惧，担心没有孩子就没有前途，或者重要的改变的愿望变得明确，我们将为这对夫妻提供最多十次的心理治疗。1994—2000年，在海德堡医学心理学研究所与海德堡大学妇产科医院合作下，大规模地提供这种咨询。自从第三方资金到期后，现在只能在有限的范围内实现。夫妻咨询的目的是：

369

- 促进更好地应对目前的不孕不育症，无论生殖医疗措施是否成功；
- 弥补信息的不足；
- 为个人医疗步骤提供决策帮助；
- 减少与不孕不育治疗相关的可能的（夫妇）冲突；
- 改善彼此之间以及与医生之间的沟通；
- 应对可能出现的性障碍；
- 促进对可能无法治疗的躯体疾病的接受以及
- 为任何必要的生活方式和生活目标的改变提供支持。

致力于普遍减少压力。其目的是促使未实现的生育愿望造成的痛苦变得相对化，提升个人责任感和夫妻之间必要的凝聚力，不会把可能的离婚的幻想或欲望当作禁忌，而是作为解决当前危机的办法。如果可能的话，希望有孩子的夫妻不应该在被不甘心、沮丧、愤怒或抑郁支配的时候做出长期决定。怀孕不被认为是咨询的主要目标。我们并不质疑生孩子愿望的质量，而是针对迫不及待地实现这一愿望的心理压力。在夫妻咨询和治疗中推进会谈的主要支柱是以下几点：

- 透明：向夫妻解释咨询的过程、内容和目标，并说明理由。
- 以夫妻为中心：生孩子的愿望以及处理不孕不育的问题关系到伴侣双方，共同制定解决方案是有意义的。
- 澄清：伴侣双方希望生孩子的动机是什么？
- 减压：有资料显示，几乎每对夫妻都觉得他们的性生活在辅助生殖治疗期间受到了损害。
- 激活资源：在目前无子女的情况下，夫妻双方塑造自身形象的可能性被增强。
- 对结果的开放性：咨询既对生殖医学、自然疗法、环境医学开放，又对各种心理治疗方法开放，不会把希望有孩子的夫妻推向某个固定的方向，而是试图制定一个对每对夫妻来说尽可能可行的解决方案。

370

在咨询中，咨询师自己的伴侣关系经验，以及必要时自己的生育经验，自然会在这个主题上汇入进来，在督导小组或同辈小组中对这些经验进行反思是非常值得的。

使愿望和不满具体化

许多夫妻一开始都羞于向第三方说出他们之间的亲密感的困难，这是可以理解的。他们倾向于笼统地表达自己："他不理解我！""她的反应太情绪化！"然后我们让他们更详细地描述典型的冲突，并询问对方是如何体验这种情况的。针对相互期望的循环提问可以引导人们远离以自我为中心的感知模式；我们鼓励每位伴侣更准确地提出他们想从对方那里得到什么："您认为在进一步的医疗方面，您的伴侣想从您这里得到什么？""您认为按照他的/她的想法，一切应该怎么做？"

作为一对无子女的夫妻对未来的具体而乐观的看法——因此决定结束不孕不育治疗——往往只能在充分认可了未实现的生育愿望以及由此付出的努力之后才会考虑："一些夫妻发现很难规划没有自己孩子的生活，因为他们认为这可能意味着，他们想拥有一个孩子的愿望毕竟还不够郑重。然而，我们知道，当夫妻二人谈到，在没有亲生孩子的情况下，他们的伴侣关系也可以有一个积极的未来，这样一来夫妻关系就会进入一个释放紧张的过程。您有没有和对方谈论过这个问题？"这可以使这对夫妻更容易有意识地权衡没有自己孩子的生活的好处，而同时不会产生罪恶感。

突出伴侣之间的差异，并对其进行积极赋义

那些非常强调共同和谐的夫妻，往往代表着一种高度的平等的理想。在这种互相保护的态度中，现有的分歧不允许变得明显，隐藏了夫妻疏远的危险。即使是对这样一种往往是无意识的角色行为进行澄清，就可以有效地挑战陈腐的理想观念："在我看来，你们作为一对夫妻是一个和谐的整体。我想知道，严肃地反驳您的伴侣，对您来说有多大的困难？""那么您会有何感受？您怎么做才能结束可能发生的争执？"最后一个问题适合作为会谈间歇期的一个很好的观察任务。

将发生的危机和消极情绪正常化

对其他有孩子的夫妻产生羞耻和嫉妒的情绪，往往被认为是不舒服的。悲伤和痛苦的阶段被认为是夸张的反应。我们强调，当考虑到可能不会有自己的孩子所具有的意义，这样一种经验是完全可以理解的。这往往会使得夫妻双方在下次会谈时，就已经报告说，他们碰巧怀孕了，感到轻松下来，因为他们不再需要花费如此多的精力来抑制这种情绪："嫉妒和愤怒首先是一种对您来说不舒服的情绪，而不是首先会伤害他人。您认为什么时候感受嫉妒和愤怒才是合理的？""您是否觉得由于一种严重的丧失而感到悲伤对于别人来说是不合适的？您的生活中究竟允许有悲伤吗？"

不要通过心理治疗制造额外的工作压力

由于医学治疗的原因，许多夫妻习惯了为了实现他们生孩子的愿望而承受很多压力。因此，有时心理治疗也是以"不遗余力"的理念开始的。我们试图从一开始就通过相应的信息对通过"正确的"行为或"正确的"态度来赢得孩子的想法提出质疑。我们从这样一个方面来欣赏这些夫妻迄今为止的努力，它们在多大程度上有

助于防止因对实现生育目标不够投入而产生的内疚感："我对于你们为实现怀孕所承担的一切感到印象非常深刻。您到现在还没有因此得到回报，您的感觉如何？您如何看待其他人毫不费力并且有时甚至是无意地怀孕？""您是否认为通过心理治疗可以促进怀孕？如果心理会谈对此并非适合的方法，会发生什么？"

不孕症的外化

一些夫妻主观地认为医疗诊断是一种对他们作为一个女人、一个男人或一对夫妻的身份认同所进行的判断。他们感觉不孕不育具有广泛的存在感的意义。在这样的情况下，我们指出，尽管生育障碍可能是一个困难的生活问题，但它不一定是自我价值感或夫妻关系质量的决定性标准。我们从不谈论不孕不育，而总是把生育障碍作为一个当前的危机，可以在不出现伴侣关系最终"失败"的情况下被克服。有帮助的态度是："我们有生育问题，但我们本身不是问题所在。"为了表明一种生育障碍仅仅是个人和共同生活的一部分，以下任务非常适合作为夫妻在会谈间歇期的家庭作业："请你们两位画一个圆圈，然后把它做成一个饼图。在这个饼图中，你们把目前生活中最重要的方面在圆饼中分配一下：生育问题、工作、业余时间和兴趣爱好、朋友、你们的婚姻、父母和兄弟姐妹等等。尽量具体说明：您在内心当中对自己生活中各个领域所赋予的角色，不一定要与您的实际每天或每周的情况相符。请你们尝试每个人为自己写下自发的想法。请您尽可能不去审查。请你们彼此交流答案，然后讨论你们的印象。你们的哪些分工对你们来说似乎是合适的、有意义的？哪些是你们最想改变的？你们也许想增加一些新的内容吗？""当你们完成后，再花点儿时间一起为你们需要采取的下一步行动制订一个计划。你们千万不要计划太多。请你们共同确定，你们什么时候再一次坐在一起进行核对你们已经实现了哪些计划，哪些还没有。对于那些你们没有实现的计划，值得考虑的是有什么好的理由阻止了您这样做。衡量一下，您所设定的目标是否仍然有效，或者需要修正。也许在此期间又形成了新的目标？"

与自己的身体交朋友

希望生孩子的夫妻，特别是相关的女性，往往报告有负面的身体形象。由于不孕不育的经历，他们有时会以自我憎恨或拒绝的态度看待自己的身体。周期性的月经来潮成为失败的指标。"与自己的身体交朋友"的概念（Seemann 1998）可以帮助夫妻双方通过更多关注他们的身体的需要，重新与他们自己的身体进行积极的内在对话，并在日常生活中更好地考虑到这些需求。此外，学会放松的方法也是有帮助的。在此，能够不依赖于自身的父母身份而体验到女性气质和男性气质似乎更为重要："在哪些情况下，您会感到身体健康？""您如何能够最好地放松？""您感到自己的皮肤有多舒服？""您能想象与您的身体进行内在的对话，并且在您又一次把一项额外的工作推到自己身上之前，去询问自己身体的意见吗？""什么是供你们作为夫妻可以休息和放松的岛屿？"

允许悲伤

月经来潮或朋友怀孕会唤起大多数女性（有时是男性）在等待怀孕时的悲哀。这些悲伤的反应很常见，并且可以用来整合情绪。悲伤也可以表现为强烈的烦躁，这可能会迅速导致误解——在与咨询师打交道时也是如此。

丧失的经历对他人来说并不总是可以理解的。在我们的文化中也是慢慢地才发展出对告别仪式必要性的敏感性，也包括在渴望有孩子的愿望没有得到满足的情况下。应该充分关注早期的流产和死胎以及它们目前仍具有的情感意义。抑郁情绪往往会延迟对过去无法幸运地完成怀孕的哀伤反应。夫妻俩早已习惯外界环境对他们的悲伤不理解的情形，而不再积极寻求去谈论它。因此，治疗的核心步骤可以是，接受悲伤是一种可以理解的，甚至是必不可少的反应。治疗师可以与夫妻二人一起制定一个个人仪式，为告别赋予一种具体的形式："失去孩子后，您悲伤了多久？您有没有以任何方式与孩子告别？""有些夫妻在他们的花园里种一棵树，以纪念这个失去的孩子。有些人将超声波照片或他们已经为孩子买好的玩具放在一个特殊的地方。另一些人则在家族的墓碑上刻上铭文。对于您来说，您能想象这种可能性吗？"

让夫妻意识到自己的资源

如果这对夫妻的整个生活态度被他们因没有孩子的悲伤所笼罩，被强烈的无助感和无望感所束缚，回忆和欣赏他们迄今为止生活中的成功，似乎对夫妻二人的内心和人际关系的平衡是有益的。然而，这样做并不是为了安抚，而是表明我们需要尽可能完整地了解本人和伴侣的情况，如果我们希望在治疗过程中取得进展："当您的电池空了的时候，您如何给电池充电？""到目前为止，在困难的生活处境下，是什么帮助了您？您是如何处理生活中的其他危机的？""你们两位当中谁对危机管理方面更有经验？您能从他／她身上学到什么吗？"

让告别变得容易

阿特伍德和多布金（Atwood & Dobkin 1992）建议，运用隐喻来描述非意愿无子女的经历："你们的关系被未实现的生育愿望的危机所动摇，就像一座房子经历了暴风雨。你们能做些什么来使房子稳固？当暴风雨过后，你们会做什么？"内心体验到的非意愿无子女的痛苦是无所不在的，可以用以下问题来抵消："您不断地想着未实现的生孩子的愿望，这是真的吗？"引入这样的观点：即使没有自己的孩子，夫妻也可以幸福地共同生活，并且他们拥有必要的资源。以下问题可能会有帮助："如果您能更经常地享受您的生活，您可能会通过什么觉察到如此？"

为了讨论最终如何结束治疗，并向梦想中的孩子告别，以下的表述被证明是有用的（Sewall 1999）："您还需要什么，以便能够结束治疗？""您对治疗的态度随着时间的推移是如何变化的？""您想要照顾和养育子女的愿望是否可以通过其他方式来满足？""请您设计一个仪式或典礼，您能够如何与您梦想中的孩子告别。请您制订一个计划和说辞，如何向别人解释您为什么没有孩子。""您看一下，您如何安排您的生活：为了迎接无子女的生活，您已经做了哪些改变，还需要做哪些改变？""由此哪些可能性会为您敞开？"

结束焦点式的夫妻治疗

告知将夫妻治疗限制在十次以内，对于想要孩子的夫妻来说，可能会有令人不安的成分，但同时对夫妻传达了治疗师的信心，相信他们能够在未来自己处理他们的问题和冲突。盯住夫妻治疗的终点，在澄清任务的时候就已经开始了。因此，进一步的做法是，在第五次会谈左右，询问到目前为止在治疗中取得了什么成果，以及在剩余的时间里还需要讨论什么。尽管如此，在合理的情况下，应该灵活地处理结束治疗的问题。治疗也可以提前终止或延长一段有限的时间。原则上，我们为所有夫妻提供机会，即在危机情况下再来找我们。明确地表达这是一次作为结束的会谈是一种有益的仪式，以便得出一个共同的总结，并归纳所发展出的观点："你们的期望实现了吗？""什么是有帮助的？什么是不太有用的？缺少了什么？""您觉得被我们理解了吗？""您感觉我们是不同的还是相似的？什么时候差异有帮助，什么时候没有？"

4.5 儿童和青少年头痛——家庭的吊床日[1]

▌障碍概况

在儿童和青少年的所有头痛中，有90%不是由其他疾病引起的（感冒、生长相关的循环障碍、脑震荡、脑瘤），被称为原发性头痛。其中包括首先是偏头痛和紧张性头痛。偏头痛是类似癫痫发作的头痛，如果不加以治疗，会持续4到72小时。头痛只在头部左侧或右侧出现，是单侧的；它的脉动，以及它的强度使日常活动变得困难或不可能。体力消耗会使病情加重；伴随着恶心/呕吐或对光线和噪音过于敏感。有些偏头痛在发生之前会有先兆，即一种奇怪的、通常是视觉上的感觉，最多持续几分钟到一个小时（IHS 1988）。

相反，紧张性头痛是在头部两侧出现的，是压力性的，而不是脉动性的。它们

1　我们要感谢路德维希港（原海德堡）的马蒂亚斯·奥克斯博士对本章节的贡献。

的强度低于偏头痛。它们一般不会引起呕吐，而是伴随最多一种其他植物神经症状（恶心、畏光、厌恶噪音）。另一方面，它们比偏头痛更顽固：它们可以持续30分钟到7天。发作性紧张性头痛指的是头痛一年至少发作10次。如果头痛在一个月或一年中至少有一半的日子里发生，至少持续6个月，则被称为慢性紧张性头痛（IHS 1988）。

根据流行病学研究，所有儿童和青少年中约有10%患有偏头痛，对紧张性头痛的估计并不一致，但患病率更高。达成的共识是，在过去40年里，患病率有所上升，偏头痛患病率增加了一半。头痛会在同一个家庭中集中出现，也就是说，经常有多个家庭成员对此拥有内部知识，即带着头痛生活是怎样的感受。

如今，偏头痛被认为是中枢神经系统的一种刺激加工障碍（Gerber & Kropp 1993）：患者对各种刺激的反应过强，没有"习惯"不同的刺激，由此他们的机体过度疲劳。偏头痛发作可被视为一种（有副作用的）自我保护机制以应对这种刺激过载，因为在偏头痛发作后，被过度刺激的皮层神经元关联会恢复正常（"习惯化"）。紧张性头痛也被认为是对过度刺激的一种自我保护机制，其中长期的压力最初会导致头部和颈部区域的肌肉紧张，从长远来看，这些肌肉对疼痛的敏感性降低，最终会导致头痛。对感觉刺激的过度反应性被认为是遗传的或在早年获得的。对于相同强度的外部刺激，对其他没有头痛困扰的人来说，其反应更有选择性，他们的神经系统更快适应这些刺激，很快就不再对这些刺激有强烈的反应。对患病的儿童或青少年来说，高度的焦虑和抑郁倾向、日常生活中体验到的强烈的压力（"日常麻烦"），以及严重的回避问题、破坏性的自我批评和灾难性的思维作为应对压力的策略促进了超负荷（Seemann 2002；Just et al. 2003）。

378

▌关系模式

大量的研究，包括神经心理学和家庭动力学取向的研究，表明了家庭关系模式和儿童头痛之间的联系。奥克斯和施魏策（Ochs & Schweitzer 2006）总结了如下的这些发现，包括8种不同的家庭关系模式在其不利的极端形式下，特别容易引发和维持儿童和青少年的头痛，他们为此已经准备好了做出相应的反应：

1. 过度保护的依恋方式，使儿童没有什么自由空间来独立处理他们的头痛问题，这可能会阻碍他们发展自己的应对策略，会压制愤怒和怨恨的表达，并促成一种不安全感，这种不安全感本身又会成为压力的来源。

2. 家庭在对待自己的身体时可能会形成过于粗心或过度小心的风格。孩子们很快就能学会这种风格。粗心地对待自己的身体促进了忍受和承受超过合理限度压力的心态。另一方面，过度小心的方式体现在对每一点儿疼痛的报告都做出精心的处理，就会促进疾病的次级获益。

3. 家庭刺激环境可能超负荷——休闲的时间被填满，孩子过度参与父母的亲密关系，媒体的使用过于密集，生活环境太过嘈杂或拥挤。

4. 家庭对成就的定位可能过于雄心勃勃。当孩子处在紧张的准备升学的过渡阶段，或者孩子在与一位兄弟姐妹的竞争中处于不利地位时，这往往会成为一个问题。

5. 愤怒和怨恨等负面情绪的表达在一个家庭中可能会被评价为负面的并且被压制。

6. 父母之间充满危机或不幸福的夫妻关系可以迅速地被相应敏感的孩子感觉到，在最糟糕的情况下，会被加工成促进头痛的心理内部压力。

7. 家庭可能在不利的情况下以一种相当轻描淡写的或相当戏剧化的方式谈论疾病与健康。鉴于头痛在家庭中的普遍性，我们有必要问一下，哪些应对方案以及哪些灾难的场景在家庭的故事库中得到了传承，并影响了处理头痛的方式。

8. 对关键的生活事件的处理（如亲属死亡、失去工作、父母分离）在家庭中往往会被压抑（"我们不想记住它，也不想谈论它"）或者恰恰相反，以一种永久的、想要永无止境的对抗的方式对待。

去除障碍

在汉娜·塞曼（Hanne Seemann）开发的以催眠治疗为主的，并配合父母之夜和家庭会谈的儿童团体项目的基础上（Seemann 2002；Seemann et al. 2002），奥克斯和施魏策（Ochs & Schweitzer 2005；也参见 Ochs et al. 2005）开发了一种适合于"较轻"病例的儿童头痛家庭咨询，采用三段式会谈的形式，并且具有明确定义的组成部分，把系统家庭动力学的、催眠治疗的和神经心理学的观点相互联系起来。这些组成部分是：

表25　儿童头痛的系统式家庭咨询的三段式会谈概念的组成部分

开场问题："我们怎样才能一起支持您的孩子？"

澄清任务：

- 使所有人都能理解通往咨询会谈的途径
- 询问对咨询会谈的复杂的感受

简明的头痛病史数据收集：

- 首次发生头痛的时间和背景
- 头痛在一周和／或一天中何时发生？
- 头痛有多严重，多长时间，多久发生一次？

探讨目前为止管理头痛的尝试：

- 询问围绕头痛的家庭互动情况
- 询问家人对头痛的看法，头痛是怎么形成的以及是否／如何摆脱头痛

一盒子好的理由：头痛能有什么用处？

促进对受头痛影响的儿童的脆弱性／敏感性的接受和欣赏

介绍"压力—健康天平"

为头痛的儿童和整个家庭准备的家庭作业：

- 放松功课1："放松时的新内容"
- 放松功课2："吊床日"

讨论：家庭中的敏感者和健壮者——如何将家庭中不同的遗传禀赋作为资源来利用？

特别的观察任务：

- 资源和解决方案：确切观察，什么有助于儿童在日常家庭生活和家庭之外更好地应对其头痛
- "天气预报"：在晚上，与孩子一起预测，第二天是否会发生头痛，并给出预测的理由
- 如果不再有头痛，会存在什么麻烦？

第二次和第三次会谈的开幕式："与上次相比有什么变化？"

未来提问：

- "假设，今天的会谈进展成功……"
- "如果我们六个月后再次见面，您可能会报告哪些变化？"
- "如果某天晚上发生了奇迹，头痛飞出了窗外而且再也没有回来过，之后你会做什么不同的事？"

恶化提问：

- "如果它们要拜访你的时候睡过了头，你是否有任何一次机会把头痛主动引诱过来？"

绵羊多利提问：

- "假设你可以像著名的绵羊多利那样被克隆，并且你的复本有同样的头痛问

题——作为一个有经验的头痛专家，你会如何建议他?"

讨论在谈话中变得明显的与头痛有关的家庭关系模式

两年后和五年后的愿景:

- 那时，头痛、孩子和其他家庭成员之间的关系会是怎样的?

结尾声明:

- "改变往往遵循'前进两步，后退一步'的箴言。因此，如果在此期间头痛又一次出现了，您可以把这看作一个好兆头。"
- "在咨询结束后，为了继续成功地向前推进，您会做什么?"
- "最后，我还想说的是祝贺您的进步。"

下面我们将更详细地描述其中的一些组成部分。

询问对家庭咨询的复杂感受

疼痛患者起初往往不容易理解这种社会心理学取向的治疗。因此，建议一方面要考虑每一位家庭成员对心理咨询的怀疑和恐惧，另一方面也要考虑他们的期待和愿望，即所谓的复杂感受:"当有头痛患儿的家庭来找我时，他们带着愿望和期待，但往往也带着怀疑和恐惧，担心这里可能会发生什么不愉快或奇怪的事情。在你们的家庭中，谁对这种心理方面的家庭谈话最持怀疑态度?"对这种关于恐惧的提问的常见答案是:

- 作为父母，我们或多或少要为孩子的头痛而受到指责;
- 您会说，我们的孩子在心理上有问题;
- 您也帮不了我们。

这样的回答可以用来探讨对家庭会谈的进一步期望:

- "我要怎么说 / 做，才能让您觉得我因为您孩子的头痛而责备您？"
- "您依据什么察觉，家庭咨询有帮助 / 没有帮助？"
- "在0—10的范围内，您认为家庭咨询对您的帮助有多大？"
- "我必须做什么才能让家庭咨询失败，使得您下次不会再来了？"

由于头痛通常被初步评估为纯粹的医学问题，因此，建议首先详细地关注躯体不适症状的既往病史。

"到目前为止什么有帮助？"——探讨成功的和不太成功的解决问题的尝试

"当然我们在这里试图做的是共同寻找解决方案，以帮助你们的孩子可以更好地应对他的头痛。因此，有帮助的是，我们首先一起来看一下，到目前为止什么是已经有帮助的，什么没有帮助。也许我们可以先从这个部分开始：迄今为止什么没有帮助？相反，到目前为止什么有帮助？其中什么帮助最大，什么帮助次之？"通常情况下，家庭成员最初只报告一个或两个有用的策略——例如，"服用阿司匹林"或"躺下"。在问了几次之后，更多的做法往往就会随之而来，其中有些做法曾经有过一次帮助，但后来又失败了，因此不再经常使用，或者以前从来没有过帮助。

> T1：治疗师1；T2：治疗师2；M：母亲；P：患者安德烈亚斯（13岁）。
>
> T1："您来到这里说明，您没有把头埋在沙子里，而是变得积极，以便更好地应对头痛。您已经针对头痛的问题尝试了什么方法？到目前为止有什么帮助？"
>
> M："他喜欢在睡觉的时候按摩、油、生物反馈训练、室内喷雾。当头痛太强烈时，吃几片阿司匹林也有帮助。到目前为止，所有这些都有一定的帮助。但顺势疗法的帮助最大。有两次医生给我们开了一些颗粒剂。从那时起，头痛的情况就有所改善。如果头痛再次恶化，我们会再次使用它。"
>
> T1："当你感到头痛时，你会怎么做呢？什么对你有帮助？"
>
> P："放松、不看电视、躺下闭目养神、妈妈的按摩和用油按摩对我有帮助。但妈妈的按摩帮助最大。"

383

M："在顺势治疗期间，头痛的情况有所改善，所以我们现在不再开任何颗粒剂了。我们来找您是为了了解他自己能做什么。生物反馈训练并没有什么帮助。"

T1："有些孩子在比如当他们听音乐或和出去遛狗时更容易感到放松……你是如何放松的？"

P："只是躺着……"

T1："你喜欢做什么？"

P："打网球、志愿消防队、滑旱冰、打曲棍球。"

M："我给他买了一本有关放松故事的书：我有时会读给他听。"

T2："您已经尝试了很多，但有时少即是多……"

M："我希望安德烈亚斯能够自己控制他的头痛。毕竟，我并不总是在那里。"

T2对T1说："母亲做了很多事情来帮助安德烈亚斯应对他的头疼，到目前为止效果不错。现在她想让安德烈亚斯接手？安德烈亚斯是否有同样的愿望？"

T1对T2说："我不知道。我想，安德烈亚斯可能有自己的想法，他可以如何在没有妈妈的情况下，更好地应对头痛。但也许由妈妈来做这些事更有吸引力。"

M："在我的怀抱里，被拥抱着，这对安德烈亚斯也是好事……"

T2：（在会谈的后期）"我建议您给安德烈亚斯做头部按摩，就像头痛一样频繁——但只在没有头痛的时候。这个家庭作业非常重要！然后，当确实感到头痛的时候，那么安德烈亚斯为自己做按摩。"

在此，通过提问既往的解决方案的尝试，我们可以清晰地看到，围绕着缓解头痛已经形成了一种非常有爱的母子互动，包括朗读、拥抱和头部按摩。而且，从一种模式处方的意义上来看，建议在完全没有头痛的情况下，更经常地进行同样的充满爱的互动——以便开启可能性，使头痛和爱的互动两者不再关联。

事实证明，对一个孩子有帮助的事物对另一个孩子来说可能会导致情况变得更

384

糟（例如看电视、和朋友出去玩）。因此，在头痛咨询中，与患者及其家属探讨以下问题至关重要（Seemann 1998，2002）：什么、什么时候、怎么做可以帮助应对头痛——通过遛狗、听大声的音乐、慢跑、听放松故事的磁带或在集体训练中练习渐进式肌肉放松。由于起初在家庭中头痛通常在几个成员间同时发生（Russell 1997），家庭往往已经有了处理头痛问题的经验。这些是有用的："我们的经验是，在有头痛儿童的家庭中，往往至少还有一位家庭成员也同样有头痛问题——母亲、父亲、祖母、祖父、姑姑、叔叔等。对他们来说情况是什么样的呢？这位家庭成员究竟是如何应付他的头痛问题的？"

"头痛从何而来？"——探讨家族性的原因和治疗理论

我们探讨了每个家庭成员的疾病和健康的主观理论：

- 您如何向自己解释这些头痛：与遗传有关，不堪重负，享受生病，等等。
- 您认为孩子在接受治疗和不接受治疗的情况下会保持多长时间的头痛？
- 这是否可以通过治疗来缩短头痛时间，还是您宁愿等到那个时候过去而不接受治疗？

首选的解决方案模式往往从答案中变得清晰：

- 14岁的索斯滕的母亲说："索斯滕的头痛不会很快好转。这就跟我的情况完全一样。我也是在几年前才出现改善。"索斯滕的母亲已经49岁了。
- 在一次家庭会谈中，10岁的莫里茨的母亲不断地将她儿子的头痛与他熟人圈子里的严重偏头痛发作进行比较。这些比较的一个结果是，莫里茨对他的偏头痛保持沉默，因为他害怕不得不去诊所，正如他母亲的熟人将不得不去诊所一样。
- 在与塔佳娜的家庭会谈中，一个16岁的女孩患有严重的慢性偏头痛，我们问她认为偏头痛可能与什么有关。经过一番询问，母亲戏剧性地讲述了塔佳娜4岁时患脑膜炎的故事。她相信，当时，就像是一台发电机过热，头部的某些神经通路被融合在一起。这些融合是导致偏头痛的原因。

头痛还可以用来做什么——探索头痛的"好的理由"

"现在我还有一个问题，对您来说乍看之下可能有点不寻常：假设，头痛对于某些方面来说可能是好的或重要的东西，它可能是什么？以我在儿童头痛方面的经验，身体不会做没有任何好的理由的事情。你的身体究竟会有什么好的理由，如果你愿意的话，你有什么办法能把头痛邀请过来？"

表26 儿童和青少年头痛的"好的理由"一览表

- 可以回到自己的房间去

- 必须休息一下

- 获得父母/老师的喜爱/关注

- 报复父母

- 获得特殊待遇；不必去上学

- 加强家庭的凝聚力

- 获得安宁，对家庭中的其他人也是一种暂停

- 获得对自己身体的更大关注

- 引起人们对自己的敏感度的关注，等等

敏感的儿童——接受和欣赏脆弱的一面

386

"我们认为，头痛的孩子是特殊的孩子，因为他们有一个特殊的神经系统，具有一种特殊的敏感性。（几乎所有的孩子的母亲都会在这一点上点头。）通常这样的孩子对他们的环境非常感兴趣，因此雄心勃勃，他们特别想体验、学习、参与。通常这样的孩子有特殊的能力、倾向和天赋。有一点极为重要，就是鼓励孩子的这些特殊才能和能力。"在这一点上值得一提的是，许多著名人物都是偏头痛患者（见表27）。此外，还可以询问孩子的特殊天赋和能力。这些是被鼓励的吗？如果是：如何？如果没有：为什么不呢？

表27　患有偏头痛的名人

恺撒大帝	威廉·布什	乔治·修拉
圣希尔德加德·冯·宾根	蓬帕杜夫人	克劳德·莫奈
赫尔曼·黑塞	玛丽·居里	塞万提斯
英国女王伊丽莎白二世	托马斯·杰斐逊	弗吉尼亚·伍尔芙
卡尔·马克思	阿尔弗雷德·诺贝尔	维多利亚女王
查尔斯·达尔文	居伊·德·莫泊桑	弗里德里希·尼采
刘易斯·卡罗尔	拿破仑·波拿巴	
西格蒙德·弗洛伊德	文森特·凡·高	

387　　　　我们也很乐意询问敏感的和坚强的家庭内部阵营："我们的经验是，通常不仅是头痛的孩子敏感，而且家庭中往往存在一个敏感的阵营和一个坚强的阵营。因此，一方面是比较敏感的家庭成员，他们把事情放在心上；另一方面，是更加坚强的家庭成员，他们很容易做到不受任何干扰。您的家庭也是这种情况吗？双方，坚强的与敏感的一样，都有其优点——当然，两者也有缺点。但先说说优点：两个阵营都能从对方身上学到什么？"下面是一个家庭咨询的对话摘录，清楚地呈现了围绕头痛的不同阵营（联盟）：

　　　　T：治疗师；M：母亲；P：病人安德烈亚斯（13岁）

　　　　T："'轻松对待，严格对待'，这是您家庭里的一个话题吗？对此上几代的人当中是否有可能的榜样呢？"

　　　　M："是的，安德烈亚斯（头痛的孩子）更像他的父亲，但也像他的祖父。丽娜更像我和我的兄弟：对事情看得更轻，睡一晚上就好了，等等。"

　　　　T："严格、放松，可能各有什么好处？"

　　　　M："放松有助于防止胃溃疡。严格并不真的是必需的。你也可以很随意，但仍然认真对待一些事情。"

T："也许是为了避免犯错？"

M："但如果你太严格，那就不好了……"

P："最好是更严格一些，比如，如果你不想随意地模仿一个可以在水下潜水很长时间的人，那会很危险。"

T："父亲是怎么做到严格的？"

M："他必须立即整理好一切，否则他夜里就不能睡觉，他自己也是这么认为的，他无法那么放松。我早已知道我的丈夫是这样的，但随着年龄的增长，他的严格变得越来越糟……（仁慈地笑了）作为一个泥瓦工师傅，他目前已经有很多压力了……"

"压力健康天平"

为了平衡特殊的天赋和导致压力易感性增加的敏感性，"压力健康天平"（Seemann 2002，S. 147 ff.）是一种有用的干预措施，特别是在具有非常明显的成就导向的家庭中："我们是这样看的：如果一个人有许多才能、许多天赋，并相应地也有雄心壮志，那么这样很棒，很好！这就好比是放在天平一边的东西……（我们用双手比示说明一个天平，它可以是平衡的，也可以是一边过重的）。因此，如果一边有很多，一个人可能做出很多努力，总是坐不住，对世界充满好奇（现在我们用手比示说明一边是过重的）……那么重要的是，另一边也要有很多，即大量的休息、娱乐、平衡和放松……（现在我们用手展示天平再次平衡。）——而且，如果天平的两边都有很多，要比两边放的都很少的情况更好，因为通过这种方式，当然也可以实现平衡，你/你们/您认为呢？"

388

乐趣、放松、享受美好时光——单独或与全家人一起

要使放松的想法具有吸引力，就不能把它等同于需要费力学习的练习，而是要与乐趣和舒服愉悦联系在一起。"你做什么会使自己感觉良好，并且使自己感到最舒

服?""您的孩子的情况究竟是什么样的,他是如何放松的?""作为一位母亲/父亲,您是如何放松的?""作为一个家庭的整体,您如何让自己感觉良好,每个人为自己以及在所有人相互之间?""您的家庭如何营造宁静的岛屿,而不需要通过完全重新安排生活?"根据经验,这是许多家长的焦虑。

通过家谱图("放松的家谱图""舒服愉悦的家谱图""有乐趣的家谱图"),也可以从代际的视角看待这个主题:祖母和祖父如何放松?姨妈姑妈和叔伯舅舅是如何让自己感觉舒服的?通过这样的对话往往就会水到渠成地产生两项下次来之前做的家庭作业。我们把放松作业1称为"放松的新内容":"到下一次会谈之前,请详细记下什么让您的孩子感到有乐趣,什么让他感觉良好和舒适,以及他是如何放松的。您观察时要准确、专心致志。同时记录您的孩子何时发现了新的方式,尝试新的方式来放松。给您的孩子提供感觉良好和放松的建议。鼓励您的孩子自己去发现能够放松和感觉良好的可能性。"这个家庭作业也可以布置给儿童/青少年,由他们自己负责完成。

我们把放松家庭作业2称为"家庭吊床日":"也许您在下次来之前会找到一些新的家庭活动,可以使您全家人都感觉很好。有时,我们建议家庭每两星期举行一个吊床日。我们所说的吊床日是指,家庭中的每个人在这一天都只是沉浸在休闲中,做他们想做的任何事情,就如时下妙不可言的新说法,一起"闲逛",大家慵懒地躺在家里的吊床上一起闲聊,感觉很不错。

少即是多——对过度保护、过度刺激和成就导向提出质疑

下面的例子是关于改变一种关系模式,其中,当儿子有偏头痛时,母亲倾向于强烈的忧虑和感到内疚。

　　T:治疗师;M:母亲;P:患者保罗(12岁)。

　　T:"如果您用从0到10的标尺来估计保罗的偏头痛对您的压力有多大,您会

打多少分?"

M："如果是厉害的偏头痛，压力会很大——肯定在8到9分。这也会严重影响到我。当他偏头痛疼得厉害躺在床上时，我就无法再集中精力做任何事情，我几乎无法安心做我的事情了。我甚至无法躺下看书或干其他的事；我只能努力让自己保持忙碌和思考，希望它很快就会过去，并且希望它不会变得更糟。所以我非常担心，为什么他现在会有偏头痛？当他早上从房间出来或是在晚上，那时我才真正被解放。我感觉这是压在我心头的一块相当沉重的石头，直到当他出来说：'头痛已经过去了。'

我当然了解我自己的情况。有时我简直不敢相信，当我在偏头痛发作时竟睡着了——对我来说，唯一有帮助的事情就是睡觉——并且当我早上醒来时，疼痛已经消失——我难以置信。"

T："而您已经完全康复了……"

M："是的，我当时几乎处于昏迷般的深度睡眠中，我从这场睡眠中醒过来，就像经历了一场噩梦。这就是为什么我也知道他的感受，以及这种偏头痛的情况是怎样的，这就是为什么我真的松了一口气。事后我总是精力充沛——在我自己的偏头痛发作后，在他的偏头痛发作之后都是如此。也许对我的触动有点太强烈了，我的内在也会参与其中，但这也只能如此。"

T："自从他有了偏头痛之后，您的偏头痛是否变少了？"

M："我不能这么说。"

T："也许现在听起来有点愚蠢。"

M："它，嗯，我现在每个月只有一次，只是在有非常非常大的压力的情况下。我以前经常有偏头痛，是的。"

T："让我们假设，保罗的偏头痛将会保持原状。您必须做什么，使得压力评分表上的压力，您刚才打了8到9分，比如，可以降到5分？"

M："嗯。只要少想一点。或者告诉自己：保罗的偏头痛与我没有关系。或者告诉自己：其实他自己已经把偏头痛处理得很好。"

T："您真的相信他自己能应付吗？"

390

M："事实上，是的。我注意到，当我一整天都在工作，而他早上带着轻微的头痛去学校的时候，我就已经在工作中开始想：如果他现在有偏头痛，他现在要做什么呢？或者：希望他能应付。或者：我是不是应该给他打个电话什么的？所以我仍然会担心，但我知道，他实际上做得很好。然而，当我回来时，他对头痛的问题抱怨得很厉害，以至于我感到内疚——这又会让我感到难以接受，很难对自己说：好吧，他已经应对好了。"

T："那么，什么会支持您少想一点儿呢？"

M："好吧，如果他能告诉我，没关系，我可以应付，到目前为止，他还没有这么说过，刚才是第一次。"

T："啊哈！"

M："对不对？！"

P：——轻声表示同意——

M："如果我知道保罗能应付，我也不必担心：为什么他现在头痛，今天发生了什么事，还是因为我，我有时也很紧张，是我挑起的或者是我太急躁了？还是因为这些外部情况，由于我是一个单亲妈妈？"

T："保罗，你会说，你可以独自很好地应对偏头痛吗？"

P："是的。"

T："是吗？如果妈妈不再那么担心，你会感觉怎么样？"

P："很好，是的！"

M："你认为我的担心是好事吗？"

P："不！"

修改方案

在大多数情况下，在首次会谈时就会很清楚，这里建议的三次会谈设置是否足够。在一些并发症的情况下这套干预方案就不太适合；在这种情况下，在首次会谈结束时，应该已经商定出一个不同的设置。最迟在第三次会谈时，如果到那时头痛仍未改善，应考虑以下方案之一。如果儿童或青少年不仅患有头痛，而且还有其他严重问题（通常是社交恐怖、拒绝上学或多动症），显然需要提供更多次（通常是5—20次）家庭治疗会谈，通常结合个体或团体治疗干预。此外，其他的家庭压力和风险，例如特别明显的父母冲突或强烈的兄弟姐妹竞争，可能也需要进行更多次的治疗。如果学校的问题与头痛密切相关，例如与同学和老师之间的巨大压力，或者在学校里学业要求过低或过高，那么与班主任进行咨询往往是有用的。如果是严重的和持续的头痛症状，转诊到疼痛治疗的医疗机构会是有用的。在那里，可以进行药物治疗，往往采用高于儿科标准用药剂量的药物治疗方案。

4.6 儿童哮喘——"乐天派"计划[1]

▌障碍概况

支气管哮喘是一种慢性气道阻塞，即气道变窄。气道可能完全或部分狭窄；狭窄可以自行缓解或通过药物治疗缓解。在此一个决定性因素是支气管黏膜的免疫性炎症反应，导致支气管系统的过度兴奋，特别是支气管黏膜和支气管壁，这就造成了一种由于过度兴奋和炎症反应而自我维持的恶性循环（Szczepanski & Schmidt 1997）。受影响的儿童经历着疾病带来的持续负担。一方面，随着疾病的发展过程反复出现呼吸困难的状态，这可能会威胁到生命并引起强烈的焦虑感——支气管阻塞伴随着普遍的呼吸困难感，尽管肺部过度充满了空气。另一方面，总是有日常生活受到严重影响的情况——在运动或学校旅行期间。最后，要求长时间不断地坚持必需的长期治疗（每天吸入2到3次，每次约15分钟），意味着持续的明显的限制，即使在没有急性症状的情况下也是如此——这特别在有幼儿的家庭中成为一个持续冲突的来源。它不像一种急性疾病在短时间内可以被治愈，儿童和家庭必须在共同生活过程中的许多不同方面重新定位他们的生活空间。

---

1 我们要感谢奥斯纳布吕克大学心理学硕士芭芭拉·奥勒福斯对本章节的贡献。

病因理论和患病率

气道高反应性的原因到头来还是未知的。支气管哮喘确定存在遗传因素。然而，具有遗传倾向的儿童实际上是否会发生过敏性疾病，目前只能做出有限的预测。在哮喘患者不稳定的支气管系统中，能够引发症状的刺激物范围非常广泛。感染，特别是由病毒引起的，还有体力消耗，如奔跑，是常见的触发因素。在这种情况下，过敏源（花粉）也发挥着重要作用（花粉、螨虫排泄物、动物毛发、霉菌孢子，以及少数的食物）。湿度大的天气状况，寒冷、多雾的天气和天气的变化都会引发哮喘，就像精神紧张、压力、焦虑，但也包括快乐，可以引发哮喘一样。更多的诱因来自生活环境，在此被动吸烟是最重要的非特异性诱因之一。被动吸烟显然会增加哮喘的发病率，加重症状，并使儿童患过敏性疾病的风险增加一倍（Szczepanski & Schmidt 1997）。

支气管哮喘是迄今为止儿童和青少年时期最常见的慢性疾病。患病率在5%—15%之间波动。斯切潘斯基和施密特（Szczepanski & Schmidt 1997）估计，实际上所有德国儿童中有11.7%受到影响。也有明显的迹象表明，不仅是哮喘，而且其他遗传过敏性疾病的患病率也在增加。

393

躯体疾病和心理压力

约有十分之一的慢性哮喘患病儿童同时还表现出明显的行为障碍，而在健康儿童当中发生率只有2%（Ollefs & von Schlippe 2003）。这与儿童及其家庭所面临的压力时刻比正常高出许多倍有关。急性疾病的特征是能够完全康复，与之相反，受哮喘影响的儿童和青少年以及他们的家庭必须长期在日常生活中与症状、治疗和可能受到的限制进行抗争。

▋ 关系模式

永久性的要求与某些生理过程，特别是心理和社会过程相互作用，作为哮喘的环境条件在儿童和青少年的个体层面上产生影响，同时这些过程也会影响到整个家庭。

紧张的互动

与哮喘有关的长期慢性社会心理困扰的特征在许多领域都能找到（Theiling et al. 2001）：

- 孩子必须每天多次接受持续的治疗，即使没有感觉到哮喘症状。例如，他必须定期吸入或服用喷雾剂，这是非常无聊的。
- 他必须接受，他的哮喘限制了他的身体能力。
- 孩子不得不放弃一些有吸引力的事情，或者避开这些事情，例如，饲养自己的宠物，与马、狗和猫接触。通常，对某些食品必须忌口以及避免在干草中玩耍。
- 在诊断和治疗过程中，他们不得不忍受很多痛苦、无助和恐惧。
- 看医生很耗时，压缩了剩余的空闲时间。
- 在学校里，很难避免向同学们透露自己的哮喘，尤其是在体育课上。这可能会妨碍空闲时间里，在体育俱乐部与朋友的相处。
- 强烈的情绪与哮喘并非没有关系，例如，害怕失去控制，发作前或发作时的恐惧和惊慌，害怕对药物产生依赖，在公共场合被人看到患有哮喘而感到羞耻，对不公平感到愤怒和怨恨。
- 患病儿童比其他儿童更早地面临因哮喘而存在的死亡的可能性。
- 家庭内部更容易出现冲突性争论：在父母当中比较担忧的一方和比较平静的一方之间，甚至在大家庭／邻里之间，会对哮喘病因日常理论的对错发生争执，例如，心身理论（"这怪你的教养方式"）和遗传理论（"为什么我的儿子要娶这个女人，她的父亲就有这种疾病！"）。

394

在患有哮喘的儿童或青少年的家庭中，根据我们的经验，父母在处理他们孩子的问题时常常感到无能为力。经历这种疾病会让一个家庭耗费很多力量（Cohen

1999）。这种疾病可能会使家庭的平衡发生巨大的移位，以至于父母失去了在场（Omer & Schlippe 2004）。父母可能会对自己在所谓的心身病因中的角色感到愧疚。他们失去了个人的声音，并被推到了家庭的边缘，处于中心位置的是疾病。出于对可能引发哮喘发作的担忧和恐惧，父母可能会畏惧与患哮喘的孩子发生冲突。避免冲突的后果可能反映在，父母或父母中的一方反复对女儿或儿子的要求做出让步，孩子的要求增加，而父母在感到不安全和无助的情况下，继续屈服。以下的案例清晰地呈现了夫妻和母子层面的一个互补性升级：

395

> 12岁的托尔斯滕在一年前才被诊断出患有支气管哮喘，在诊断后的一学年中，他有89天没有去学校。他给出的理由是，他一直有呼吸问题，总体上感觉不舒服。母亲支持儿子的态度，反复屈服于他想轻松一下的愿望。当托尔斯滕呼吸困难时，她感到无助和恐慌。此外，她非常担心她的儿子，就像她患有哮喘的母亲一样，将不得不服用越来越多的药物，并可能因此而对其产生依赖。而感到被排斥在这种亲密的母子关系之外的父亲，试图通过淡化他妻子的恐惧来弥补自己的不安全感。这使母亲感到她没有被丈夫认真对待，她的反应更加惊慌失措，而她的丈夫再次对哮喘以"大事化小"作为回应。托尔斯滕多次被卷入低估和高估之间的冲突之中，所以他很难为自己的青春期找到一个合适的处理方式。托尔斯滕和他父母之间的其他适龄冲突（第一次尝试独立）通过哮喘被掩盖了。

或多或少有利的家庭生存策略

泰林等人（Theiling et al. 2000）在与受哮喘影响的家庭的实际工作中，观察到以下11种家庭关系模式，这些并不是导致哮喘的原因，而是生存策略，其根据疾病的阶段和家庭的阶段发挥不同的有利作用，因此，维持或改变它们往往是哮喘的家庭咨询/治疗的重点。

1. **家庭中的紧密联结**："现在我们必须团结起来。我们只能相互依赖。如果其他人不舒服，我就不能好过。每个人都对他人的感受负有共同的责任。"

2. **冻结的角色状态**："鉴于我们所面临的威胁，每一个变化都是危险的。最安全的做法是坚持我们选择的方式来解决问题，不要有任何改变。"

3. **和谐**："我们不能再承受任何冲突了！"

4. **分离/疏远的问题**："疏远是危险的。"

5. **与外界隔绝**："外部世界相当具有威胁性。我们既没有时间也没有精力去处理外部世界。"   396

6. **仅有的一位照顾者和患病的孩子之间有特别密切的特权的关系**："我对我孩子的疾病发展负责。""我工作，赚钱养家，这个病和我没有关系。"

7. **痛苦地寻找原因**："我们（你们）做错了什么？哮喘的原因是什么？为什么恰恰发生在我孩子的身上？"

8. **禁忌和轻描淡写**："只要我们不提到它，我们还是驱逐了它。""如果我们说出它的名字，它就会变得更糟，我们处理不了这个问题！""也许它也不是那么糟糕……"

9. **责任扩散**："我们的孩子不喜欢做吸入，我们必须继续劝说他。""如果妈妈和爸爸不照顾我，我什么都不会做！"

10. **威胁到几代人的家庭历史**："过段时间就会消失的，我哥哥就是这样。""没有人可以帮助我；我有一天会死，我母亲就是这样！"

11. **顺利地处理**："我们孩子的疾病虽然很重要，但它并不能决定我们的生活。哮喘在我们的家庭中是理所当然的同步进行。治疗是日常生活的一部分，就像我们刷牙一样。我们的家庭生活并非仅仅由哮喘组成。"

虽然第11条策略似乎是最佳的，但在疾病的许多阶段，它是不现实的。通常只有在家庭经过长期的适应过程之后才能实现——并且即使如此，也不是在任何时候都能达到。

■ 去除障碍

在奥斯纳布吕克儿童医院，每年有2 500—3 000名患有支气管哮喘的儿童和青少

397　年得到治疗，因为自1990年以来，与奥斯纳布吕克大学临床心理学系合作，制订了一个家庭医学照顾计划"乐天派"（Luftiku[r]s），它侧重于明确地让家庭参与其中。

　　"乐天派"计划（详细的介绍参见Könning et al. 1997；Theiling et al. 2001；von Schlippe et al. 2001）是一个基于系统式家庭医学（参见章节4.1）模型的支持服务。它将医学、知识传授、行为训练和行为医学等方面与系统家庭治疗元素相结合。除了提供关于支气管哮喘的器官医学和护理方面的信息和培训，以及训练对身体的自我觉察和强化的物理治疗和运动治疗，也会将家庭的参与和他们处理哮喘的个人经验和知识作为关键点。这些家庭在跨学科的一对一会谈中得到社会心理支持，以帮助他们在日常生活中实施该方案。住院患者"乐天派"计划的实施过程如下：

表28　奥斯纳布吕克"乐天派"计划的要素

- 每次课程有6个家庭参加，每次5天。在首次家庭会谈和家庭结尾会谈之间，会开展一个儿童研讨会或者一个青少年研讨会和一个平行的家长研讨会。
- 根据年龄阶段，分别提供与发育相关特点相适应的课程，分为学龄前儿童（5—7岁）、学龄儿童（8—12岁）和青少年（13—18岁）。
- 跨学科团队由医生、心理学家、儿科护士、物理治疗师和哮喘运动指导员组成。
- "乐天派"是一个手偶形式的指导人物，他带领孩子们完成这些单元。
- 在内容上，以下概念性的支柱是联系在一起的：
1. 哮喘的诊断和治疗根据儿科共识标准；
2. 以患病儿童和青少年的发展心理学为导向的方法——教学知识传授，使用适合儿童和青少年的语言、方法和教学法；
3. 针对身体的自我意识的练习；
4. 物理治疗和运动；

5. 为与哮喘有关的感觉提供空间和时间（恐惧、悲伤、内疚、放弃、自尊问题）；

6. 以家庭为中心：一次首次家庭会谈和一次详细的结尾家庭会谈；

7. 纳入其他社会系统（如儿科医生、家庭医生、教师、保育员、朋友，他们有时会出席结尾会谈）或大家庭（兄弟姐妹、祖父母等）；

8. 跨学科：日常交流或团队会议，以不同的单位和团体设置进行跨职业团体的开展。

由于在家庭中，通常只有母亲被认为对孩子的哮喘负责，因此父亲们被明确邀请参加"乐天派"计划。这为治疗者扩展了理解家庭内部运作的可能性，也改善了家庭的协作：每个人都听到了同样的话，从而具备了相同的知识水平——这是能够在家里交流讨论疾病和与之相关的许多方面并相互支持的一个根本前提条件。因此，父母双方除了讨论躯体症状外，还可以相互讲讲担忧和愿望，并且对对方的优势相互表示赞赏。如果父亲不能被纳入"乐天派"计划，那么可以尝试通过在对母亲和孩子进行循环提问的同时问及父亲的观点，从而把父亲的观点纳入进来："假设您的丈夫坐在这里：他将为您的儿子的哮喘承担多少责任？"

其他一些来自家庭治疗的方法也可以帮助询问家庭模式，例如，关于空间、时间和能量维度的差异提问。

关于空间维度的可能的提问：

- 该疾病在家庭中占据了多大的空间？

- 家庭成员认为疾病的位置在哪里——在家庭的中间，还是在边缘？（例如："孩子的吸入器放在哪里？""在客厅里！""如果放在孩子的房间里，会发生什么变化？"）

- 谁的空间受到哮喘病的限制最多？

- 每个家庭成员是否拥有自己的空间，即哮喘无法进入的地方？

399 **关于时间维度的可能的提问：**

- 哪些家庭成员需要把多少时间花在哮喘上？

- 如何区分急性发作期和慢性疾病期？

- 谁有什么时间可供自己使用，谁来决定时间，谁来安排时间？

- 当被诊断时是什么情况，诊断以前是什么样的，对于未来有什么想法？

- 您对事情将如何发展有什么幻想？最美好的幻想是什么，最坏的幻想是什么？

关于能量维度可能的提问：

- 谁在哮喘中投入了多少精力？谁是如何努力的，各自的限制是什么？

- 每个人的新能量的加油站在哪里？家里有什么让人开心？谁最有可能提供加油站，在哪里加油？

- 谁更有可能把精力花在改变的步骤上，谁更有可能将自己的能量用于维持稳定？

- 您过去（例如在诊断之前）喜欢做什么，现在却放弃了？如果您决定再次接手其中的一些事情，谁会对此做出反应，如何反应？

系统式家庭治疗的各种方法可以用来说明三个途径维度。家庭雕塑可以用人本身，也可以用物品如椅子来创作：每个人占据多少空间？每个人需要多大空间？谁从哪里看到谁？哮喘的位置在哪里？如果它不在那里，家庭的平衡会发生什么变化？特别是对医疗专业人员来说，利用雕塑工作可以令人印象非常深刻地说明，哮喘带来的挑战的循环性和哮喘在关系中占据的位置。时间可以在一条时间轴上来表示：通过在空间中展现，以哮喘在不同时间点上的过程作为主题，而有利于或恶化这一过程的影响因素则通过符号的方式被可视化（参见 Grabbe 2003）。通过这种方400 式，特别是儿童可以了解到哮喘的未来发展以及与之相关的可能性。最后，能量的维度可以用一个"时间和能量饼图"被象征化。在一个圆圈里每个家庭成员标出他们在什么方面花了多少时间或多少精力。不一致的地方可以成为集中讨论的对象：这样的分配是否适当，每个人对自己的"饼图"满意吗？

通过所有这些方法，重要的问题可以得到澄清：哮喘在家庭中获得怎样的地位？家庭作为一个整体，如何围绕着这种疾病来组织？哪些事件已经成为什么样的故事？这些故事是如何决定了每个人的意识，以便能够应对疾病的需求？亲属对此是支持的，还是恰恰缺少这种支持？所有问题都可以直接提出，但也可以通过循环提问：一个家庭成员被询问，另一个成员会如何回答这个问题。此外，还可以勾勒出关于可能的变化及其对家庭影响的假设场景："假设您决定改变这个和那个——您的妻子会有什么反应？"

4.7 青少年糖尿病——"甜甜的勇气"[1]

█ 障碍概况

儿童和青少年所患的糖尿病几乎都是所谓的1型糖尿病（胰岛素依赖型糖尿病）。这种1型糖尿病是一种免疫介导的疾病，胰腺的朗格汉斯岛中产生胰岛素的 β 细胞被逐渐破坏。当只有少于20%的细胞发挥功能时，常常会出现特征性的临床症状包括尿频、饮水增加和体重下降。由于血糖调节不起作用或受到限制，患者必须非常注意他们所吃的食物（和药物）的种类和数量，以避免高血糖或低血糖。在最糟糕的情况下，这将导致意识模糊和意识丧失（昏迷）。此外，人们还知道老年糖尿病的潜在威胁性后果，即使这些后果不是不可避免的，但也是令人恐惧的（失明、因循环系统障碍而失去四肢）。

401

与胰岛素替代物一起生活

儿童和青少年的1型糖尿病最重要的治疗措施是胰岛素替代治疗，这里将专门讨论这个问题。食物依赖性的胰岛素需求（餐用胰岛素）在用餐时由正常的胰岛素或者使用起效更快的胰岛素类似物来满足，据此，剂量是根据每次的碳水化合物摄入

1　我们要感谢奥斯纳布吕克的斯蒂芬·泰林博士，感谢他对本章节的贡献。

量计算的。非食物依赖性的胰岛素需求是作为基础胰岛素每天注射2到4次，作为延缓释放的胰岛素。由于胰岛素需求量不断波动，每天都需要进行大约4到6次血糖测定（"刺指"）。而这意味着与糖尿病联系在一起的自律的耐力，因为所有的胰岛素剂量在个体内部和个体之间都是不同的，必须由儿童和青少年或他们的父母不断地重新确定（所有数据来自Theiling & von Schlippe 2003）。这是一个青少年所需要进行的复杂的管理例子：

> 布丽塔（14岁）在晚上7点与她的朋友们在马厩见面，参加晚上的骑马和露营活动。她通过可靠的自己负责她的糖尿病治疗，"赢得"了父母的信任。尽管她患有糖尿病，但还是被允许参加了这项活动。帐篷是在前一天搭好的。布丽塔的血糖是140mg/dl（平均值约为150mg/dl表明代谢控制良好）。她最后一次服用正常胰岛素是在18点左右吃晚饭的时候，还有两个单位的基础胰岛素。当她到达马厩时，布丽塔还吃了一些薯片，在她们小组将要与骑术教练一起进行3小时的越野骑行之前。晚上10点左右，布丽塔想起该是她晚上打基础胰岛素的时候了。由于体力消耗大，她注射的延迟胰岛素比平时少一点，这样就不会出现延迟性低血糖。又过了一个半小时，她已经完全出汗了。她觉得浑身无力，但不知道是由于劳累还是她的血糖问题。测量血糖是58mg/dl，有发生低血糖的风险。她喝了一小杯可乐，还吃了一小块她朋友带来的比萨饼（她找不到她的葡萄糖了，她在骑马时不知怎么就丢了，或者忘在家里了）。马匹还需要卸下马鞍并得到照顾。24点左右，周围变得更加安静。血糖是150mg/dl。接下来的一个小时是在帐篷里聊天的时间。凌晨1点半左右，布丽塔可以平静地入睡，她的血糖是160mg/dl。布丽塔已经与她的骑术教练达成一致，让她早早起床，以便再次检查血糖，最迟在上午9点注射基础胰岛素。

患病率

在德国，大约有2万名儿童和青少年患有这种类型的糖尿病，每年约有2 000个新增病例。另外，约有20万—25万名成年人患有1型糖尿病。2型糖尿病（指的是可以产生足够的胰岛素，但其功能受损）是一种名副其实的常见病，影响着400万—500万的成年人，其中许多人甚至不知道自己患有2型糖尿病。

关系模式

糖尿病作为家庭沟通的组织原则和个人的自言自语

由于疾病是慢性的，来自身体治疗层面的压力有足够长的时间对心理和社会生活产生影响。患糖尿病的儿童在现代的胰岛素治疗、代谢控制和饮食改变的可能性下，其生活前景与健康儿童相当。然而，糖尿病隐藏着这样的危险，即家庭的敏感性和家庭的自我价值会围绕着每次的血糖读数："是又太高了，还是太低了？终于又好了？"大约每3个月一次的实验室检查HbA1c值，提供关于在一个较长的时期内代谢控制质量的信息，它诱导人们无论在糖尿病咨询中还是在家庭中的沟通交流都被固定。很快，看似可客观评估的代谢控制的医学问题就与生活质量和生活观念的社会心理方面混为一谈。一旦有人问起为什么某些实验室参数是这样的，就会涉及家庭系统方面："为什么上学期间早上的血糖值总是那么高，而周末同一时间用同样的胰岛素剂量却在正常范围内？""你在学校里（又）吃零食了吗？""为什么你在患了3年糖尿病之后，还不能始终做到对甜食说'不，谢谢'？""为什么你对我撒谎，为什么你对你的数据作弊？""想想后果吧，你想在30岁的时候失明吗？"

父母，通常特别是母亲，也会问自己这些问题，表明糖尿病不仅成为家庭交流的组织原则，而且也成为内心自我对话的组织原则："为什么我作为一个母亲，不能再整晚睡觉，而至少要起床两次检查孩子的情况？在班级的集体外出活动或孩子想在朋友家过夜时，谁来负责？我的孩子是否应该停止参加体育比赛？我是否应该申请残疾人证，那样她/他是否会更加感到自己是'有病的'并且会承受偏见的压力？我可以/我应该强迫我三五岁的孩子吗？他还完全不能理解这些措施的意义，接受测试和注射？"

403

在长期过程中患病儿童和青少年所面临的挑战

在长期过程中，受糖尿病影响的儿童和青少年必须处理一系列的社会心理挑战：

- 由于治疗过程中的疼痛、无助、愤怒和恐惧，例如每天都必须忍受注射或血糖检查。年龄较小的儿童还完全不理解痛苦的治疗措施，特别是因为他们没有感到任何身体上的不适，因为糖尿病不会使人感到疼痛。

- 对于其他慢性疾病，当事人和他们的父母至少有一个激励性的前景，即如果持续坚持治疗，症状会减轻或消失。但无论如何自律、有序和坚持不懈的日常治疗，糖尿病仍然是一种终身疾病，患者只能在这一过程中不断受其影响。

- 即使进行了最佳的控制和治疗，也会出现血糖的波动。因此识别高血糖症和低血糖症是核心：什么是身体的警报信号？在哪些情况下应该如何反应？

- 儿童对慢性疾病和代谢控制不足的长期风险的理解，因其心理发展阶段而有所不同。

- 禁止和命令往往不能被（完全）理解，特别是由于违反父母命令的行为并不会导致立即可见的身体损伤。

- 在学校里，对待同学和老师的行为；在休闲时间，在体育俱乐部，对待朋友的行为；在家庭中的情况：我是否敢在上课时注射或做血糖测试？当其他人说"看看那个瘾君子！""呸，她在给我们传染艾滋病！"时，我该如何应对？

- 处理与糖尿病有关的情绪，例如，害怕失去控制，害怕可能的继发性疾病；对低血糖的恐惧和惊慌；对自己在公共场合表达患糖尿病的羞愧感（局外人角色）；并对糖尿病的不公平感到生气和愤怒。

- 不断焦虑地接受父母的监督，因此有独立性受限或被治疗要求压垮的危险。

- 特别是女性青少年糖尿病患者与未受糖尿病影响的同龄人相比，往往对自己自我身体形象持更具批评性的态度（Seiffge-Krenke 1996）。

在儿童和青少年糖尿病的背景下，整个家庭的自然资源和应对技能会受到严重的挑战。通常情况下，整个家庭生活都是围绕着儿童或青少年的疾病。很多时候——有时是所有一切——都以治疗和照顾一个家庭成员为目的。

在长期过程中，父母所面临的挑战

父母们发现自己处于一种困难的维持平衡的状态。一方面，他们要作为孩子的治疗师操心孩子的代谢控制；另一方面，他们要照顾孩子以适合他们年龄的方式成长。父母的挑战可以总结为以下几点：

- 他们必须获得信息并组织治疗，包括儿童、家庭和糖尿病护理系统之间的许多联系。

- 他们必须处理自己对注射的抵触（他们担心孩子受疼）和孩子对注射的抗拒，识别孩子的可靠的低血糖信号。

- 尽管进行了最佳治疗，但仍然忍受着血糖的波动。他们必须小心翼翼地揭露偷偷摸摸的行为，如吃甜食、操纵血糖或秘密注射。

- 在教育方面，重要的是关心，但不是溺爱，这说起来容易做起来难。重要的是，照顾孩子与糖尿病有关的特殊的需求和必要性，但尽可能不要对这个孩子比对其兄弟姐妹更偏爱；支持孩子，但不要从他身上拿走太多的责任。兄弟姐妹的嫉妒和被忽视的反应（"我们是影子儿童"）必须要识别和妥善应对。

- 许多失望和对自己未实现的愿望的愤怒必须得到处理：在伴侣关系中的责备，担心继发性疾病，感到孤军奋战，内疚感和失败感。父母体验到日常生活中的自发行动受到很多限制，因为每项活动都必须事先计划好。因此，留给伴侣关系的时间往往很少。

- 随着孩子年龄的增长，他们必须逐渐将治疗调整为由孩子自己独立执行的治疗。这意味着要不断地重新考虑，多少需求、多少控制、多少独立性对孩子的年龄来说是合适的。

406   ## ▌去除障碍

一个"不确定的背景"：糖尿病团队的情形

诺伊梅尔（Neumeyer 1991）描述说，1型糖尿病的护理是在一种"不确定的背景下"进行的：关于饮食与代谢结果、血糖控制和继发性疾病的时间/类型/程度以及心理和生理方面之间的因果关系和相互作用的知识是不确定的。

尽管有各种经验值，但代谢情况往往不能充分预测。在这种不确定的情况下，医生尤其处于不断的危险之中，为了抵御自己的恐惧，她要承担起持续控制规则的角色。然后，当事人往往会做出反应，从内心深处撤回他们的信任，或将治疗成功的责任完全推给专家。然后，专家发现自己陷入两难境地，要么让患者失望，要么接受一种——从长远来看是不可能的——持续承担全部责任的提议。

中间道路可以是什么样子的？执着于实现并遵守一个特定的代谢标准意味着一种完全力所不能及的过高要求，这与家庭中无法应付治疗要求的感觉完全吻合。如果将大量的医学知识线性地转化为对疾病过程的广泛控制的想法失败了，那么照顾者的一项重要能力在于：一方面，要认识到自己的局限性和不安全感，并在团队中以及与家庭一起讨论这些主题；另一方面，做出跨学科的提议，以避免陷入单一的视角（Theiling et al. 1994）。

做出诊断和首发症状护理的时间点

做出诊断时的情形决定了接下来的方向。如果立即将糖尿病置于跨学科和家庭的背景中，那么儿童或青少年和父母会认为一种系统家庭治疗取向的治疗方法是理所当然的。相反，如果心理学家只是在事后和危机情况下作为一种"维修服务"被

407   叫进来，那么就被标记了失败的背景，这会使得良好的合作变得不太可能。因此，对此我们也在最后提出重要的一点，建议在做出诊断的当下就立即邀请父母双方。下面的案例清楚地说明了，当糖尿病成为女儿和母亲之间的专属问题时，可能出现的紧张局势：

在为期一周的基于系统—家庭医学的护理周的家庭初始会谈中，我们碰撞出了丽莎的父母之间一个公开的冲突，他们都在我们面前无情地表达了大量的愤怒，在这背后隐藏着一种巨大的（掩盖的）失望和委屈。H.夫人（图书管理员）以指责的方式向我们介绍了她的丈夫，说他是个"粗鲁的家伙"（木匠），她不想把她六岁的丽莎托付给他，她已经患糖尿病两年了："我丈夫不读书，对糖尿病一无所知。"后者反驳道，他的妻子对所有事情都夸大其词，包括丽莎的糖尿病："这些持续的展览会和关于吃的戏剧！难怪丽莎还没准备好去上学！"

在这一周的时间里，我们从家人那里得知，H.先生曾在孩子首次出现糖尿病症状的时间点上，得到了期待已久的疗养的许可，这是因为他有几个椎间盘滑脱而申请的。当时丽莎因为第一次出现症状被安排入院，H.夫人独自和丽莎在医院待了17天。那时，丽莎糖尿病的责任被象征性地放在她的肩膀上。H.女士成了"糖尿病专家"，而H.先生疗养结束回来后，遇到了一个配合默契的母女局面，他没有找到/获得进入的途径。

在一周后的家庭结尾会谈中，我们现在试图仔细询问父母的角色和立场。H.夫人能够表达她对当时被单独留在危机中的委屈，以及因此感到不堪重负，而且她实际上希望从她的丈夫那里得到关于糖尿病方面的支持。H.先生承认，他退出是因为他害怕做错事。他不可能想象自己给女儿注射，但他不愿意承认。

把家庭作为一个整体邀请过来，这本身就体现出一种重要的干预，并为父母提供机会在平等的基础上处理糖尿病问题并在他们的日常生活中相互支持。

最初的几天，大多数父母都会（公开或隐蔽地）经历震惊："这是糖尿病，将会终生保持这种状态。为什么是我们？"大多数父母通过专注于提供信息和学习如何治疗管理来恢复他们的情绪平衡。通过了解信息并学习和训练如何注射、计算饭量、血糖监测和解释血糖记录，试图重新赢得失去的控制。另外很少一部分的父母在一开始根本无法集中精力处理这些问题：悲伤、绝望、失望和愤怒占据主导地位。

在这些父母能够投入应对事实之前，他们首先需要时间和机会来处理他们的感

408

受。无论家庭如何（独特地）处理这种紧急状态：所有团队成员还应该学会理解那些不能立即被理解的家庭反应，以便在这方面以一种非评判性的态度进入每个家庭的经验世界，区分哪些家庭在这个时间点需要什么是很重要的。并非所有人都是乐意的和思想开放的顾客，希望有一个以心理学为导向的对话，并愿意接受这种对话。家庭治疗师在最初的家庭会谈中向家庭传递的核心信息可以是以下几点："我很难判断在目前的症状初发期您是否和多么迫切地需要我作为心理学家的帮助。对我来说，最重要的是我们今天能相互了解。如果我们以后还需要再次接触，经验表明，如果我们已经见过一次面并彼此交谈过，就会更容易接近对方。正如您肯定已经经历过的那样，我们在一个由不同专业人员组成的糖尿病治疗团队中工作，其中每个人都有自己的专长。我在我们团队中的任务是，现在，但也许未来为您提供帮助，以确保您的孩子和您作为一个家庭可以尽可能正常地与糖尿病一起生活，即使您目前在这种情况下还根本无法想象。在今后的几个月和几年里关于糖尿病，您很可能会遇到一些问题，当您面对这些情况时，您需要心理上的支持，比如：我们如何在学校里处理糖尿病的问题？我们如何在情绪上应对糖尿病？作为父母，我需要在多大程度上控制糖尿病以及让孩子发挥多少独立性是重要的？如果我们的孩子偷偷摸摸地吃甜食，我们要做什么？对于这类问题，我想成为您的探讨伙伴。由于我不容易发现您是否和何时愿意与我联系，我建议您在进行首发症状护理的接下来几天与我联系，或者在您已经出院并回到家中的时候，决定您是否愿意和我交谈，以及何时交谈。"

除了这样的提议外，还会询问每个家庭成员在新情况下的感受如何，以及他们在最初的几天里如何应对糖尿病的问题。大多数家长认为，他们的孩子一定处于心理危机状态。然而，孩子心里想知道的问题是与他们的年龄和发展阶段相符合的，完全不同于成人关于此时此刻的问题，比如："我得了糖尿病能活到几岁？""我能有孩子吗？""当我40或50岁时，我的健康状况会是怎样的？"儿童的经验发生在非常不同的时间窗，父母有时会对如何对他们的孩子"把糖尿病藏起来"感到不安。在这里，关于社会心理加工过程的时间维度差异的教育可能是合适的。

青少年通常也主要关心尽快恢复正常生活的问题。因此，父母所担心的情绪危机不太可能发生。在一项针对100名青少年的调查中，当被问及"你对你的糖尿病最恼火的是什么？"时，与治疗有关的限制往往是排在后面的，如注射、血糖检查和特殊饮食要求。他们提到的排在第一位的回答是："总是被人以特殊的角色看待和对待。"患有糖尿病的青少年希望得到正常的对待，不希望在家庭或同龄人群体中承担特殊的角色（Klischan & Toeller 1994）。

家庭会谈

家庭会谈可以作为一个论坛，讨论诸如以下主题：优势、资源、愿望、恐惧、时间和支持。通常个别家庭成员的反应是："我还不知道你有这样的想法/感觉。"对此，并不需要进行内容丰富的培训就可以启动家庭医学谈话和提出以下这样的问题：

- 每个家庭成员如何评价糖尿病？每个家庭成员认为与糖尿病有关的困难在哪里？

410

- 改变的意图是什么？第一步可能是什么样子的？

- 不做任何改变的理由是什么？家庭中谁能做到，如何保证家里的一切保持原样？

- 家庭成员个人认为家庭/个人通常的优势在哪里？与糖尿病有关的优势？哪些品质也许只是在个人身上因疾病而形成的？如果没有糖尿病的存在，会缺少什么？

- 家庭成员对彼此的愿望和期待是什么？

- 通过排序进行背景化，例如：家庭中谁对糖尿病最关心？谁应对得最好？家庭中谁是第一个发觉紧急情况即将发生的？然后，他/她会做什么？谁最关心高血糖症还是低血糖症？未来会有什么变化？这些问题也可以用循环提问的形式向个别家庭成员提问，例如，您认为您的妻子觉得家庭中谁受糖尿病的限制最大？

- 家庭中谁最害怕糖尿病（排序或循环提问）？这种恐惧是如何影响其他人

的？如果他／她的恐惧减少，这对其他人意味着什么？

- 如果糖尿病可以用魔法消除，会有什么变化？那么，谁会受到更多的挑战，谁会受到更少的挑战？谁会得到什么，谁会失去什么，谁会想念什么？如果一位观察者来到您的家里，他注意到的第一件事会是什么，会有什么不同？

- 家庭成员个人的自由空间在哪里？糖尿病是如何决定个人的自由空间的？谁遭受的损失最大？家庭中是否有获得更多自由空间的可能性？

- 家庭中谁认为他们需要谁的支持？是否每个人对此都相互了解？支持可以是什么样子的？

411　　团队在每周的会议上作为整体进行协调。代谢变化或代谢重新调整是在门诊、住院或日间护理框架下进行的，要记住医院之外的日常生活中生活和活动情况是完全不同的。

长期护理

在奥斯纳布吕克儿童医院长期护理的框架下，儿童和青少年在父母一方或双方的陪同下，通常每六到八周去参加一次所谓的糖尿病咨询，在那里他们会遇到"实验室""与营养师对话""与糖尿病助理对话"以及"与医生交谈"。任何可能需要的家庭会谈在一个单独的协议的基础上进行。专家方面由谁参加家庭会谈，取决于案例实际情况，各不相同，因此，这被理解为一个跨学科的服务，并不限于个别专业团体的代表。

短期危机干预

在身体出现危机的情况下（特别是严重的低血糖症或酮症酸中毒[1]），儿童和青少

1　这是一种严重的代谢失调，需要立即进行点滴输液。

年必须住院治疗，必要时甚至要进行重症监护。如果有社会心理问题和危机的迹象，这些问题将由团队处理，可能主要是社会心理和家庭取向的辅导。社会心理危机不一定总是与糖尿病有主要联系，即使糖尿病特有的症状，如吃零食、秘密注射、操纵新陈代谢值最初是显而易见的。糖尿病的具体症状也可能是一个更全面的问题的摘录和迹象，其中儿童及其家庭的整个生活和发展状况是交织在一起的。例如，在糖尿病的（令人沮丧的）领域中，是否有很多根本性的议题被卸载在那里？糖尿病是否具有成为一切困难和问题的舞台的功能，否则那些就没有位置？这些观点必须要考虑到。

412

各个专业团队在危机情况下互动的另一个重要方面是，根据个别情况，一个或另一个专业人员以其特殊的剧目进入前台，然后又可以根据事件的发展，再次进入后台。决定性的因素仍然是各专业团队之间的相互联系。

"糖尿病眼镜"

很明显，医院或诊所的工作人员通过"糖尿病眼镜"有选择地（和过度强调）看到患病儿童和他的家庭，因为相应的机构往往专门从事处理症状的某一方面，并为此获得报酬。然而，在大多数时候，糖尿病只是家庭生活复杂性的一个方面。不是每一个出现的问题都必须立即与糖尿病有因果关系。这里有帮助的观点是："如果没有糖尿病，这个问题是否也会存在？"

针对不同年龄和治疗方案的培训

根据儿童或青少年的年龄和糖尿病治疗的类型，在长期疗程中需要对改变后的治疗方案进行重新指导。在奥斯纳布吕克的儿童医院，根据家庭医学哮喘护理的"乐天派"计划的成功理念（参见章节4.6），制定了"甜甜的勇气体验和行动周"。它是基于这样的想法：在根据系统—家庭—医学观点的学习教育中，知识传授和培训方面只是跨学科糖尿病护理的必要因素，而不是充分因素：

　　　　　　表29　奥斯纳布吕克"甜甜的勇气体验和行动周"的内容

奥斯纳布吕克"甜甜的勇气体验和行动周"的内容

- 6个家庭在儿科日间医院的框架下，通过一个结构化的程序在4到5天内接受全天的跨学科支持。

- 在每个家庭的首次和最后一次会谈之间，举办一个儿童研讨会、一个青少年研讨会和一个家长研讨会。

- 为受糖尿病影响的学龄前儿童（5—7岁）、学龄儿童（至12岁）和青少年（至18岁）的家庭提供不同的版本。

- 小狗"沃齐"作为主角，以手偶的形式带领孩子们完成这些单元。

- 在内容上，以下概念性的支柱是联系在一起的：

1. **现状分析**，如有必要，调整当前的糖尿病控制；

2. **根据年龄采用适合的方法和教学形式讲授知识**，例如以游戏的方式探索食物在体内的路径，其中，孩子们被施了魔法变成了香蕉、香肠和面包，他们进入一张大口（由一个巨大的红色木制嘴巴代表，他们可以进入）通过食道（一个爬行的隧道）进入胃部（帐篷），然后他们通过血管（又一段爬行隧道）与其他被施了魔法的变成"小胰岛素"的儿童相遇，他们来自胰腺（另一个帐篷）。象征着食物和胰岛素之间的相互作用，一对对被施了魔法的香蕉、面包和香肠必须与小胰岛素一起解决一项只能由两个人共同解决的任务（例如举起一定的重量）；

3. **与治疗辅助工具有关的行为训练**；

4. **对糖尿病患者日常生活中的社交情况进行角色扮演并借助录像反馈**（例如："尽管我有糖尿病，但我怎样才能说服我的父母让我去参加夏令营？""我如何告诉一个新朋友我有糖尿病？""如果我在运动中出现低血糖，我该怎么办？"）；

5. **为糖尿病带来的感受提供空间和时间**（愤怒、恐惧、悲伤、放弃、内疚、自我价值感等等）；

6.活动，如外出就餐、逛街、购物、毕业聚会、在厨房一起做饭；可能的"特别活动"，如滑冰、游泳、烧烤。

　　为父母双方举办研讨会，在团体中介绍与糖尿病有关的最新知识动态，通过对　　414
话的形式讨论所有与糖尿病相关的方面。研讨会还会与父母各自的社会心理需求相
联系，在对话中讨论这些需求。特别是在这样的团体设置的形式中，这种需求变得
尤为明显，并在父母之间以几轮指导性交流的形式被明确地关注。

　　团队在一周内通过团队会议协调其活动并共同筹备各自的结尾家庭会谈，也可
以纳入其他社会网络（如儿科医生或家庭医生、教师、保育员）或大家庭（祖父母、
父母的兄弟姐妹等）。

后　记

我们介绍这本去除障碍的书，并不意味着我们现在认为这种"障碍的逻辑"是对于一般心理治疗，特别是系统治疗进一步发展的皇家道路。正如本书所展示的，虽然系统治疗提供了许多关于关系模式和去除障碍的干预的具体描述，但在我们看来，其不可替代的特别的核心能力是其广泛的背景取向——它不仅能够将个体的障碍视为其广泛的系统过程中的一部分来理解，而且这些过程也可以被影响。这使得系统治疗和咨询变得容易：

- 同时对许多共同受到问题影响的人进行咨询或治疗；

- 有针对性地利用社会网络的联合来治疗疾病和障碍；

- 在尊重所有参与者的自组织和现实建构的前提下，谨慎地、认可地和索解取向地进行；

- 不仅要把受到压力的亲属作为"信息提供者"或者教育措施的接受者进行交谈，而且同时要作为共同治疗者和共同被治疗者来利用和支持；

- 详细地澄清任务，不仅是为了患者，而且也是为了评估在这个领域中已经实现的良好治疗合作的机会和边界；

- 从而促进所有参与者之间相对低冲突和低磨损的合作，也在整个团队、组织和服务领域的更广阔的心理社会服务的框架下促进合作。

就此而言，我们将系统治疗视为一种心理治疗的基本方法，它迟早将会进入其他治疗流派的课程。我们在夫妻、家庭、多家庭和社会网络治疗的多人设置中看到了其"先进的专长"。另一方面，系统治疗师也可以从其他流派学习许多"先进的专长"，我们认为，系统治疗师未来需要在更好的整合性的职业培训、继续教育和深造项目中学习。这些方法包括具有良好结构性的行为治疗训练方法，催眠治疗语言的暗示力，心理剧的游戏性创造力，心理动力学中对移情发生过程的精细观察，以及以来访者为中心的治疗中对情绪的自我感知的区分。我们相信，在这个意义上，系统治疗将成为未来几十年健康相关服务系统的重要组成部分。

这并不是一本容易写的书，也不是一本百科全书式的作品。一些有趣的实践知识还不为我们所知。这本书中充满了我们可能会有的冒犯之处——我们已经在兴奋地期待着我们将会被告知的书评。

参考文献

Aarts, M. (2002a): Marte Meo. Ein Handbuch. Harderwijk.

Aarts, M. (2002b): Marte Meo Programme for Autism. Six information sessions on how to stimulate social and emotional development. Harderwijk.

Abdallah-Steinkopff, B. (2001): Arbeit mit traumatisierten Migrantinnen und Migranten. In: Hegemann, T.; Salman, R. (Hg.) (2001): Transkulturelle Psychiatrie – Konzepte für die Arbeit mit Menschen aus anderen Kulturen. Bonn, S. 325–340.

Abrams, M. S. (1999): Intergenerational Transmission of Trauma: Recent Contributions from Literature of Family Systems Approaches to Treatment. American Journal of Psychotherapy 53 (2): 225–231.

Adams, P. L. (1972): Family characteristics of obsessive children. American Journal of Psychiatry 128: 1414–1417.

Aderhold, V.; Alanen, Y. O.; Hess, G.; Hohn, P. (Hg.) (2003): Psychotherapie der Psychosen – Integrative Behandlungsansätze aus Skandinavien. Gießen.

Alanen, Y. O.; Lehtinen, V.; Lehtinen, K.; Aaltonen, J.; Räkköläinen, V. (2003): Das integrierte Modell der Behandlung schizophrener und verwandter Psychosen. In: Aderhold, V.; Alanen, Y. O.; Hess, G.; Hohn, P. (Hg.): Psychotherapie der Psychosen – Integrative Behandlungsansätze aus Skandinavien. Gießen, S. 65–88.

Allsopp, M.; Verduyn, C. (1998): A follow-up of adolescents with obsessive-compulsive disorders. British Journal of Psychiatry 154: 829–834.

Altmeyer, S.; Kröger, F. (Hg.) (2003): Theorie und Praxis der systemischen Familienmedizin. Göttingen.

Altmeyer, S.; Kröger, F.; McDaniel, S. (2002): Systemische Familienmedizin. In: Wirsching, M.; Scheib, P. (Hg.): Paar- und Familientherapie. Heidelberg, S. 297–321.

Ambühl, H. (2004): Wege aus dem Zwang. Düsseldorf.

Ambühl, H.; Heiniger Haldimann, B. (2005): Schulenübergreifende Psychotherapie der Zwangsstörung am Beispiel eines Patienten mit Waschzwang. In: Ambühl, H. (Hg.): Psychotherapie der Zwangsstörungen. Stuttgart, S. 123–143.

Ambühl, H.; Meier, B. (2003a): Zwang verstehen und behandeln. Stuttgart.

Ambühl, H.; Meier, B. (2003b): Die Zwangsstörung. Psychotherapie im Dialog 4: 219–229.

Ambühl, H.; Meier, B.; Willutzki, U. (2001): Soziale Angst behandeln. Stuttgart.

Anderson, C.; Reiss, D.; Hogarty, G. (1986): Schizophrenia and the family: A practitioner's guide to psychoeducation and management. New York.

Antonovsky, A. (1997): Salutogenese. Tübingen.

Aponte, H. (1976): The family school interview. An eco-structural approach. Family Process 15(3): 303–311.

Aponte, H.; Hoffman, L. (1973): The open door – a structural approach to a family with an anorectic child. Family Process 12: 1–44.

Arentewicz, G.; Schmidt, G. (Hg.) (1993): Sexuell gestörte Beziehungen. Konzepte und Technik der Paartherapie. 3. Aufl. Berlin u. Heidelberg.

Armbruster, J.; Menzler-Fröhlich, K. H.; Rein, G. (2001): Systemische Sozialarbeit in der Gemeindepsychiatrie. Psychotherapie im Dialog 3 (3): 284–289.

Asen, E.; Dawson, N.; McHugh, B. (2001): Multiple Family Therapy: The Marlborough Model and its Wider Applications. London.

Asen, E.; Schuff, H. (2006): Psychosis and multiple family group therapy. Journal of Family Therapy 28: 58–72.

Asen, E.; Tomson, D.; Young, V.; Tomson, P. (2004): Ten Minutes for the Family. Systemic Interventions in Primary Care. London.

Attwood, T. (2005): Das Asperger-Syndrom. Ein Ratgeber für Eltern. 2. Aufl. Stuttgart.

Atwood, J.; Dobkin, S. (1992): Storm clouds are coming: Ways to help couples reconstruct the crisis of infertility. Contemporary Family Therapy 14: 385–403.

AWMF (2001): Leitlinie Somatoforme Störungen. Nr. 051/001 (http://www.uni-duessel- dorf.de/AWMF/ll/051-001. htm).

Backenstrass, M.; Kronmüller, K. T.; Reck, C.; Fiedler, P.; Mundt, C. (2001): Wie Paarbezie- hungen den Krankheitsverlauf depressiver Patienten beeinflussen können. Psychothera- pie im Dialog 2 (4): 515–518.

Bader, K.; Hänny, C. M. (2005): Diagnostik, Epidemiologie, Komorbidität und Verlauf der Zwangsstörungen. In: Ambühl, H. (Hg.) (2005): Psychotherapie der Zwangsstörungen. Stuttgart, S. 12–29.

Baerwolff, S. (2003): Wie konstruiere ich mir eine ADHS? Eine polemische Gebrauchsanweisung. System Schule 7 (4): 111–113.

Baider, L. (1995): Psychosocial intervention with couples after mastectomy. Support Care Cancer 3: 239–243.

Baro, I. M. (1989): Political violence and war as causes of psychological trauma in El Salvador. In: International Journal of Mental Health 18: 3–20.

Bar-On, D. (1997): Hoffnung bis zu den Enkeln des Holocaust. Hamburg.

Bateson, G. (1981): Ökologie des Geistes. Frankfurt a. M.

Bateson, G.; Jackson, D. D.; Haley, J.; Weakland, J. (1956): Towards a theory of schizophrenia. Behavioral Science 1: 215–246.

Bäuml, J.; Pitschel-Walz, G. (Hg.) (2003): Psychoedukation bei schizophrenen Erkrankungen. Stuttgart.

Beach, S. R. H.; Fincham, F. D. (1998): Marital processes and depression. In: L'Abate, L. (Hg.) (1998): Family psychopathology: The relational roots of dysfunctional behavior. New York, S. 256–279.

Beach, S. R. H.; Nelson, G. M. (1990): Pursuing research on major psychopathology from a contextual perspective: The example of depression and marital discord. In: Brody, G. H.; Sigel, I. E. (Hg.) (1990): Methods of family research: Biographies of research projects. Bd. 2: Clinical populations. Hillsdale, S. 227–259.

Beardslee, W. R.; Hoke, L.; Wheelock, I.; Rothberg, P. C.; van de Velde, P.; Swatling, S. (1992): Initial findings on preventive intervention for families with parental affective disorders. American Journal of Psychiatry 149 (10): 1335–1340.

Beck, A.; Rush, A.; Shaw, B.; Emery, G. (1999): Kognitive Therapie der Depression. Weinheim.

Becker, C.; Sargent, J.; Rolland, J. S. (2000): Kosovar Family Professional Education Collaborative. AFTA Newsletter 80: 79–92.

Becker, D. (1997): Prüfstempel PTSD – Einwände gegen das herrschende »Trauma«-Konzept. In: Medico International e. V. (Hg.) (1997): Schnelle Eingreiftruppe Seele. Auf dem Weg in eine therapeutische Weggesellschaft. Texte für eine kritische Trauma-Arbeit. Frankfurt a. M., S. 25–48.

Bender, D.; Lösel, F. (2000): Risiko- und Schutzfaktoren in der Genese und Bewältigung von Misshandlung und Vernachlässigung. In: Egle, U.; Hoffmann, S. O.; Joraschky, P. (Hg.) (2000): Sexueller Missbrauch, Misshandlung,

Vernachlässigung. Stuttgart, S. 40–58.

Berg, I. K.; Miller, S. (1993): Kurzzeittherapie bei Alkoholproblemen. Heidelberg.

Betz, D.; Breuninger, H. (1998): Teufelskreis Lernstörungen. Theoretische Grundlegung und Standardprogramm. 5. Aufl. Weinheim.

Birmaher, B.; Ryan, N. D.; Williamson, D. E. (1996): Childhood and adolescent depression: A review of the past 10 years, Part II. Journal of the American Academy of Child & Adolescent Psychiatry 35 (12): 1575–1583.

Bittenbinder, E. (1992): Krieg, Verfolgung und Folter überleben. Systhema 6 (2): 3–17.

Bittenbinder, E. (2000): Trauma und extreme Gewalt – Systemische Psychotherapie mit Überlebenden von Folter die Bedeutung »innerer Bilder«. Psychotherapie im Dialog 1 (1): 38–44.

Bohus, M.; Bathruff, H. (2001): Dialektisch behaviorale Therapie der Borderline-Störung im stationären Setting. Psychotherapie im Dialog 1 (4): 55–66.

Bonney, H. (2002): Systemische Therapie bei ADHD-Konstellationen. In: Rotthaus, W. (Hg.) (2002): Systemische Kinder- und Jugendlichenpsychotherapie. Heidelberg, S. 386–404.

Bonney, H. (2003): Kinder und Jugendliche in der familientherapeutischen Praxis. Heidelberg.

Borke, J.; Werchan, A.; Abels, M.; Kantrowitsch, V. (2005): Das Konzept der Babysprechstunde Osnabrück. Theorie und Praxis eines klinisch-entwicklungspsychologischen Ansatzes. In: Hawellek, C.; Schlippe, A. von (Hg.): Entwicklung unterstützen – Unterstützung entwickeln. Systemisches Coaching für Eltern nach dem Marte Meo Modell. Göttingen, S. 172–191.

Boszormenyi-Nagy, I.; Spark, G. (1973): Unsichtbare Bindungen. Stuttgart.

Bowen, M. (1960): A family concept of schizophrenia. In: Jackson, D. D. (Hg.) (1960): The etiology of schizophrenia. New York, S. 346–372.

Boxbücher, M.; Egidi, K. (2003): Systemische Krisenintervention. Menschen in entscheidenden Lebenssituationen begleiten. Psychotherapie im Dialog 4 (4): 340–346.

Brandau, H. (2004): Das ADHS-Puzzle. Systemisch-evolutionäre Aspekte, Unfallrisiko und klinische Perspektiven. Wien/New York.

Brandau, H.; Pretis, M.; Kaschnitz, W. (2003): ADHS bei Klein- und Vorschulkindern. München/Basel.

Brandenburg, U.; Kersting, H. (2001): Ein systemischer Zugang bei der Behandlung sexueller Störungen. Psychotherapie im Dialog 2 (3): S. 261–269.

Bräutigam, B. (2000): Der ungelöste Schmerz. Perspektiven und Schwierigkeiten der therapeutischen Arbeit mit Kindern politisch verfolgter Menschen. Gießen.

Bräutigam, B. (2002): Muss ich essen? Ein integrativer stationärer Behandlungsansatz bei anorektischen Reaktionen unterschiedlicher Genese. Integrative Therapie 1: 5–26.

Brazelton, T. B.; Cramer, B. G. (1994): Die frühe Bindung. 2. Aufl. Stuttgart.

Brisch, K. H. (2001): Bindungsstörungen. Von der Bindungstheorie zur Therapie. 4. Aufl. Stuttgart.

Broda, M.; Senf, W. (2004): Praktische Hinweise für den psychotherapeutischen Alltag. In: Senf, W.; Broda, M. (Hg.) (2004): Praxis der Psychotherapie. 3. Aufl. Stuttgart.

Bronfenbrenner, U. (1982): Die Ökologie der menschlichen Entwicklung. Stuttgart.

Brown, G.; Harris, T. (1978): The social origins of depression. A study of psychiatric disorders in women. London.

Buitelaar, J. K. (2002): Epidemiological aspects: what have we learned over the last decade? In: Sandberg, S. (2002): Hyperactivity and attention disorders of childhood. Cambridge, S. 30–63.

Bundesärztekammer 2005: Medizinische Richtlinien, Richtlinien Qualitätssicherung, ethische Richtlinien und Empfehlungen. Berlin (http://www.bundesaerztekammer. de/30/Richtlinien/).

Bundesministerium für Familie, Senioren, Frauen und Jugend (BMFSFJ) (2005): 12. Kinder- und Jugendbericht: Bildung, Betreuung und Erziehung vor und neben der Schule. Bundestagsdrucksache 15-6014. Berlin (http://www. bmfsfj.de).

Butollo, W.; Maragkos, M. (2005): Angststörungen: Grundlagen und ein integrativer Ansatz. Psychotherapie im Dialog 6 (4): 353–361.

Butzlaff, R. L.; Hooley, J. M. (1998): Expressed emotion and psychiatric relapse: a meta-analysis. Archives of General Psychiatry 55: 547–552.

Calvocoressi, L.; Mazure, C. M.; Kasl, S. L. (1999): Family accomodation of obsessive-compulsive symptoms – instrument development and assessment of family behavior. The Journal of Nervous and Mental Diseases 187: 636–664.

Carlebach, E. (1978): Ökotopia. Berlin.

Caspar, F.; Linde, N. (2000): Die Panikstörung. Psychotherapie im Dialog 1 (3): 3–12.

Cecchin, G.; Lane, G. ; Ray, W. A. (1993): Respektlosigkeit – eine Überlebensstrategie für Therapeuten. Heidelberg.

Cierpka, M. (1998): Patienten mit Borderline-Störung und ihre Familien. Stuttgart.

Cierpka, M. (Hg.) (2002a): Familiendiagnostik. Heidelberg u. Berlin.

Cierpka, M. (Hg.) (2002b): Kinder mit aggressivem Verhalten. 2. Aufl. Göttingen. Cierpka, M.; Krebeck, S.; Retzlaff, R. (2001): Arzt, Patient und Familie. Stuttgart.

Cierpka, M.; Reich, G. (2001): Die familientherapeutische Behandlung von Anorexie und Bulimie. In: Reich, G.; Cierpka, M. (Hg.) (2001): Psychotherapie der Essstörungen. 2. neu bearb. u. erw. Aufl. Stuttgart, S. 128–155.

Ciompi, L. (1977): Gedanken zu den therapeutischen Möglichkeiten einer Technik der provozierten Krise. Psychiatria Clinica 10: 98–101.

Ciompi, L. (1980): Catamnestic long-term study on the course of life and aging of schizophrenics. Schizophr Bull. 6: 606–18.

Ciompi, L. (1982): Affektlogik. Über die Struktur der Psyche und ihre Entwicklung. Stuttgart.

Ciompi, L.; Müller, C. (1976): Lebensweg und Alter der Schizophrenen – Eine katamnestische Langzeitstudie bis ins Senium. Berlin u. a.

Cirillo, S.; DiBlasio, P. (1992): Familiengewalt. Ein systemischer Ansatz. Stuttgart.

Christakis, D. A.; Zimmerman, E. J.; DiGiuseppe, D. L.; McCarty, C. A. (2004): Early Television Exposure and Subsequent Attentional Problems in Children. Pediatrics 113 (4): 708–713.

Clement, U. (1996): Sexuelle Kollusionen: Paardynamik in sexuell gestörten Partnerschaften. System Familie 9: 67–73.

Clement, U. (1998): Sexualität in der systemischen Therapie. Familiendynamik 23 (4): 366–376.

Clement, U. (2000): Sexualtherapie als Paartherapie des Begehrens. Psychotherapie im Dialog 1 (2): 45–50.

Clement, U. (2001): Systemische Sexualtherapie. In: Wirsching, M.; Scheib, P. (Hg.): Paar- und Familientherapie. Berlin u. Heidelberg, S. 235–246.

Clement, U. (2004): Systemische Sexualtherapie. Stuttgart.

Cohen, M. (1999): Families coping with childhood chronic illness: a research review. Families, Systems & Health 17 (2): 149–164.

Collmann, B.; Hawellek, C.; Schlippe, A. von (1993): Sackgassen und andere Wege. Institutionelle Kooperation angesichts sexuellen Missbrauchs. In: Ramin, G. (Hg.) (1993): Inzest und sexueller Missbrauch. Paderborn, S. 413–441.

Combrinck-Graham, L. (Hg.) (1989): Children in Family Contexts. New York u. London.

Conen, M.-L. (1999):»Unfreiwilligkeit«– ein Lösungsverhalten. Zwangskontexte und systemische Therapie und Beratung. Familiendynamik 24 (3): 282–297.

Conen, M.-L. (Hg.) (2002): Wo keine Hoffnung ist, muss man sie erfinden. Aufsuchende Familientherapie. Heidelberg.

Coulter, A. (1997): Partnerships with patients: the pros and cons of shared clinical decision-making. Journal of Health Service Research Policy 2: 112–121.

Dalton, P. (1983): Family Treatment of an Obsessive-Compulsive Child: A Case Report. Family Process 22: 99–108.

Dammann, G.; Janssen, P. (Hg.) (2001): Psychotherapie der Borderline-Störungen. Stuttgart.

Danieli, Y. (1994): Die Konfrontation mit dem Unvorstellbaren. Reaktionen von Psychotherapeuten auf Opfer des Nazi-Holocaust. In: Stoffels, H. (Hg.) (1994): Terrorlandschaften der Seele. Berlin, S. 83–101.

Deissler, K. G. (Hg.) (2005): Systemische Kinder- und Jugendpsychiatrie. Themenheft der Zeitschrift für systemische Therapie und Beratung 18 (3).

Deutscher Verein für öffentliche und private Fürsorge (Hg.) (2005): Praxisforschungsprojekt »Coole Schule«: Erfahrungsbericht und Materialienbände. Berlin (www.deutscher- verein.de).

Deutscher Verein für öffentliche und private Fürsorge (Hg.) (2006): ESF-Programm »Schulverweigerung – Die 2. Chance«. Berlin (www.deutscher-verein.de).

Dhawan, S. (1992): Psychodrama in der therapeutischen Arbeit mit politisch Verfolgten. Systhema 6 (2): 37–49.

Diamond, G. S.; Reis, B. F.; Diamond, G. M. (2002): Attachment-based family therapy for depressed adolescents: A treatment development study. Journal of the American Academy of Child & Adolescent Psychiatry 41 (10): 1190–1196.

Dilling, H.; Freyberger, H. (2005): Taschenführer zur ICD-10-Klassifikation psychischer Störungen. Mit Glossar und Diagnostischen Kriterien: ICD-10: DCR-10. Bern.

Dilling, H.; Mombour, W.; Schmidt, M. (Hg.) (2004): Internationale Klassifikation psychischer Störungen ICD-10. 3. akt. Fassung Bern.

Dinger-Broda, A.; Pfeiffer, U.; Wendel, P.; Pommer, W. (2002): Der Psychotherapie auch Beine machen. Eine luxuriöse Diskussion? Psychotherapie im Dialog 3 (1): 33–41.

Doherty, W. J.; Harkaway, J. E. (1990): Obesity and family systems: A Family FIRO approach to assessment and treatment planning. Journal of Marital and Family Therapy 16 (3): 287–298.

Doherty, W. J.; Simmons, D. S. (1996): Clinical practice patterns of marriage and family therapists: A national survey of therapists and their clients. Journal of Marital and Family Therapy 22 (1): 9–25.

Döpfner, M. (2002): Hyperkinetische Störungen. In: Esser, G. (Hg.) (2002): Lehrbuch der klinischen Psychologie und Psychotherapie des Kindes- und Jugendalters. Stuttgart, S. 172–195.

Döpfner, M.; Frölich, J.; Lehmkuhl, G. (2000): Hyperkinetische Störungen. Göttingen.

Döpfner, M.; Schürmann, S.; Frölich, J. (2002): Therapieprogramm für Kinder mit hyperkinetischen und oppositionellem Problemverhalten THOP. 3. vollst. überarb. Aufl. Weinheim.

Dörner, K.; Egetmeyer, A.; Koenning, K. (Hg.) (2001): Freispruch der Familie – Wie Angehörige psychiatrischer Patienten sich in Gruppen von Not und Einsamkeit, von Schuld und Last frei-sprechen. 3. Aufl. Bonn.

Dornes, M. (1993): Der kompetente Säugling. Die präverbale Entwicklung des Menschen. Frankfurt a. M.

Dorrmann, W. (1991): Suizid. Therapeutische Interventionen bei Selbsttötungsabsichten. München.

Dorrmann, W. (2003): Verhaltenstherapeutische Vorgehensweisen bei akuten suizidalen Krisen. Psychotherapie im Dialog 4 (4): 330–339.

Durrant, M. (1996): Auf die Stärken kannst du bauen. Lösungsorientierte Arbeit in Heimen und anderen stationären Settings. Dortmund.

Ebbecke-Nohlen, A. (1996): Spiel mit Gemeinsamkeiten und Unterschieden. Sucht und Geschlechterrollen in der systemischen Therapie. In: Richelshagen, K. (Hg.): Suchtlösungen. Systemische Unterstellungen zur ambulanten Therapie. Freiburg.

Ebbecke-Nohlen, A. (2000): Zur Organisation von Ambivalenz – Der systemische Ansatz in der Borderline-Therapie. Psychotherapie im Dialog 1 (4): 36–45.

Ebbecke-Nohlen, A. (2001): Der systemische Ansatz in der Borderline-Therapie. In: Dammann, G.; Janssen, P. (Hg.) (2001): Psychotherapie der Borderline-Störungen. Stuttgart, S. 164–177.

Ebbecke-Nohlen, A. (2003): In der Kürze liegt die Würze. Systemische Kurzzeitkonsultation für Paare. Kontext 34 (1): 36–55.

Ebbecke-Nohlen, A. (2004): Systemische Therapie bei Borderline-Störungen. Vortrag anläßl. der 2. PiD-Tagung »Psychotherapie im Dialog« in Baden-Baden. Unveröffentlichtes Manuskript.

Eberding, A.; Schlippe, A. von (2001): Gesundheit und Migration: Konzepte der Beratung und Behandlung von Migranten. In: Marschalck, P.; Wiedl, K. H. (Hg.): Migration – Krankheit und Gesundheit. Aspekte von mental health und public health in der Versor- gung von Migranten. IMIS-Schriften Nr. 10. Osnabrück, S. 261–282.

Ecker, W. (Hg.) (2002): Die Behandlung von Zwängen. Bern u. Stuttgart.

Eckert, J.; Biermann-Ratjen, E.-M.; Papenhausen, R.; Talmon-Gros, S.; Tönnies, S.; Seifert, R.; Spehr, W. (1987): Zur Diagnose von Borderline-Störungen: Überprüfung der Güte- kriterien des »Diagnostischen Interview für Borderline-Störungen (DIB)«. Psychotherapie und medizinische Psychologie 37 (2): 68–74.

Eder, L. (2003): Der Systemische Ansatz in der Therapie sozialer Ängste. Psychotherapie im Dialog 4 (1): 17–24.

Eder, L. (2004): Vom Organdialekt zur Symptomerzählung: Systemische Psychosomatik als narrative Disziplin. Systeme 18 (2): 95–113.

Eder, L. (2006): Psyche, Soma und Familie. Theorie und Praxis einer systemischen Psychosomatik. Stuttgart (im Druck).

Efran, J.; Kerry, P.; Lukens, J. (1989): Alkoholismus als Ansichtssache. Familiendynamik 14 (1): 2–12.

Egidi, K.; Boxbücher, M. (Hg.) (1996): Systemische Krisenintervention. Tübingen.

Eher, R.; Binter, G.; Scholze, M. (1997): Ein systemisch-dynamisches Bedingungsmodell der Panikstörung/ Agoraphobie. Zeitschrift für systemische Therapie 15 (4): 224–252.

Elmen, J.; Offer, D. (1993): Normality, turmoil, and adolescence. In: Tolan, P. H.; Cohler, B. J. (Hg.): Handbook of clinical research and practice with adolescents. Oxford, S. 5–19.

Emlein, G. (1998): Von Mythen, Medizinern und Moral. Ein Gang durch die Geschichte der Sucht. In: Schwertl, W.; Emlein, G.; Staubach, M.; Zwingmann, E. (Hg.): Sucht in systemischer Perspektive. Göttingen, S. 43–64.

Engel, K. (1991): Die familiären Interaktionen von Anorexie-Patientinnen. System Familie 4: 149–157.

Engel, K.; Meyer, A. E.; Hentze, M.; Wittern, M. (1992): Long-term outcome in anorexia nervosa inpatients. In: Herzog, W.; Deter, H.-C.; Vandereycken, W. (Hg.): The course of eating disorders. Long-term follow-up studies of anorexia and bulimia nervosa. Berlin u. a.

Erbach, F.; Richelshagen, K. (1989): Isomorphe Strukturen im Kontext der Suchthilfe. Familiendynamik 14 (1): 27–46.

Essen, C. (1998): Aufstellung bei Angstsymptomatik und Panikattacken. In: Weber, G. (Hg.): Praxis des Familienstellens. Heidelberg, S. 305–312.

Esser, G. (2002): Umschriebene Entwicklungsstörungen. In: Esser, G. (Hg.): Lehrbuch der klinischen Psychologie und Psychotherapie des Kindes- und Jugendalters. Stuttgart, S. 134–151.

Esser, G. (Hg.) (2002): Lehrbuch der klinischen Psychologie und Psychotherapie des Kindes- und Jugendalters.

Stuttgart.

Everett, C.; Halperin, S.; Volgy, S.; Wissler, A. (1989): Treating the borderline family: a systemic approach. San Diego.

Falicov, C. J. (2003): Culture, Society and Gender in Depression. Journal of Family Therapy 25: 371–387.

Faller, H. (2004): Beeinflussen psychologische Faktoren den Verlauf einer Krebserkrankung? Ergebnisse, Methoden, Mechanismen. Zeitschrift für Medizinische Psychologie 3: 99–108.

Faller, K.; Kerntke, W.; Wackmann, M. (1996): Konflikte selber lösen. Mediation für Schule und Jugendarbeit. Mülheim an der Ruhr.

Farrell, K. (1998): Post-traumatic Culture. Baltimore.

Fiedler, P. (1994): Persönlichkeitsstörungen. Weinheim.

Fiedler, P. (2000): Integrative Psychotherapie bei Persönlichkeitsstörungen. Göttingen.

Fiedler, P.; Backenstrass, M.; Kronmüller, K. T.; Mundt, C. (1998): »Expressed Emotion« (EE): Ehequalität und das Rückfallrisiko depressiver Patienten. Der Nervenarzt 69 (7): 600–608.

Fine, S. (1973): Family therapy and behavioural approach to childhood Obsessive Compulsive Neurosis. Archives of General Psychiatry 28: 695–697.

Fischer, G.; Riedesser, P. (2003): Lehrbuch der Psychotraumatologie. 3. akt. Aufl. München u. Basel.

Fivaz-Depeursinge, E.; Corboz-Warnery, A. (2001): Das primäre Dreieck. Vater, Mutter und Kind aus entwicklungstheoretisch-systemischer Sicht. Heidelberg.

Fliegel, S. (2001): Verhaltenstherapie bei sexuellen Problemen. Psychotherapie im Dialog 2 (3): 252–260. ·

Fliegel, S.; Schweitzer, J. (2004): Editorial des Themenhefts »Täter«. Psychotherapie im Dialog 5 (2): 1201–1202.

Focht-Birkerts, L.; Beardslee, W. R. (2000): A child's experience of parental depression: Encouraging relational resilience in families with affective illness. Family Process 39 (4): 417–434.

Fraenkel, P. (2004): Der beziehungsorientierte Ansatz zur Behandlung von Inzest. Psychotherapie im Dialog 5 (2): 163–170.

Friedman, A. S. (1975): Interaction of drug therapy with marital therapy in depressive patients. Archives of General Psychiatry 32 (5): 619–637.

Friedman, C.; Silvers, F. (1977): A multimodality approach to inpatient treatment of obsessive-compulsive disorders. American Journal of Psychotherapy 31: 456–465.

Fries, M. (2000): Vom »Schreibaby« zum »Baby mit besonderen Bedürfnissen«. In: Hargens, J.; Eberling, W. (Hg.) (2000): Einfach kurz und gut. Teil 2: Ressourcen erkennen und nutzen. Dortmund, S. 147–158.

Fries, M. (2001): Schwierige Babys, erschöpfte Eltern – Möglichkeiten früher Intervention. In: Schlippe, A. von; Lösche, G.; Hawellek, C. (Hg.) (2001): Frühkindliche Lebenswelten und Erziehungsberatung. Die Chancen des Anfangs. Münster, S. 79–90.

Fromm-Reichmann, F. (1948): Notes on the development of treatment of schizophrenia by psychoanalytic psychotherapy. Psychiatry 11: 263–273.

Fürstenau, P. (1992): Entwicklungsförderung durch Therapie. Grundlagen psychoanalytisch-systemischer Psychotherapie. München.

Fyer, M.; Frances, A.; Sullivan, T.; Hurt, S.; Clarkin, J. (1988): Comorbidity of borderline personality disorders. Archives of General Psychiatry 45 (4): 348–352.

Gerber, W. D.; Kropp, P. (1993): Migräne: eine Reizverarbeitungsstörung? Empirische Untersuchungen zur Contingenten Negativen Variation (CNV). Der Schmerz 7: 280–286.

Gergen, K.; Hoffman, L.; Anderson, H. (1997): Diagnose – ein Desaster. Ein konstruktivistischer Trialog. Zeitschrift für systemische Therapie 15 (4): 224–241.

Glick, I. D.; Dulit, R. A.; Wachter, E.; Clarkin, J. F. (1995): The family, family therapy and borderline personality disorder. Journal of Psychotherapy Practice and Research 4 (3): 237–246.

Glick, I. D.; Loraas, E. L. (2001): Family treatment of borderline personality disorder. In: MacFarlance, M. M. (Hg.): Family therapy and mental health: Innovations in theory and practice. Binghamton, S. 135–154.

Gottwalz, E.; Aderhold, V. (2002): Über wirkende Verunsicherungen und verunsichernde Wirkungen. Personzentrierte settingübergreifende integrative Schizophrenietherapie (PERSIST) im stationären Setting. Psychotherapie im Dialog 3 (3): 271–276.

Graaf, T. K. de (1998): A Family Therapeutic Approach to Transgenerational Traumatization. Family Process 37 (2): 233–242.

Grabbe, M. (2001): Kooperation mit Kindern in Therapie und Beratung. In: Schlippe, A. von; Lösche, G.; Hawellek, C. (Hg.) (2001): Frühkindliche Lebenswelten und Erziehungsberatung. Die Chancen des Anfangs. Münster, S. 220–242.

Grabbe, M. (2003): Time-Line in der Krisenintervention. Psychotherapie im Dialog 4 (4): 376–379.

Grabbe, M. (2005): Kooperation mit Kindern im therapeutischen und beraterischen Kontext. In: Schindler, H.; Schlippe, A. von (Hg.) (2001): Anwendungsfelder systemischer Praxis. Dortmund, S. 117–142.

Grabbe, M. (2006): Bündnisrhetorik in Spannungsfeldern mit Kindern. In: Tsirigotis, C.; Schlippe, A. von; Schweitzer, J. (Hg.) (2006): Systemisches Elterncoaching. Heidelberg, S. 252–267.

Green, R. J. (1989): »Learning to Learn« and the family system: new perspectives on under- achievement and learning disorders. Journal of Marital and Family Therapy 15: 187–203.

Greve, N.; Keller, T. (Hg.) (2002): Systemische Praxis in der Psychiatrie. Heidelberg.

Griffith, J. L.; Griffith, M. E. (1994): The body speaks: Therapeutic dialogues for mind-body-problems. New York.

Griffith, J. L.; Griffith, M. E.; Krejmas, N. (1992): Reflecting team consultation and their impact upon family therapy for somatic symptoms as coded by structural analysis of social behavior (SASB). Family Systems Medicine 10: 53–58.

Gröne, M. (1995): Wie lasse ich meine Bulimie verhungern? Ein systemischer Ansatz zur Beschreibung und Behandlung der Bulimie. Heidelberg.

Gröne, M. (2001): Systemische Ansätze zur Erklärung und Behandlung bulimischer Ess-Störungen. Psychotherapie im Dialog 2 (2): 174–185.

Grubrich-Simitis, I. (1979): Extremtraumatisierung als kumulatives Trauma. Psyche 33: 991–1023.

Guidano, V. F. (1987): Complexity of the self. A developmental approach to psychopathology and therapy. New York.

Gündel, H.; Siess, M.; Ehlert, U. (2001): Epidemiologie und gesundheitsökonomische Relevanz der somatoformen Störungen. In: Kapfhammer, H.; Gündel, H. (Hg.): Psychotherapie der Somatisierungsstörungen. Stuttgart, S. 48–55.

Gunderson, J. G.; Berkowitz, C.; Ruiz-Sancho, A. (1997): Families of borderline patients: A psychoeducational approach. Bulletin of the Menninger Clinic 61 (4): 446–457.

Haan, D.; Baker, F.; Denniston, M.; Gesme, D.; Reding, D.; Flynn, T.; Kennedy, J.; Kieltyka, L. (2002): The influence of social support on depressive symptoms in cancer patients – Age and gender differences. Journal of Psychosomatic Research 52: 279–283.

Hafner, R. J. (1982): Marital Interaction in Persisting Obsessive-Compulsive Disorders. Australian and New Zealand Journal of Psychiatry 18: 171–178.

Hafner, R. J. (1992): Anxiety Disorders and Family Therapy. Australian and New Zealand Journal of Family Therapy

13 (2): 99–104.

Hahlweg, K.; Dose, M.; Feinstein, E.; Müller, U.; Bremer, D. (1989): Rückfallprophylaxe für schizophrene Patienten durch psychoedukative Familienbetreuung. System Familie 2 (2): 145–156.

Hahn, K. (2000): Passend intervenieren – Lösungsorientierung flexibel handhaben: ein Erfahrungsbericht in acht Thesen. In: Hargens, J.; Eberling,W. (2000): Einfach kurz und gut. Teil 2: Ressourcen erkennen und nutzen. Dortmund, S. 131–145.

Hahn, K.; Müller, F. W. (Hg.) (1993): Systemische Erziehungs- und Familienberatung. Mainz.

Haley, J. (1973): Strategic therapy when a child is presented as the problem. Journal of American Academic Child Psychiatry 12 (4): 641–659.

Haley, J. (1981): Ablösungsprobleme Jugendlicher. München.

Hand, I. (2002): Systemische Aspekte in der Verhaltenstherapie von Zwangsstörungen. In: Ecker, W. (Hg.) (2002): Die Behandlung von Zwängen. Perspektiven für die klinische Praxis. Bern, S. 81–100.

Harding, C. M.; Brooks, G. W.; Ashikaga, T.; Strauss, J. S.; Breier, A. (1987): The Vermont longitudinal study of persons with severe mental illness, II: Long-term outcome of sub- jects who retrospectively met DSM-III criteria for schizophrenia. American Journal of Psychiatry 144: 727–735.

Hargens, J. (2004): Aller Anfang ist ein Anfang. Gestaltungsmöglichkeiten hilfreicher systemischer Gespräche. Göttingen.

Hargens, J.; Eberling, W. (Hg.) (2002): Einfach kurz und gut. Teil 2: Ressourcen erkennen und nutzen. Dortmund.

Hargens, J.; Hansen-Magnusson, B.; Hansen-Magnusson, E. (2002): The Heart and Soul of Change. Ein Modell zur fächerübergreifenden Zusammenarbeit im Gesundheitsbereich. Psychotherapie im Dialog 3 (1): 76–81.

Hargens, J.; Schlippe, A. von (Hg.) (1998): Das Spiel der Ideen. Reflecting Team und systemische Praxis. Dortmund.

Hart, O. van der (1982): Abschiednehmen. München.

Häuser, W. (1994): Wer hat Angst vor ... Panikattacken? Reflexionen über therapeutische Grundhaltungen und Techniken im medizinisch-psychotherapeutischen Kontext. Zeitschrift für systemische Therapie 12 (1): 33–43.

Häuser, W.; Eher, R. (2000): Systemische Therapie bei Angststörungen. Psychotherapie im Dialog 1 (3): 45–51.

Häuser, W.; Herzog, W. (2002): Rahmenbedingungen der Paar- und Familientherapie im allgemeinen Krankenhaus. In: Wirsching, M.; Scheib, P. (Hg.): Paar- und Familienthera- pie. Heidelberg u. Berlin, S. 537–549.

Häuser, W.; Klein, W. (2002): Gespräche über das Lebensende. Familiendynamik 27: 367–393.

Hawellek, C. (2005): Ein-Sichten. Marte Meo in der Erziehungs- und Familienberatung. In: Hawellek, C.; Schlippe, A. von (Hg.): Entwicklung unterstützen – Unterstützung entwickeln. Systemisches Coaching für Eltern nach dem Marte Meo Modell. Göttingen, S. 56–72.

Hawellek, C.; Schlippe, A. von (Hg.) (2005): Entwicklung unterstützen – Unterstützung entwickeln. Systemisches Coaching für Eltern nach dem Marte Meo Modell. Göttingen. Heer, K. (2000): Wonne Worte. Lustvolle Entführung aus der sexuellen Sprachlosigkeit. Reinbek.

Hegemann, T.; Asen, E.; Tomson, P. (2000): Familienmedizin für die Praxis. Stuttgart.

Hegemann, T.; Salman, R. (Hg.) (2001): Transkulturelle Psychiatrie. Konzepte für die Arbeit mit Menschen aus anderen Kulturen. Bonn.

Heinl, P. (1991): Therapie im sprachlosen Raum. In: Praxis Psychotherapie Psychosomatik 26: 324–336.

Heinl, P. (1994): Maikäfer flieg', dein Vater ist im Krieg ... Seelische Wunden aus der Kriegskindheit. München.

Heitmeyer, W.; Soeffner, H.-G. (2002): Gewalt. Entwicklungen, Strukturen, Analyseprobleme. Frankfurt a. M.

Hendrischke, A.; Blatt-Bodewig, M.; Thissen, C.; Weller, B.; Bachmeyer, K.; Detert, E.; Schmidt-Keller, B. (2001): Multimodale Kooperation in der Behandlung einer Depression – ein familiensystemischer Ansatz. Psychotherapie im Dialog 2 (4): 457–469.

Henggeler, S.; Schoenwald, S.; Borduin, C.; Rowland, M.; Cunningham, P. (1998): Multisystemic treatment of antisocial behavior in children and adolescents. New York.

Hennecke, C. (2000): ADS – Unternehmen lernende Familien. Erste Erfahrungen mit einem Familien-Gruppen-Projekt. Systhema 14 (1): 67–77.

Hennig, C.; Keller, G. (1992): Lehrer lösen Schulprobleme. Donauwörth.

Herwig-Lempp, J. (1994): Von der Sucht zur Selbstbestimmung. Dortmund.

Herzog, T. (2002): Familientherapie bei Essstörungen. In: Wirsching, M.; Scheib, P. (Hg.): Paar- und Familientherapie. Heidelberg u. Berlin, S. 375–394.

Herzog, W. (2004): Anorexia Nervosa. Psychotherapie im Dialog 5 (1): 3–11.

Herzog, W.; Schweitzer, J. (1993): Der Schizokokkus. Resultate und mögliche Konsequenzen der biologischen Schizophrenieforschung. Familiendynamik 17 (2): 186–195.

Hess, R. (2002): Systemisches Denken und Handeln in der Behandlung von Menschen mit chronischen Schmerzen. Zeitschrift für Systemische Therapie 20 (2): 70–76.

Hessisches Kultusministerium (Hg.) (2005): Schule und Betrieb (SchuB): Förderkonzept des hessischen Kultusministeriums für Hauptschüler. Wiesbaden.

Hippel, A. von; Pape, I. (2001): Psychodynamische und familienorientierte Behandlung der Adipositas. In: Reich, G.; Cierpka, M. (Hg.): Psychotherapie der Essstörungen. 2. neu bearb. u. erw. Aufl., Stuttgart, S. 190–210.

Hofacker, N. von; Jacubeit, T.; Malinowski, M.; Papoušek, M. (1996): Diagnostik von Beeinträchtigungen der Mutter-Kind-Beziehung bei frühkindlichen Störungen der Verhaltensregulation. Kindheit und Entwicklung 3: 160–167.

Hofacker, N. von; Barth, R.; Deneke, C.; Jacubeit, T.; Papoušek, M.; Riedesser, P. (2003): Regulationsstörungen im Säuglingsalter. In: Dt. Ges. f. Kinder- und Jugendpsychiatrie und Psychotherapie (Hg.) (2003): Leitlinien zur Diagnostik und Therapie von psychischen Störungen im Säuglings-, Kindes- und Jugendalter. 2. überarb. Aufl. Köln.

Hoffmann, N. (2005): Phänomenologie der Zwangsstörungen. In: Ambühl, H. (Hg.): Psychotherapie der Zwangsstörungen. Stuttgart, S. 1–11.

Hoffmann, S. O.; Hochapfel, G. (1999): Neurosenlehre, Psychotherapeutische und Psychosomatische Medizin. Stuttgart.

Hoffmann, N.; Hofmann, B. (2004): Expositionen bei Ängsten und Zwängen. Weinheim.

Hofmann, A. (Hg.) (1999): EMDR in der Therapie posttraumatischer Belastungssyndrome. Stuttgart.

Hofmann-Witschi, T.; Hofmann, P. (2005): Marte Meo Assessment. Ein Instrument zur Einschätzung elterlicher Fähigkeiten. In: Hawellek, C.; Schlippe, A. von (Hg.): Entwicklung unterstützen – Unterstützung entwickeln. Systemisches Coaching für Eltern nach dem Marte Meo Modell. Göttingen, S. 116–141.

Holm, H. (1982): The agoraphobic married woman and her marriage pattern: a clinical study. In: Kaslow, F. (Hg.) (1982): The international book of family therapy. New York.

Holtz, K. L.; Mrochen, S.; Nemetschek, P.; Trenkle, B. (Hg.) (2002): Neugierig aufs Großwerden. Praxis der Hypnotherapie mit Kindern und Jugendlichen. Heidelberg.

Holtz, K. L., Mrochen, S. (Hg.) (2005): Einführung in die Hypnotherapie mit Kindern und Jugendlichen. Heidelberg.

Hömmen, C. (1989): Mal sehen, ob Ihr mich vermisst. Menschen in Lebensgefahr. Reinbek.

Hooley, J. M.; Orley, J.; Teasdale, J. D. (1986): Levels of expressed emotion and relapse in depressed patients. British Journal of Psychiatry 148: 642–647.

Hops, H.; Sherman, L.; Biglan, A. (1990): Maternal depression, marital discord, and children's behavior: A developmental perspective. In: Patterson, G. R. (Hg.): Depression and aggression in family interaction. Hillsdale, S. 185–208.

Hornung, W. P. (2002): Psychoedukative Interventionen für Patientinnen mit schizophrenen und schizoaffektiven Psychosen. Psychotherapie im Dialog 3 (3): 248–251.

Humphrey, L. L. (1991): Object relations and the family system. An integrative approach to understanding and treating eating disorders. In: Johnson, C. L. (Hg.) (1991): Psychodynamic treatment of anorexia nervosa and bulimia. New York u. London, S. 321–353.

Hunter, D.; Hoffnung, R.; Ferholt, J. (1988): Family Therapy in Trouble: Psychoeducation as Solution and as Problem. Family Process 27: 327–338.

Hüther, G. (2001): Gewalterfahrung und Verarbeitung traumatischer Erfahrungen aus neurobiologischer Sicht. Integrative Therapie 27 (4): 413–424.

Hüther, G. (2004): Die Macht der inneren Bilder. Göttingen.

Hüther, G.; Bonney, H. (2002): Neues vom Zappelphilipp. ADS verstehen, vorbeugen und behandeln. Düsseldorf u. Zürich.

IHS (International Headache Society): Headache classification committee (1988): Classification and diagnostic criteria for headache disorders, cranial neuralgie and facial pain. Cephalalgia 8: 1–96.

Imber-Black, E. (1992): Familien und größere Systeme. Heidelberg.

Imber-Black, E.; Roberts, J.; Whiting, R. (Hg.) (1998): Rituale in Familien und Familientherapie. 3. Aufl. Heidelberg.

Imber-Coppersmith, E. (1982): From hyperactive to normal but naughty: A multisystem partnership in delabeling. International Journal of Family Psychiatry 3 (2):131–144.

Isebaert, L. (1999): Suchttherapie nach dem Brügger Modell. In: Döring-Meijer, H. (Hg.) (1999): Ressourcenorientierung – Lösungsorientierung. Göttingen, S. 140–150.

Jäger, B.; Liedtke, R.; Künsebeck, H. W.; Lempa, W.; Kersting, A. (1996): Psychotherapy and bulimia nervosa: Evaluation and long-term follow-up of two conflict-orientated treatment conditions. Acta Psychiatrica Scandinavica 93: 268–278.

Jansen, F.; Streit, U. (1992): Eltern als Therapeuten. Ein Leitfaden zum Umgang mit Schul- und Lernproblemen. Berlin.

Jeck, S. (2003): Mehrdimensionale Beratung und Intervention bei Angstproblemen in der Schule. Praxis der Kinderpsychologie und Kinderpsychiatrie 52: 387–408.

Jens, W. (2001): Ein Weg aus der Depression. Walter und Inge Jens im Gespräch mit Jochen Schweitzer und Ulrich Streeck. Psychotherapie im Dialog 2 (4): 519–526.

Jones, D. J.; Zalewski, C. (1994): Shame and depression proneness among female adult children of alcoholics. International Journal of the Addictions 29 (12): 1601–1609.

Jones, E.; Asen, E. (2002): Wenn Paare leiden. Wege aus der Depressionsfalle. Dortmund.

Joraschky, P.; Petrowski, K. (2003): Soziale Phobie und Familie. Psychotherapie im Dialog 4 (1): 25–31.

Joseph, J. (2004): Schizophrenia and heredity – Why the emperor has no genes. In: Read, J.; Mosher, L. R.; Bentall, R. P. (Hg.): Models of Madness. New York, S. 67–83.

Just, U.; Oelkers, R.; Bender, S.; Parzer, P.; Ebinger, F.; Weisbrod, M.; Resch, F. (2003): Emotional and behavioural problems in children and adolescents with primary headache. Cephalalgia 23: 206–213.

Käser, R. (1998): Die Schule als komplexes System. Familiendynamik 23 (1): 40–59.

Käsler-Heide, H. (2003): »Bitte hört, was ich nicht sage«. Krisen von Kindern und Jugendlichen. Psychotherapie im Dialog 4 (4): 371–375.

Kaufmann, E.; Kaufmann, P. N. (Hg.) (1983): Familientherapie bei Alkohol- und Drogenabhängigkeit. Freiburg.

Kearney, C. A.; Silverman, W. K. (1996): The evolution and reconciliation of taxonomic strategies for school refusal behavior. Clinical Psychology: Science and Practice (3): 339–354.

Keilson, H. (1979): Sequentielle Traumatisierung bei Kindern. Stuttgart.

Keitner, G. (2004): Family Therapy and Family Functioning in Patients with Mood Disorders. Vortrag. EFTA-Tagung Berlin, September 2004.

Keitner, G.; Miller, I. (1990): Family functioning and major depression: An overview. American Journal of Psychiatry 147: 1128–1137.

Keller, M.; Henrich, G.; Beutel, M.; Sellschopp, A. (1998): Wechselseitige Belastung und Unterstützung bei Paaren mit einem Krebskranken. Zeitschrift für Psychotherapie, Psychosomatik und medizinische Psychologie 48: 358–368.

Keller, T. (2002): Kooperationsgespräche »im Chaos der psychotischen Kommunikation«. Psychotherapie im Dialog 3 (3): 277–283.

Kernberg, O. (1988a): Schwere Persönlichkeitsstörungen. Stuttgart.

Kernberg, O. (1988b): Innere Welt und äußere Realität. Anwendungen der Objektbeziehungstheorie. München u. Wien.

Kernberg, O. (2000): Borderline-Störungen und pathologischer Narzissmus. Frankfurt a.M.

Kernberg, O.; Dulz, B.; Sachsse, U. (Hg.) (2000): Handbuch der Borderline-Störungen. Stuttgart.

Kessler, R. C.; Davis, C. G.; Kendler, K. S. (1997): Childhood adversity and adult psychiatric disorder in the US National Comorbidity Survey. Psychological Medicine 27: 1101–1119.

Keupp, H. (Hg.) (1972): Der Krankheitsmythos in der Psychopathologie. München.

Keupp, H.; Zaumseil, M. (1973): Die gesellschaftliche Organisierung psychischen Leidens. Frankfurt a. M.

Kibéd, M. von; Sparrer, I. (2000): Ganz im Gegenteil. Tetralemmaarbeit und andere Grundformen systemischer Strukturaufstellungen. Heidelberg.

Kienle, X. (1992): Systemische Ansätze in der Therapie hyperaktiver Kinder. Teil I und II. Systhema 6 (1): 2–17 und 6 (3): 47–54.

Kilian, H. (1989): Eine systemische Betrachtung zur Hyperaktivität – Überlegungen und Fallbeispiele. Praxis der Kinderpsychologie und Kinderpsychiatrie 38: 90–96.

Kilian, H. (2001): Zur Systemischen Therapie bei »Persönlichkeitsstörungen«. Familiendynamik 26 (2): 166–179.

Klasen, H.; Goodman, R. (2000): Parents and GPs at cross-purposes over hyperactivity: a qualitative study of possible barriers to treatment. British Journal of General Practice 50: 199–202.

Klein, R. (1996): Eine neue Geschichte erfinden – lösungsorientiertes Vorgehen in der Beratung. In: Richelshagen, K. (Hg.) (1996): Suchtlösungen. Freiburg, S. 89–108.

Klein, R. (2002a): Berauschte Sehnsucht – Zur ambulanten systemischen Therapie süchtigen Trinkens. Heidelberg.

Klein, R. (2002b): ... Trinken hält Leib und Seele zusammen. Zur ambulanten systemischen Therapie süchtigen Trinkens. Familiendynamik 27 (3): 259–296.

Klein, R. (2005a): Entwicklungen in der suchttherapeutischen Publikationslandschaft seit 1980. Familiendynamik 30 (3): 294–315.

Klein, R. (2005b): Vom Finden des Suchens – die Problem-Lösungs-Balance in der Arbeit mit süchtig trinkenden Menschen. In: Schindler, H.; Schlippe, A. von (Hg.) (2005): Anwendungsfelder systemischer Praxis. Dortmund, S. 71–90.

Klerman, G. L.; Weissmann, M. M.; Rounsaville, B. J.; Chevron, E. S. (1984): Interpersonal Psychotherapy of Depression. New York.

Klischan, A.; Toeller, M. (1994): Lebenseinstellung jugendlicher Diabetiker. Diabetes und Stoffwechsel 3: 385–390.

Koch, R. (1999): Lösungsorientierte Psychotherapie bei Ängsten und Zwängen. Systeme 13 (1): 31–37.

Kocsis, J. H.; Zisook, S.; Davidson, J. (1997): Double-blind comparison of sertraline, imipramine, and placebo in the treatment of dysthymia: Psychosocial outcomes. American Journal of Psychiatry 154 (3): 390–395.

Kohen, C. (1998): Politische Traumata, Unterdrückung und Rituale. In: Imber-Black, E.; Roberts, J.; Whiting, R. (Hg.): Rituale in Familien und Familientherapie. 3. Aufl. Heidelberg, S. 398–423.

Kolk, B. van der (2000): Der Körper vergisst nicht. Ansätze einer Psychophysiologie der posttraumatischen Belastungsstörung. In: Kolk, B. van der; McFarlane, A. C.; Weisaeth, L. (Hg.) (2000): Traumatic Stress: Grundlagen und Behandlungsansätze. Paderborn, S. 195–220.

Kolk, B. van der; McFarlane, A. C.; Weisaeth, L. (Hg.) (1996): Traumatic Stress. The effects of overwhelming experience on mind, body, and society. New York u. London.

Köllner, V.; Broda, M. (2005): Praktische Verhaltensmedizin. Stuttgart.

Könning, J.; Szczepanski, R.; Schlippe, A. von (Hg.) (1997): Die Betreuung asthmakranker Kinder im sozialen Kontext. Stuttgart.

Korritko, A. (2002): Bilder, von denen wir uns kein Bild machen. Sequentielle Traumatisierung bei Kindern und Jugendlichen durch Krieg und Flucht. Zeitschrift für systemische Therapie 20 (3): 175–180.

Krantz, S. E.; Moos, R. H. (1987): Functioning and life context among spouses of remitted and nonremitted depressed patients. Journal of Consulting and Clinical Psychology 55 (3): 353–360.

Kreisman, J.; Straus, H. (1992): Ich hasse dich, verlass mich nicht. Die schwarz-weiße Welt der Borderline-Persönlichkeit. München.

Krischer, M. K.; Sevecke, K.; Lehmkuhl G.; Steinmeyer, E. M. (2005): Minderschwere sexuelle Kindesmisshandlung und ihre Folgen. Praxis der Kinderpsychologie und Kinderpsychiatrie 3: 211–225.

Kriz, J. (1999): Systemtheorie. Eine Einführung für Psychotherapeuten, Psychologen und Mediziner. Wien.

Kriz, J. (2001): Grundkonzepte der Psychotherapie. 5. völlig neu bearb. Aufl. Weinheim.

Kröger, F.; Altmeyer, S. (2000): Von der Familiensomatik zur systemischen Familienmedizin. Familiendynamik 25 (3): 268–292.

Kröger, F.; Hendrischke, A. (2002): Kooperation im Gesundheitswesen. Psychotherapie im Dialog 3 (1): 13–20.

Kröger, F.; Hendrischke, A.; McDaniel, S. (Hg.) (2000): Familie, System und Gesundheit. Systemische Konzepte für ein soziales Gesundheitswesen. Heidelberg.

Kröger, F.; Petzold, E.; Ferner, H. (1984): Familientherapie in der Klinischen Psychosomatik: Skulpturgruppenarbeit. Gruppenpsychotherapie und Gruppendynamik 19: 361–379.

Krüger, C.; Reich, G.; Buchheim, P.; Cierpka, M. (2001): Essstörungen: Diagnostik – Epidemiologie – Verläufe. In: Reich, G.; Cierpka, M. (Hg.) (2001): Psychotherapie der Essstö- rungen. 2. neu bearb. u. erw. Aufl. Stuttgart, S. 24–42.

Kuhn, E. (2002): Krisenkompetenz. Kreative Lösungen in der Psychotherapie. Dortmund. Küstner, U.; Sack, P. M.; Thomasius, R. (2003): Familientherapeutische und systemische Ansätze in der Suchtbehandlung. Psychotherapie im Dialog 4 (2): 124–129.

Laing, R. D (1974): Mystifizierung, Konfusion und Konflikt. In: Bateson, G.; Jackson, D. D.; Haley, J.; Weakland, J. (1974): Schizophrenie und Familie. Frankfurt a. M.

Langkafel, M. (2000): Die Posttraumatische Belastungsstörung. Psychotherapie im Dialog 1(1): 3–12.

Laqueur, W.; LaBurt H.; Morong, E. (1964): Multiple Family Therapy: Further developments. International Journal of Social Psychiatry 10: 69–80.

Lauterbach, M. (1988): Suiziddeterminierte Systeme. In: Keller, T. (Hg.): Sozialpsychiatrie und systemisches Denken. Bonn, S. 123–130.

Leff, J.; Alexander, B.; Asen, E.; Brewin, C. R.; Dayson, D.; Vearnals, S. ; Wolff, G. (2003): Modes of action of family interventions in depression and schizophrenia: the same or different? Journal of Family Therapy 25: 357–370.

Leff, J.; Varnals, S.; Brewin, C. R.; Wolff, G.; Alexander, B.; Asen, E.; Dayson, D.; Jones, E. Chisholm, D.; Everitt, B. (2000): The London Depression Intervention Trial. British Journal of Psychiatry 177: 95–100 (dt.: Familiendynamik 27: 104–121, 2002).

Lehtinen, K. (2003): Familientherapie und der bedürfnisorientierte Ansatz. In: Aderhold, V.; Alanen, Y. O.; Hess, G.; Hohn, P. (Hg.) (2003): Psychotherapie der Psychosen – Integrative Behandlungsansätze aus Skandinavien. Gießen, S. 143–164.

Leichsenring, F. (2000): Diagnostik bei Borderline-Störungen. Psychotherapie im Dialog 1 (4): 9–16.

Lemme, M.; Eberding,. A. (2006): Präsenz und Autorität. Gewaltfreier Widerstand gegen Gewalt und destruktive Verhaltensweisen in der Schule. Pädagogik 58 (2): 18–21.

Lenz, A. (2000): Wo bleiben die Kinder in der Familientherapie? Ergebnisse einer explorativen Studie. Praxis der Kinderpsychologie und Kinderpsychiatrie 49: 765–788.

Lenz, A. (2001): Partizipation von Kindern in Beratung und Therapie. Entwicklung, Befunde und Handlungsperspektiven. Weinheim.

Lenz, G.; Osterhold, G.; Ellebracht, H. (2000): Erstarrte Beziehung – heilendes Chaos. Freiburg.

Leszcz, M. (2004): Gruppenpsychotherapie bei Brustkrebspatientinnen. Psychotherapeut 49: 314–330.

Levold, T. (1994): Die Betonierung der Opferrolle. Zum Diskurs der Gewalt in Lebenslauf und Gesellschaft. System Familie 7 (1): 19–32.

Levold, T. (2002): Elternkompetenzen – zwischen Anspruch und Überforderung. Systeme 16 (1): 2–13.

Levold, T.; Wedekind, E.; Georgi, H. (1993): Gewalt in Familien. Systemdynamik und therapeutische Perspektiven. Familiendynamik 18 (3): 287–311.

Lewinsohn, P. M.; Hops, H.; Roberts, R. E. (1993): Adolescent psychopathology: I. Prevalence and incidence of depression and other DSM-III-R disorders in high school students. Journal of Abnormal Psychology 102 (4): 517.

Lidz, T.; Cornelison, A.; Fleck, S.; Terry, D. (1958): The intrafamilial environment of the schizophrenic patient VI: The transmission of irrationality. AMA Archives of Neurological Psychiatry 79: 305–316.

Lidz, T.; Cornelison, A.; Fleck, S.; Terry, D. (1957): Spaltung und Strukturverschiebung in der Ehe. In: Bateson, G.; Jackson, D. D.; Haley, J.; Weakland, J. (1957): Schizophrenie und Familie. Frankfurt a. M., S. 108–127.

Lieb, H. (1998): »Persönlichkeitsstörung«. Zur Kritik eines widersinnigen Konzepts. Tübingen.

Linares, J.; Campo, C. (2003): Familientherapie bei Depressionen. Heidelberg.

Linderkamp, F. (1996): Zur Homogenität des Störungsbildes und die Notwendigkeit zur Subgruppendiskussion. Themenheft Aufmerksamkeitsdefizit-/Hyperaktivitätsstörung. Kindheit und Entwicklung 5: 89–92.

Linehan, M. M. (1996): Dialektisch-behaviorale Therapie der Borderline-Persönlichkeitsstörung. München.

Lob-Corzilius, T.; Adelt, A.; Cordero, C.; Lemme, M.; Mettlich-Lambrecht, M.; Santaniello, S.; Schönebeck, V.; Werning, A.; Eberding, A.; (2005): AdiFit – Das Osnabrücker Pro- gramm zur familienorientierten Adipositasschulung von Kindern. In: Schlippe, A. von; Theiling, S. (Hg.): Niemand ist allein krank. Lengerich, S. 266–278.

Loth, W.; Schlippe, A. von (2004): Die therapeutische Beziehung aus systemischer Sicht. Psychotherapie im Dialog 5 (2): 341–347.

Ludewig, K. (1991): Unruhige Kinder. Eine Übung in epistemischer Konfusion. Praxis der Kinderpsychologie und

Kinderpsychiatrie 40: 158–166.

Ludewig, K. (2002): Leitmotive systemischer Therapie. Stuttgart.

Ludewig, K. (2004): Plan schlägt Geist – ein systemisches Konzept der stationären Behandlung magersüchtiger Jugendlicher. Psychotherapie im Dialog 5 (1): 24–31.

Luhmann, N. (1984): Soziale Systeme. Frankfurt a. M.

Madanes, C.; Dukes, J.; Harbin, H. (1981): Familiäre Bindungen von Heroinsüchtigen. Familiendynamik 6: 24–43.

Maercker, A. (2003): Therapie der posttraumatischen Belastungsstörung. Berlin.

Margraf , J.; Strian, F. (o. J.): Allgemeine Einführung zum Diagnoseglossar (http://www.ifap.de/bda-manuale/angst/diagnose/index.html).

Marley, J. A. (2004): Family Involvement in treating schizophrenia: models, essential skills and process. New York.

Marmé, A.; Stammer, H.; Verres, R.; Bastert, G. (2003): Workshop soll helfen, familiäre Kommunikation zu verbessern. Geburtshilfe und Frauenheilkunde 3: 268–270.

Märtens, M. (1994): Bettnässen als individuelles Symptom und systemisches Ereignis – Überlegungen zur Verwendung hypnotherapeutischer Methoden unter familiendynamischen Aspekten. Praxis der Kinderpsychologie und Kinderpsychiatrie 43 (2): 54–60.

Massing, A.; Reich, G.; Sperling, E. (1999): Die Mehrgenerationen-Familientherapie. 4. Aufl. Göttingen.

Masters, W.; Johnson, V. (1970): Impotenz und Anorgasmie. Zur Therapie funktioneller Sexualstörungen. Frankfurt a. M.

McCullough, J. P.; McCune, K. J.; Kaye, A. L. (1994): One-year prospective replication study of an untreated sample of community dysthymia subjects. Journal of Nervous and Mental Disease 182 (7): 396–401.

McDaniel, S.; Hepworth, J.; Doherty, W. J. (1997): Familientherapie in der Medizin. Heidelberg.

McDaniel, S.; Kröger, F.; Schlippe, A. von (2002): »An Beziehungsarbeit darf nicht gespart werden« – Susan McDaniel im Gespräch mit Friedebert Kröger und Arist von Schlippe. Psychotherapie im Dialog 3 (1): 82–86.

McDonough, S. C. (1993): Promoting positive early parent-infant relationships through interaction guidance. Child Adolesc Psychiatr Clin North Am 4: 661–672.

McFarlane, A. H.; Bellissimo, A.; Norman, G. R. (1994): Adolescent depression in a school-based community sample: Preliminary findings on contributing social factors. Journal of Youth and Adolescence 23 (6): 601–620.

McFarlane, W. (2002): Multifamily groups in the treatment of severe psychiatric disorders. New York.

McFarlane, W. (Hg.) (1983): Family therapy in schizophrenia. New York.

McGoldrick, M.; Gerson, R. (1990): Genogramme in der Familienberatung. Stuttgart.

Mentzos, S. (Hg.) (2000): Psychose und Konflikt. Göttingen.

Meyers, M.; Weinshel, M.; Scharf, C.; Kezur, D.; Diamond, R.; Rait, D. S. (1995): An infertility primer for family therapists: II. Working with couples who struggle with infertility. Family Process 34: 231–240.

Mickley, M.; Pisarsky, B. (2006): Lese-Rechtschreib-Störung oder die Nützlichkeit des systemischen Denkens in einem medizinisch-psychologisch-pädagogischen Grenzgebiet. Zeitschrift für systemische Therapie 24 (1): 20–28.

Miklowitz, D., Goldstein, M. J.; Falloon, J. R.; Doane, J. A. (1984): Interactionale correlates of expressed emotion in the families of schizophrenics. British Journal of Psychiatry 144: 482–487.

Miller, R. (1990): Schilf-Wanderung. Wegweiser für die praktische Arbeit in der schulinternen Lehrerfortbildung. Weinheim.

Minuchin, S.; Montalvo, B.; Guerney, B. G.; Rosman, B. L.; Schumer, F. (1967): Families of the Slums. New York u. London.

Minuchin, S.; Rosman, L.; Baker, L. (1981): Psychosomatische Krankheiten in der Familie. Stuttgart.

Moll, G. H.; Rothenberger, A. (2001): Neurobiologische Grundlagen: Ein patho-physiologisches Erklärungsmodell der

ADHD. Kinderärztliche Praxis, soziale Pädiatrie und Jugendmedizin 72: 9–15.

Mrochen, S. (2001): Die Arbeit mit dem Kind im Kreise seiner Familie. Überlegungen zu einer hypno-systemisch begründeten Kinderpsychotherapie. In: Rotthaus, W. (Hg.) (2001): Systemische Kinder- und Jugendlichenpsychotherapie. Heidelberg, S. 91–105.

Mrochen, S.; Holtz, K. L.; Trenkle, B. (Hg.) (2002): Die Pupille des Bettnässers – Hypnotherapeutische Arbeit bei Kindern und Jugendlichen. 5. korr. Aufl. Heidelberg.

Nardone, G. (1997): Systemische Kurztherapie bei Zwängen und Phobien. Bern.

Nardone, G. (2003): Den Tiger reiten. Strategische Kurztherapie für zwangsneurotische Patienten. Psychotherapie im Dialog 4 (3): 247–249.

Nemetschek, P. (2000): Wenn ich mal groß bin! Alltagstrance und familientherapeutisches Arbeit mit Kindern und Eltern. In: Holtz, K. L.; Mrochen, S.; Nemetschek, P.; Trenkle, B. (Hg.) (2000): Begierig aufs Großwerden – Praxis der Hypnotherapie mit Kindern und Jugendlichen. Heidelberg, S. 114–172.

Neumeyer, T. (1991): Typ-1-Diabetes bei Kindern: Das Verhalten von Eltern und Ärzten im Kontext »Unsicherheit«. In: Roth, R.; Borkenstein, M. (Hg.) (1991): Psychosoziale Aspekte in der Betreuung von Kindern und Jugendlichen mit Diabetes. Basel, S. 123– 126.

Noppen, B. van; Steketee, G.; Pato, M. (1997): Group and multifamily behavioral treatments for OCD. In: Hollander, E.; Stein, D. J. (Hg.) (1997): Obsessive compulsive disorders: Diagnosis, etiology, treatment. New York, S. 331–366.

Ochs, M.; Orban, R. (2002): Was heißt schon Idealfamilie? Frankfurt a. M.

Ochs, M.; Schweitzer, J. (2005): Systemische Familientherapie bei kindlichen Kopfschmerzen. Psychotherapie im Dialog 6 (1): 19–26.

Ochs, M.; Schweitzer, J. (2006): Kindliche Kopfschmerzen im familiären Kontext. Familiendynamik 31 (1): 3–25.

Ochs, M.; Seemann, H.; Franck, G.; Wredenhagen, N.; Verres, R.; Schweitzer, J. (2005): Primary headache in children and adolescents: Therapy outcome and changes in family interaction patterns. Family, Systems and Health 23 (1): 30–53.

Organisation für wirtschaftliche Zusammenarbeit und Entwicklung (OECD) (2004): PISA 2: Ländervergleich der Bildungssysteme. Paris.

Oelsner, W.; Lehmkuhl, G. (2002): Schulangst. Ein Ratgeber für Eltern und Lehrer. Düsseldorf.

Oestereich, C. (1998): Systemische Therapie an den Grenzen unterschiedlicher kultureller Wirklichkeiten. In: Heise, T.; Schuler, J. (Hg.) (1998): Transkulturelle Psychotherapie. Berlin, S. 143–158.

Oestereich, C. (2005): Nach dem Trauma: nichts ist mehr wie zuvor! Wie können Traumata in die Lebenserzählung integriert werden? Systeme 19 (1): 46–71.

Ollefs, B.; Schlippe, A. von (2003): Der »Luftikurs« – ein familienmedizinisches Angebot für Kinder und Jugendliche mit Asthma bronchiale. In: Altmeyer, S.; Kröger, F. (Hg.) (2003): Theorie und Praxis der systemischen Familienmedizin. Göttingen, S. 145–162.

Ollefs, B.; Schlippe, A. von (2006): Manual zum Elterncoaching im gewaltlosen Widerstand. (in Vorb.)

Olson, D. (1972): Empirically Unbinding the Double-Bind: A Review of Research and Conceptual Reformulations. Family Process 11: 69–94.

Omer, H. (2003): Gewaltfreier Widerstand im Umgang mit gewalttätigen Kindern mit Zwangstörungen. Systhema 17 (3): 215–230.

Omer, H.; Alon, N.; Schlippe, A. von (2006): Psychologie der Dämonisierung. Ein Beitrag zum Verständnis destruktiver Konflikte. Göttingen.

Omer, H.; Elizur, A. (2003): Wie spricht man mit dem »Menschen auf dem Dach«? – Krisenintervention angesichts akuter Suizidgefahr. Psychotherapie im Dialog 4 (4): 354–359.

Omer, H.; Irbauch, R.; Schlippe, A. von (2005): Gewaltloser Widerstand in der Schule. Pädagogik 54: 42–47.

Omer, H.; Schlippe, A. von (2002): Autorität ohne Gewalt. Coaching für Eltern von Kindern mit Verhaltensproblemen. Göttingen.

Omer, H.; Schlippe, A. von (2004): Autorität durch Beziehung. Gewaltloser Widerstand in Beratung und Therapie. Göttingen.

Osterhold, G.; Molter, H. (Hg.) (1992): Systemische Suchttherapie. Heidelberg.

Palmowski, W. (1995): Der Anstoß des Steines. Systemische Beratungsstrategien im schulischen Kontext. Ein Einführungs- und Lernbuch. Dortmund.

Papoušek, M. (1984): Psychobiologische Aspekte des Schreiens im frühen Säuglingsalter. Sozialpädiatrie in Praxis und Klinik 6: 517–526.

Papoušek, M. (1985): Umgang mit dem schreienden Säugling und sozialpädiatrische Beratung. Sozialpädiatrie in Praxis und Klinik 7: 294–300 u. 352–257.

Papoušek, M. (1996): Die intuitive elterliche Kompetenz in der vorsprachlichen Kommunikation als Ansatz zur Diagnostik von präverbalen Kommunikations- und Beziehungs- störungen. Kindheit und Entwicklung 5: 140–146.

Papoušek, M. (2001): Störungen des Säuglingsalters. In: Esser, G. (Hg.) (2001): Lehrbuch der Klinischen Psychologie und Psychotherapie des Kindes- und Jugendalters. Stuttgart.

Patterson, M. (1992): Der sanfte Entzug. Ein neues biomedizinisches Verfahren. Stuttgart.

Patterson, G. R.; Dishion, T. J.; Bank, L. (1984): Family interaction: a process model of deviancy training. Aggressive Behavior 10: 253–267.

Perlmutter, R. (1995): A family approach to psychiatric disorders. Chapter 9: Somatoform Disorders. Washington u. London, S. 159–182.

Petzold, E. (1979): Familien-Konfrontationstherapie bei Anorexia Nervosa. Göttingen.

Petzold, H. (2001): Trauma und Überwindung. Integrative Therapie 27 (4): 344–412.

Pinquart, M.; Masche, J. G. (1999): Verlauf und Prädiktoren des Schuleschwänzens. In: Silbereisen, R. K.; Zinnecker, J. (Hg.) (1999): Entwicklung im sozialen Wandel. Weinheim.

Pisarsky, B.; Mickley, M. (2005): Lese-Rechtschreib-Störung – was kann eine systemische Sichtweise zur Behandlung beitragen? Forum der Kinder- und Jugendpsychiatrie und Psychotherapie 15 (2): 51–75.

Pitschel-Waltz, G.; Leucht, S.; Bäuml, J.; Kissling, W.; Engel, R. R. (2001): The effect of family intervention on relapse and rehospitalization in schizophrenia – a meta analysis. Schizophrenia Bulletin 27: 73–92.

Pleyer, K.-H. (2001): Systemische Spieltherapie. Kooperationswerkstatt für Eltern und Kinder. In: Rotthaus, W. (Hg.) (2001): 125–161.

Pleyer, K.-H. (2003): Parentale Hilflosigkeit. Ein systemisches Konstrukt für die therapeutische und pädagogische Arbeit mit Kindern. Familiendynamik 28 (4): 467–491.

Pruckner, H. (2006): Psychodrama mit Kindern. Psychotherapie im Dialog 7 (1): 35–41.

Pudel, V. (2001): Ernährung – Gewicht – Diät. Die Mythen und die Fakten. In: Reich, G.; Cierpka, M. (Hg.) (2001): Psychotherapie der Essstörungen. 2. neu bearb. u. erw. Aufl. Stuttgart, S. 1–24.

Rait, D.; Lederberg, M. S. (1989): The family of the cancer patient. In: Holland, J.; Rowland, J. H. (Hg.) (1989): Handbook of Psychooncolgy. New York u. Oxford, S. 585–297.

Ratzke, K. (2002): Gewalt, Aggressivität und Aggressionen. In: Cierpka, M. (Hg.) (2002): Kinder mit aggressivem Verhalten. Göttingen, S. 15–23.

Rausch, K. (1996): Krisenintervention in suizidalen Krisen. Gefahren der Übertragung der Symptomdynamik auf

Berater und das Team. In: Egidi, K.; Boxbücher, M. (Hg.) (1996): Systemische Krisenintervention. Tübingen, S. 87–121.

Rausch, K. (2003): Übertragungen und negative Gegenübertragungsreaktionen im Umgang mit Suizidgefährdeten. Psychotherapie im Dialog 4 (4): 360–365.

Reddemann, L. (2001): Imagination als heilsame Kraft: Zur Behandlung von Traumafolgen mit ressourcenorientierten Verfahren. Stuttgart.

Reich, G. (2001): Psychodynamische Aspekte der Bulimie und Anorexie. In: Reich, G.; Cierpka, M. (Hg.) (2001): Psychotherapie der Essstörungen. 2. neu bearb. u. erw. Aufl. Stuttgart, S. 51–67.

Reich, G. (2003a): Familientherapie der Essstörungen. Göttingen u. a.

Reich, G. (2003b): Familienbeziehungen bulimischer Patientinnen. Eine Vergleichs-Studie zu Patientinnen mit Anorexia nervosa und einer nicht-essgestörten Kontrollgruppe. Heidelberg u. Kröning.

Reich, G. (2005a): Familienbeziehungen und Familientherapie bei Essstörungen. Praxis der Kinderpsychologie und Kinderpsychiatrie 54: 318–336.

Reich, G. (2005b): Familientherapie bei Essstörungen. Psychoanalytische Familientherapie 6: 3–25.

Reich, G.; Buss, C. (2002): Familienbeziehungen bei Bulimia und Anorexia nervosa. Familiendynamik 27: 231–258.

Reich, G.; Cierpka, M. (Hg.) (2001): Psychotherapie der Essstörungen. 2. Aufl. Stuttgart.

Reijneveld, S. A.; Brugman, E.; Hirasing, R. A. (2001): Excessive Infant Crying: The Impact of Varying Definitions. Pediatrics 108 (4): 893–897.

Reinhardt, M. (2001): Legasthenie und Dyskalkulie. Mögliche Muster ihrer Selbstorganisation. In: Rotthaus, W. (Hg.) (2001): Systemische Kinder- und Jugendlichenpsychothera- pie. Heidelberg, S. 405–435.

Reiter, L. (1993): Die depressive Konstellation. Ein systemisch-integratives Konzept. In: Hell, D. (Hg.) (1993): Ethologie der Depression. Familientherapeutische Möglichkeiten. Stuttgart, S. 99–124.

Reiter, L. (1997): Zur Rolle der Angehörigen in der Therapie depressiver Patienten. In: Reiter, L.; Brunner, E. J.; Reiter-Theil, S. (Hg.) (1997): Von der Familientherapie zur syste- mischen Perspektive. 2. neu bearb. Aufl. Berlin, S. 77–96.

Reiter, L.; Brunner, E. J.; Reiter-Theil, S. (Hg.) (1997): Von der Familientherapie zur systemischen Perspektive. 2. neu bearb. Aufl. Berlin, S. 77–96.

Remschmidt, H. (2005): Autismus. Erscheinungsformen, Ursachen, Hilfen. 3. Aufl. München.

Resch, F.; Rothenberger, A. (2002): Editorial: Aufmerksamkeitsdefizit-Hyperaktivitätsstörung (ADHS) und Stimulantien. Nur evidenzbasierte Sachlichkeit ist hilfreich. Zeitschrift für Kinder- und Jugendpsychiatrie und Psychotherapie 30 (3): 159–161.

Retzer, A. (Hg.) (1991): Die Behandlung psychotischen Verhaltens. Heidelberg.

Retzer, A. (1994): Psychose und Familie. Stuttgart u. Jena.

Retzer, A. (2002): Passagen. Stuttgart.

Retzer, A. (2004): Systemische Familientherapie der Psychosen. Göttingen.

Retzer, A.; Simon, F. B.; Weber, G.; Stierlin, H.; Schmidt, G. (1989): Eine Katamnese manisch- depressiver und schizo-affektiver Psychosen nach systemischer Familientherapie. Familiendynamik 14 (3): 214–235.

Retzer, A.; Simon, F. B. (1998): Therapeutische Schnittmuster – Ein Projekt: Sexualtherapie. Familiendynamik 23: 421–436.

Retzlaff, R. (2002): Behandlungstechniken in der systemischen Familientherapie mit Kindern. Praxis der Kinderpsychologie und Kinderpsychiatrie 52: 792–810.

Retzlaff, R. (2005): Malen und kreatives Gestalten in der Systemischen Familientherapie. Praxis der Kinderpsychologie und

Kinderpsychiatrie 54: 19–36.

Retzlaff, R. (2006): Systemische Therapie mit Kindern. Psychotherapie im Dialog 7: 16–21. Retzlaff, R.; Hornig, S.; Müller, B.; Reuner, G.; Pietz, J. (2006): Kohärenz und Resilienz bei Familien von Kindern mit geistiger und körperlicher Behinderung. Praxis der Kinderpsychologie und Kinderpsychiatrie 55: 36–52.

Richelshagen, K. (Hg.) (1996): Suchtlösungen. Freiburg.

Richelshagen, K.; Erbach, F. (1996): Isomorphe Strukturen im Kontext der Suchthilfe. In: Richelshagen, K. (Hg.) (1996): Suchtlösungen. Freiburg, S. 16–31.

Richman, J. (1986): Family therapy for suicidal people. New York.

Richter, H. E. (1972): Patient Familie. Reinbek.

Richter, H. E.; Beckmann, D. (2004): Herzneurose. 4. bearb. Aufl. Gießen.

Ringel, E. (1969): Selbstmordverhütung. Bern.

Ritterman, M. (1987): Torture: the counter-therapy of the state. The Family-Therapy Networker 11 (1): 43–47.

Rohde-Dachser, C. (1995): Das Borderline-Syndrom. Göttingen.

Rohde-Dachser, C. (2001): »Die Hauptgefahr einer Borderline-Therapie ist immer, dass man die therapeutische Position verliert und sich heillos in die Inszenierung des Patienten verstrickt ...« Christa Rohde-Dachser im Gespräch mit Ulrich Streeck. Psychotherapie im Dialog 1 (4): 90–94.

Rolland, J. S.; Weine, S. (2000): Kosovar Family Professional Education Collaborative. AFTA Newsletter 79: 34–35.

Romer, G.; Schulte-Markwort, M.; Riedesser, P. (2002): Kinder körperlich kranker Eltern am Beispiel Kinder krebskranker Mütter. Geburtshilfe und Frauenheilkunde 62: 537–542.

Rosman, B.; Minuchin, S.; Liebman, R. (1975): Der Familienlunch. Eine Möglichkeit zur Einleitung einer Familientherapie bei Magersucht. Familiendynamik I: 334–347.

Rost, R. (1992): Psychosoziale Probleme von Kindern körperlich kranker Eltern – ein Literaturüberblick. Freiburg.

Rotthaus, W. (1990): Systemische stationäre Kinder- und Jugendpsychiatrie. Dortmund.

Rotthaus, W. (Hg.) (2001): Systemische Kinder- und Jugendlichenpsychotherapie. Heidelberg.

Rotthaus, W.; Gruber, T. (2004): Die systemische Behandlung jugendlicher Sexualstraftäter. Psychotherapie im Dialog 5 (2): 120–127.

Rotthaus, W.; Trapmann, H. (2004): Auffälliges Verhalten im Jugendalter. Handbuch für Eltern und Erzieher. Bd. 2. Dortmund.

Rounsaville, B. J.; Weissman, M. M.; Prusoff, B. A. (1979): Marital disputes and treatment outcome in depressed women. Comprehensive Psychiatry 20 (5): 483–490.

Ruf, G. (2005): Systemische Psychiatrie. Ein ressourcenorientiertes Lehrbuch. Stuttgart.

Russell, M. B. (1997): Genetic epidemiology of migraine and cluster headache. Cephalalgia17 (6): 683–701.

Sachsse, U.; Venzlaff, U.; Dulz, B. (1997): 100 Jahre Traumaätiologie. Persönlichkeitsstörungen 1: 4–14.

Saile, H. (1997): Aufmerksamkeits- und Hyperaktivitätsstörungen bei Kindern: Ursachen und neue Akzente bei der Behandlung. Report Psychologie 22: 872–883.

Saile, H.; Forse, I. (2002): Allgemeine und differenzielle Effekte von behavioraler und systemischer Familientherapie bei Aufmerksamkeitsdefizit-/Hyperaktivitätsstörungen von Kindern. Zeitschrift für Klinische Psychologie, Psychiatrie und Psychotherapie 50: 281–299.

Saile, H.; Röding, A.; Friedrich-Löffler, A. (1999): Familienprozesse bei Aufmerksamkeits- und Hyperaktivitätsstörung. Zeitschrift für Kinder- und Jugendpsychiatrie 27 (1): 19–26.

Salkovskis, P. M.; Kirk, J. (1996): Zwangssyndrome. In: Margraf, J. (Hg.) (1996): Lehrbuch der Verhaltenstherapie. Bd. 2: Störungen. Berlin, S. 61–85.

Satir, V. (1990): Kommunikation, Selbstwert, Kongruenz. Paderborn.

Schauenburg, H. (2000): Psychodynamische Psychotherapie. In: Hoffmann, N.; Schauenburg, H. (Hg.) (2000): Psychotherapie der Depression. Stuttgart.

Scheflen, A. (1981): Levels of Schizophrenia. New York.

Scheib, P.; Speck, V. (2002): Somatoforme Störungen: Körperbeschwerden ohne hinreichenden Befund. In: Wirsching, M.; Scheib, P. (Hg.) (2002): Paar- und Familientherapie. Berlin u. a., S. 353–374.

Schiepek, G.; Schaub, H. (1991): Als die Theorien laufen lernten ... Anmerkungen zur Computersimulation einer Depressionsentwicklung. System Familie 3 (1): 49–50.

Schiepek, G. (1999): Die Grundlagen der Systemischen Therapie. Göttingen.

Schindler, A.; Küstner, U.; Sack, P.; Thomasius, R. (2005): Systemische Therapie. In: Thomasius, R.; Küstner, U. (Hg.): Familie und Sucht. Grundlagen, Therapiepraxis, Prävention. Stuttgart, S. 155–165.

Schindler, H. (2005): Systemische Einzeltherapie – eine immer einmalige Konstruktion von Wirklichkeiten. In: Schindler, H.; Schlippe, A. von (Hg.): Anwendungsfelder systemischer Praxis. Dortmund, S. 91–115.

Schindler, H.; Schlippe, A. von (Hg.) (2005): Anwendungsfelder systemischer Praxis. Dortmund.

Schleiffer, R. (1995): Selbsttötung als Versuch der Selbstrettung. System Familie 8: 243– 254.

Schlippe, A. von (2001a): Therapeutische Zugänge zu familiären Wirklichkeiten. Ein Beitrag zu einer klinischen Familienpsychologie. In: Walper, S.; Pekrun, R. (Hg.) (2001): Familie und Entwicklung. Perspektiven der Familienpsychologie. Göttingen, S. 345–363.

Schlippe, A. von (2001b): Talking about Asthma: The semantic environments of physical disease – a narrative contribution to systemic family medicine. Families, Systems and Health 19 (3): 251–262.

Schlippe, A. von (2003): Grundlagen systemischer Beratung. In: Zander, B.; Knorr, M. (Hg.) (2003): Systemische Arbeit in der Erziehungsberatung. Göttingen, S. 30–54.

Schlippe, A. von (2006): Systemische Praxis zwischen Familienberatung, Familientherapie und Elterncoaching. In: Bauer, P.; Brunner, E. J. (Hg.) (2006): Elternpädagogik – von der Elternarbeit zur Erziehungspartnerschaft. Freiburg, S. 237–256.

Schlippe, A. von; El Hachimi, M.; Jürgens, G. (2003): Multikulturelle systemische Praxis. Ein Reiseführer für Beratung, Therapie und Supervision. Heidelberg.

Schlippe, A. von; Kriz, J. (1996): Das »Auftragskarussell«, eine Möglichkeit der Selbstsupervision in der systemischen Therapie und Beratung. System Familie 9: 106–110.

Schlippe, A. von; Kriz, W. (Hg.) (2004): Personzentrierung und Systemtheorie. Perspektiven für psychotherapeutisches Handeln. Göttingen.

Schlippe, A. von; Lösche, G.; Hawellek, C. (Hg.) (2001): Frühkindliche Lebenswelten und Erziehungsberatung. Die Chancen des Anfangs. Münster.

Schlippe, A. von; Matthaei, C. (1986): Das Kind in der strukturellen und entwicklungsorientierten Familientherapie. In: Petzold, H.; Ramin, G. (Hg.) (1986): Schulen der Kinderpsychotherapie. Paderborn, S. 323–358.

Schlippe, A. von; Schweitzer, J. (1996): Lehrbuch der systemischen Therapie und Beratung. Göttingen.

Schlippe, A. von; Senf, W.; Broda, M. (2002): Psychotherapie und chronische Krankheit. Die Psychotherapie muss »Beine bekommen«. Psychotherapie im Dialog 3 (1): 98–99.

Schlippe, A. von; Theiling, S. (Hg.) (2005): Niemand ist allein krank. Osnabrücker Lesebuch zur chronischen Krankheit im Kindes- und Jugendalter. Lengerich.

Schmela, M. (2004): Vom Zappeln und vom Phillip. ADHS: Integration von familien-, hypno- und verhaltenstherapeutischen Behandlungsansätzen. Heidelberg.

Schmidbauer, W. (1997): Hilflose Helfer. Reinbek.

Schmidt, G. (1987): Beziehungsmuster und Glaubenssysteme bei Kindern von Suchtpatienten. In: Braakhoff, J. (Hg.) (1987): Kinder von Suchtkranken. Freiburg.

Schmidt, G. (1989): Bulimie aus der Perspektive der systemischen Familientherapie. In: Kämmerer, A.; Klingenspor, B. (Hg) (1989): Bulimie. Zum Verständnis einer geschlechtsspezifischen Essstörung. Stuttgart u. a., S. 49–70.

Schmidt, G. (1996): Vom sogenannten »Rückfall« zur Nutzung von »Ehrenrunden« als wertvoller Informationsquelle. In: Richelshagen, K. (Hg.) (1996): Suchtlösungen. Freiburg, S. 49–75.

Schmidt, G. (2001): Systemisch-hypnotherapeutische Konzepte für die Kooperation mit depressiv definierten Menschen und ihren Beziehungssystemen. Psychotherapie im Dialog 2 (4): 418–430.

Schmidt, G. (2004): Liebesaffären zwischen Problem und Lösung. Hypnosystemisches Arbeiten in schwierigen Kontexten. Heidelberg.

Schnarch, D. (1995): A family systems approach to sex therapy and intimacy. In: Mikesell, R.; Lusterman, D.; McDaniel, S. (Hg.) (1995): Integrating family therapy. Washington, S. 239–257.

Schneewind, K.; Beckmann, M.; Engfer, A. (1983): Eltern und Kinder. Umwelteinflüsse auf das familiäre Verhalten. Stuttgart.

Schneewind, K.; Ney, B.; Hammerschmidt, H.; Oerter, R.; Pabst, O.; Schultz-Gambard, E. (2000): Veränderungserwartungen und faktische Veränderungen der Lebensgestaltung bei Lebendnierentransplantation: ein Vergleich zwischen verwandten und nicht verwandten Spender-Empfänger-Paaren. Transplantationsmedizin 12: 164–173.

Schneider, A.; Körner, T.; Mehring, M.; Wensing, M.; Elwyn, G.; Szecsenyi, J. (2006): Impact of age, health locus of control and psychological co-morbidity on patients' preferences for shared decision making in general practice. Patient Education and Counseling (im Druck).

Schramm, E. (2000): Interpersonale Therapie. In: Hoffmann, N.; Schauenburg, H. (Hg.) (2000): Psychotherapie der Depression. Stuttgart.

Schulte-Körne, G. (Hg.) (2002): Legasthenie: Zum aktuellen Stand der Ursachenforschung, der diagnostischen Methoden und der Förderkonzepte. Bochum.

Schwartz, R. (1997): Systemische Therapie mit der inneren Familie. München.

Schweitzer, J. (1984): Systemische Jugendpsychiatrie – Zum Umgang mit der gemeinsamen Homöostase von Familie und psychiatrischer Einrichtung. Familiendynamik 9 (2): 96–107.

Schweitzer, J. (1987): Therapie dissozialer Jugendlicher. Ein systemisches Behandlungsmodell für Jugendhilfe und Jugendpsychiatrie. Weinheim.

Schweitzer, J. (1989): Professionelle (Nicht)Kooperation. Ihr Beitrag zur Eskalation dissozialer Karrieren. Zeitschrift für Systemische Therapie 7 (4): 247–254.

Schweitzer, J. (1995): Kundenorientierung als systemische Dienstleistungsphilosophie. Familiendynamik 20 (3): 292–313.

Schweitzer, J. (1997): Systemische Beratung bei Dissozialität, Delinquenz und Gewalt. Praxis der Kinderpsychologie und Kinderpsychiatrie 46 (3): 215–227.

Schweitzer, J. (2000): Bedingungen gelingender Kooperation im Gesundheitswesen. In: Kröger, F.; Hendrischke, A.; McDaniel, S. (Hg.): Familie, System und Gesundheit. Heidelberg, S. 167–183.

Schweitzer, J. (2001): Wege aus psychiatrischen Chronifizierungsprozessen: Beratungstechniken für Prävention und Rehabilitation. In: Keller, T.; Greve, N. (Hg.) (2001): Syste- mische Praxis in der Psychiatrie. Neuaufl. Heidelberg.

Schweitzer, J. (2006): Elterliche Sorgen lindern. Sprechchöre und Zeitlinien-Reisen in der Elternberatung. In:

Tsirigotis, C.; Schlippe, A. von; Schweitzer, J. (Hg.) (2006): Coaching für Eltern. Heidelberg, S. 233–241.

Schweitzer, J.; Herzog, W. (1993): Wie fördert man Pogrome gegen »Fremde«? – Eine Rezeptsammlung. Familiendynamik 18 (3): 336–342.

Schweitzer, J.; Eggemann-Dann, H.-W.; Heise, R.; Schwing, R.; Brech, C.; Bauer, R.; Klein, A.; Kronmüller, J.; Rohrwick, H.; Seepe, S.; Zimmermann, W. (1999): Jugendhilfe aus der Hubschrauber-Perspektive. Systemisch reflektiertes Fallmanagement im Jugendamt. Neue Praxis – Zeitschrift für Soziale Arbeit (2): 193–199.

Schweitzer, J.; Nicolai, E.; Hirschenberger, N. (2005): Wenn Krankenhäuser Stimmen hören – Lernprozesse in psychiatrischen Organisationen. Göttingen.

Schweitzer, J.; Ochs, M. (2002): Das Auffinden bisher ungesehener Beziehungsmöglichkeiten – Systemisch-konstruktivistische Diagnostik. In: Cierpka, M. (Hg.): Familiendia- gnostik. 2. Aufl. Heidelberg u. Berlin, S. 155–172.

Schweitzer J.; Retzlaff, R. (Hg.) (2006): Themenheft »Kindheit«. Psychotherapie im Dialog 7 (1).

Schweitzer, J.; Schumacher, B. (1995): Die unendliche und die endliche Psychiatrie. Heidelberg.

Schweitzer, J.; Seidel-Wiesel, M.; Verres, R. (2004): Donor-recipient interaction: the Heidelberg model of evaluation and consultation. Nephrology, Dialysis and Transplantation 19, SuS.4: iv75–iv78.

Schweitzer, J.; Seidel-Wiesel, M.; Verres, R.; Wiesel, M. (2003): Psychological consultation before living kidney donation: finding out and handling problem cases. Transplantation 76: 1464–1470.

Schweitzer, J.; Weber, G. (1982): Beziehung als Metapher – die Familienskulptur als diagnos- tische, therapeutische und Ausbildungstechnik. Familiendynamik 7 (2): 113–128.

Schweitzer, J.; Zwack, J.; Nicolai, E.; Grünwald, H. (2006): Sympathische Akutpsychiatrie: ein Weg, systemische Therapie noch deutlich »alltagsfähiger« zu machen? Zeitschrift für Systemische Therapie 24 (im Druck).

Schweitzer, J.; Engelbrecht, D.; Schmitz, D.; Nicolai, E.; Borst, U. (2005): Systemische Akutpsychiatrie – Ein Werkstattbericht. Psychotherapie im Dialog 6 (3): 255–263.

Schwertl, W. (1998): Systemische Reflexionen zur Sucht. Das Frankfurter Modell der Suchttherapie. In: Schwertl, W.; Emlein, G.; Staubach, M.; Zwingmann, E. (Hg.) (1998): Sucht in systemischer Perspektive. Göttingen, S. 14–42.

Schwertl, W.; Emlein, G.; Staubach, M.; Zwingmann, E. (Hg.) (1998): Sucht in systemischer Perspektive. Göttingen.

Seemann, H. (1998): Freundschaft mit dem eigenen Körper schließen. Über den Umgang mit psychosomatischen Schmerzen. Stuttgart.

Seemann, H. (2002): Kopfschmerzkinder. Migräne und Spannungskopfschmerz verstehen und psychotherapeutisch behandeln. Stuttgart.

Seemann, H. (2005): Psychologische Schmerzpsychotherapie. Psychotherapie im Dialog 6 (1): 2–5.

Seemann, H.; Franck, G.; Ochs, M.; Verres, R.; Schweitzer, J. (2002): Chronifizierungsprävention primärer Kopfschmerzen bei Kindern und Jugendlichen. Evaluation einer lösungsorientierten Gruppentherapie in der ambulanten Versorgung. Kindheit und Ent- wicklung 11 (3): 185–197.

Seidel-Wiesel, M.; Schweitzer, J. (2005): Nierentransplantation und Lebendspende. Dialyse aktuell 9 (1): 38–42.

Seiffge-Krenke, I. (1996): Chronisch kranke Jugendliche und ihre Familien. Stuttgart.

Seikkula, J. (1994): When the boundary opens: Family and hospital in co-evolution. Journal of Family Therapy 16: 401–414.

Seikkula, J.; Alakare, B.; Aaltonen, J. (2003): Offener Dialog in der Psychosebehandlung – Prinzipien und Forschungsergebnisse des West-Lapplandprojektes. In: Aderhold, V.; Alanen, Y. O.; Hess, G.; Hohn, P. (Hg.): Psychotherapie der Psychosen – Integrative Behandlungsansätze aus Skandinavien. Gießen, S. 89–102.

Seikkula, J.; Alakare, B.; Aaltonen, J.; Haarakangas, K.; Keränen, J. (2006): Five-year experience of first-episode nonaffective psychosis in open-dialogue approach: Treatment principles, follow-up outcomes, and two case studies. Psychotherapy research 16 (2): 214–228.

Seligman, M. (1990): Why is there so much depression today? The waxing of the individual and the waning of the commons. In: Ingram, R. E. (Hg.) (1990): Contemporary Approaches to Depression. New York, S. 1–9.

Seligman, M. (1992): Erlernte Hilflosigkeit. Weinheim.

Selvini Palazzoli, M. (1982): Magersucht. Stuttgart.

Selvini Palazzoli, M.; Boscolo, L.; Cecchin, G.; Prata, G. (1977): Paradoxon und Gegenpara- doxon. Stuttgart.

Selvini Palazzoli, M.; Boscolo, L.; Cecchin, G.; Prata, G. (1979): Gerade und ungerade Tage. Familiendynamik 4 (2): 138–147.

Selvini Palazzoli, M.; Viario, M. (1988): The Anorectic Process in the Family: A Six-stage Model as a Guide for Individual Therapy. Family Process 27: 129–148.

Selvini Palazzoni, M.; Cirillo, S.; Selvini, M.; Sorrentino, M. (1999): Anorexie und Bulimie. Neue familientherapeutische Perspektiven. Stuttgart.

Senf, W.; Broda, M. (Hg.) (2004): Praxis der Psychotherapie. Ein integratives Lehrbuch. Stuttgart.

Sewall, G. (1999): Involuntary childlessness: Deciding to remain child free infertily counselling. A comprehensive handbook for clinicians. London.

Sexson, S. B.; Glanville, D. N.; Kaslow, N. J. (2001): Attachment and depression. Implications for family therapy. Child and Adolescent Psychiatric Clinics in North America 10 (3): 465–486.

Shapiro, L. E.; Henderson, J. G. (1992): Brief Therapy for Encopresis: A Case Study. Journal of Family Psychotherapy 3 (3): 1–12.

Shay, J. (1997): Achill in Vietnam. Kampftrauma und Persönlichkeitsverlust. Hamburg.

Shazer, S. de (1992): Wege der erfolgreichen Kurztherapie. 3. Aufl. Stuttgart.

Sheinberg, M.; Fraenkel, P. (2001): The Relational Trauma of Incest. A Family-Based Approach to Treatment. New York.

Simon, F. B. (1990): Meine Psychose, meine Fahrrad und ich. Heidelberg. Simon, F. B. (1995): Die andere Seite der Gesundheit. Heidelberg.

Simon, F. B.; Clement, U.; Stierlin, H. (1999): Die Sprache der Familientherapie. 5. völlig überarb. Neuaufl. Stuttgart.

Simon, F. B.; Rech-Simon, C. (1999): Zirkuläres Fragen. Systemische Therapie in Fallbeispielen: Ein Lernbuch. Heidelberg.

Simon, F. B.; Weber, G. (1988): Das Invalidenmodell der Sozialpsychiatrie. In: Keller, T. (Hg.) (1988): Sozialpsychiatrie und systemisches Denken. Bonn, S. 58–72.

Simon, F. B.; Weber, G.; Stierlin, H.; Retzer, A.; Schmidt, G. (1989): Schizoaffektive Muster: eine systemische Beschreibung. Familiendynamik 14 (3): 190–213.

Sirringhaus-Bünder, A.; Hawellek, C.; Bünder, P.; Aarts, M. (2001): Die Kraft entwicklungsfördernder Dialoge: Das Marte Meo Modell im Praxisfeld Erziehungsberatung. In: Schlippe, A. von; Lösche, G.; Hawellek, C. (Hg.): Frühkindliche Lebenswelten und Erziehungsberatung. Die Chancen des Anfangs. Münster, S. 104–120.

Sonneck, G. (Hg.) (2000): Krisenintervention und Suizidverhütung. Wien.

Sperling, M. (1985): A Reevaluation of Classification, Concepts, and Treatment. In: Wilson, C. P. (Hg.) (1985): Fear of Being Fat. The Treatment of Anorexia Nervosa and Bulimia. New York u. London, S. 51–82.

Spiewak, M. (2005): Wie weit gehen wir für ein Kind? Im Labyrinth der Fortpflanzungsmedizin. Frankfurt a. M.

Spitczok von Brisinski, I. (1999): Zur Nützlichkeit psychiatrischer Klassifikationen in der systemischen Therapie – DSM, ICD und MAS als Hypothesenkataloge dynamischer Systemkonstellationen. Zeitschrift für systemische

Therapie 17: 43–51.

Spitczok von Brisinski, I. (2003a): Asperger-Syndrom, AD(H)S, Hochbegabung – differentialdiagnostische Aspekte. Forum der Kinder- und Jugendpsychiatrie und Psychotherapie 13 (4): 52–72.

Spitczok von Brisinski, I. (2003b): Dazugehören – Wie Kinder ihren Platz in der Klasse finden. Berlin.

Spitczok von Brisinski, I. (2003c): Systemische und lösungsorientierte Ansätze in der Psychopharmakotherapie des Kindes- und Jugendalters. Zeitschrift für systemische Therapie 21: 157–167.

Spitczok von Brisinski, I. (2004): Elternberatung in der Lerntherapie aus systemischer Sicht. Sprachrohr 2: 8–21.

Spitczok von Brisinski, I. (2004a): Systemische Ansätze in der Behandlung des Aufmerksamkeitsdefizit-Hyperaktivitäts-Syndroms (ADHS) unter Berücksichtigung nationaler und internationaler Leitlinien und Konsensuspapiere. In: Ludewig, K.; Levold, T. (2004): V. Europäischer Kongress für Familientherapie und Systemische Praxis. Lengerich, S. 107.

Spitczok von Brisinski, I. (2005a): Träumer – Zappelphilipp – Störenfried. ADS/ADHS (Aufmerksamkeitsstörungen) in der Schule. Pädagogik 57 (1): 45–50.

Spitczok von Brisinski, I. (2005b): Mobbing in der Schule und in der stationären Behandlung unter Berücksichtigung von ADS und Asperger-Syndrom. Forum der Kinder- und Jugendpsychiatrie und Psychotherapie 15 (1): 83–120.

Staab, H.; Ludwig, M. (1993): Depression bei Tumorerkrankungen. Stuttgart.

Stachowske, R. (2002): Mehrgenerationentherapie und Genogramme in der Drogenhilfe. Drogenabhängigkeit und Familiengeschichte. Heidelberg.

Stammer, H. (2006): Die Brustkrebspatientin und ihre Familie. In: Ditz, S.; Diegelmann, C.: Isermann, M. (Hg.) (2006): Psychoonkologie. Schwerpunkt Brustkrebs. Stuttgart.

Stammer, H.; Retzlaff, R. (2005): Gespräche mit Paaren und Familien – systemisches Arbeiten in der Gynäkologie. In: Neises, M.; Ditz, S.; Spranz-Fogasy, T. (Hg.) (2005): Psychosomatische Gesprächsführung in der Frauenheilkunde – Ein interdisziplinärer Ansatz zur verbalen Intervention. Stuttgart, S. 309–324.

Stammer, H.; Schrey, C.; Wischmann, T. (2003): Wie sich Kommunikations- und Erlebensmuster durch Paartherapie verändern können. Familiendynamik 4: 492–512.

Stammer, H.; Verres, R.; Wischmann, T. (2004): Paarberatung und -therapie bei unerfülltem Kinderwunsch. Göttingen.

Stanton, D.; Todd, S. (1982): The family therapy of drug abuse and addiction. New York. Steiner, T.; Berg, I. K. (2005): Handbuch Lösungsorientiertes Arbeiten mit Kindern. Heidelberg.

Steinglass, P. (1983): Ein lebensgeschichtliches Modell der Alkoholismusfamilie. Familiendynamik 8: 69–91.

Stern, D. N. (1998): Die Mutterschaftskonstellation – Eine vergleichende Darstellung ver- schiedener Formen der Mutter-Kind-Psychotherapie. Stuttgart.

Stern, M. (2002): Child-Friendly Therapy. Biopsychosocial Interventions for children and Families. New York u. London.

Stierlin, H. (1980): Eltern und Kinder. Das Drama von Trennung und Versöhnung im Jugendalter. Frankfurt a. M.

Stierlin, H. (1984): Psychosomatische und schizopräsente Familien: Wechselfälle der bezogenen Individuation. In: Familiendynamik 9 (3): 278–294.

Stierlin, H. (1988): Familie als Ort psychosomatischer Erkrankungen. Familiendynamik 13 (4): 288–299.

Stierlin, H. (2000): Wohlbefinden und Selbstregulation. Überlegungen zu einer systemischen Sozio-Psycho-Somatik. Familiendynamik 25 (3): 293–317.

Stierlin, H.; Grossarth-Maticek, R. (2000): Krebsrisiken – Überlebenschancen. Wie Körper, Seele und soziale Umwelt zusammenwirken. Heidelberg.

Stierlin, H.; Weber, G.; Schmidt, G.; Simon, F. (1986): Zur Familiendynamik bei manisch-depressiven und schizoaffektiven Psychosen. Familiendynamik 11 (4): 267–282.

Stoffels, H. (2004): Ein seelisches Trauma »macht« keine Symptomatik. Wider die Eliminierung des Subjekts in der Psychotraumatologie. Sozialpsychiatrische Informationen 34 (1): 6–12.

Stoffels, H. (Hg.) (1991): Schicksale der Verfolgten. Psychische und somatische Auswirkungen von Terrorherrschaft. Berlin u. Heidelberg.

Strauß, B.; Brähler, E.; Kentenich, H. (2004): Fertilitätsstörungen – psychosomatisch orientierte Diagnostik und Therapie. Stuttgart.

Strauß, B.; Brähler, E.; Kentenich, H. (Hg.) (2004): Fertilitätsstörungen – psychosomatisch orientierte Diagnostik und Therapie. Leitlinie und Quellentext. Stuttgart.

Streeck, U. (2000): Borderline-Störungen. Editorial und Resümee zum Themenheft. Psychotherapie im Dialog 1 (4): 1–2 u. 100–102.

Streeck-Fischer, A. (2000): Zur Behandlung von Borderline-Störungen im Kindes- und Jugendalter. Psychotherapie im Dialog 1 (4): 67–72.

Strittmatter, G. (1997): Einbeziehung der Familie in die Krankenbetreuung und begleitende Familientherapie. In: Aulbert, E.; Zech, D. (Hg.) (1997): Lehrbuch der Palliativmedizin. Schattauer.

Suarez-Orozco, C. E.; Suarez-Orozco, M. M. (2001): Children of Immigration. Cambridge, MA.

Suess, G. (2001): Eltern-Kind-Bindung und kommunikative Kompetenzen kleiner Kinder – die Bindungstheorie als Grundlage für ein integratives Interventionskonzept. In: Schlippe, A. von; Lösche, G.; Hawellek, C. (Hg.): Frühkindliche Lebenswelten und Erziehungsberatung. Die Chancen des Anfangs. Münster, S. 39–66.

Sullivan, H. (1962): Schizophrenia as a human process. New York.

Swenson, C.; Henggeler, S. (2005): Die multisystemische Therapie. Familiendynamik 30 (2): 128–144.

Sydow, K. von (2002): Systemic attachment theory and therapeutic practice: A proposal. Clinical Psychology and Psychotherapy 9 (2): 77–90.

Sydow, K. von; Beher, S.; Retzlaff, R.; Schweitzer-Rothers, J. (2006a): Systemische Therapie bei Störungen des Erwachsenenalters. Eine Metainhaltsanalyse von 28 randomisierten Primärstudien. Psychotherapeut 51 (4) (im Druck).

Sydow, K. von; Beher, S.; Schweitzer-Rothers, J.; Retzlaff, R. (2006b): Systemische Familientherapie bei Störungen des Kindes- und Jugendalters. Eine Metainhaltsanalyse von 47 randomisierten Primärstudien. Psychotherapeut 51 (4): 107–143.

Sydow, K. von; Beher, S.; Retzlaff, R.; Schweitzer-Rothers, J. (2006c): Wie wirksam ist systemische Therapie/ Familientherapie? Göttingen.

Szapocznik, J.; Perez-Vidal, A.; Brickman, A.; Fooet, F. H.; Santisteban, D.; Hervis, O. E.; Kurtines, W. M. (1988): Engaging adolescent drug abusers and their families into treatment: a strategic structural systems approach. Journal of Consulting and Clinical Psychology 56: 552–557.

Szapocznik, J.; Williams, R. A. (2000): Brief Strategic Family Therapy: Twenty-Five Years of Interplay among theory, research and practice in adolescent behavior problems and drug abuse. Clinical Child and Family Psychology Review 3 (2): 117–134.

Szasz, T. (1979): Schizophrenie – das heilige Symbol der Psychiatrie. München u. Wien. Szczepanski, R. (1999): Schulungsprogramme und andere Compliance-unterstützende Maßnahmen. In: Rieger, C.; von der Hardt, H.; Sennhauser, F.; Wahn, U.; Zach, M. (Hg.) (1999): Pneumologie des Kindes- und Jugendalters. Berlin u. Heidelberg.

Szczepanski, R.; Schmidt, S. (1997): Medizinische Grundlagen des kindlichen Asthma bronchiale. In: Könning,

J.; Szczepanski, R.; Schlippe, A. von (Hg.) (1997): Die Betreuung asthmakranker Kinder im sozialen Kontext. Stuttgart, S. 7–24.

Theiling, S.; Kaiser-Höhne, G.; Schleibaum, R.; Werschmann, C.; Werning, A.; Beckmann, D.; Muck, K.; Szczepanski, R. (1994): Interdisziplinäre familienmedizinische Diabetes- betreuung. Der Kinderarzt 25: 191–198.

Theiling, S.; Schlippe, A. von; Szczepanski, R. (2001): »Der Luftiku(r)s« – Asthma-Schulung nach systemisch-familienmedizinischem Konzept. Psychomed 13 (1): 4–10.

Theiling, S.; Schlippe, A. von (2003): Diabetesbetreuung bei Kindern und Jugendlichen nach systemisch-familienmedizinischem Konzept. In: Altmeyer, S.; Kröger, F. (Hg.) (2003): Systemische Familienmedizin. Göttingen, S. 163–182.

Theiling, S.; Schlippe, A. von; Lob-Corzilius, T. (2000): Systemische Familienmedizin in der Pädiatrie. Kröger, F.; Hendrischke, A.; McDaniel, S. (Hg.): Familie, System und Gesundheit. Heidelberg, S. 130–164.

Thiel-Bonney, C.; Cierpka, M.; Cierpka, A. (2005): Präventives Beratungsmodell für Familie mit Säuglingen und Kleinkindern. In: Cierpka, M. (Hg.): Möglichkeiten der Gewaltprävention. Göttingen, S. 110–138.

Thomasius, R.; Küstner, U. (Hg.) (2005): Familie und Sucht. Grundlagen, Therapiepraxis, Prävention. Stuttgart.

Thomasius, R.; Schindler, A.; Sack, P. (2002): Familiendynamische und -therapeutische Aspekte des Drogenmissbrauchs in der Adoleszenz. Familiendynamik 27 (3): 297–323.

Tienari, P. (1991): Interaction between genetic vulnerability and family environment: the Finnish adoptive family study of schizophrenia. Acta Psychiatrica Scandinavica 84: 460– 465.

Tienari, P.; Sorri, A.; Lahti, I.; Naaral, M.; Wahrlberg, K. E.; Rönkkö, T.; Morin, J.; Phjola, J. (1987): Familienumfeld und die Ätiologie der Schizophrenie. Implikationen der finnischen Schizophreniestudie an Adoptivfamilien. In: Stierlin, H.; Simon, F. B.; Schmidt, G. (Hg.) (1987): Familiäre Wirklichkeiten. Stuttgart.

Tienari, P.; Wynne, L. C.; Moring, J.; Wahlberg, K.-E.; Sorri, A.; Naarala, M.; Lahti, I. (1993): Genetic vulnerability of family environment? Implications from the Finnish adoptive family study of schizophrenia. Psychiatria Fennica 24: 23–41.

Tienari, P.; Wynne, L. C.; Sorri, A.; Lahti, I.; Läksy, K.; Moring, J.; Naarala, M.; Nieminen, P.; Wahlberg, K.-E. (2004): Gentotype-environment interaction in schizophrenia-spectrum disorder – Long-term follow-up study of Finnish adoptees. British Journal of Psychiatry 184: 216–222.

Tootell, A. (2002): »Ich versuch's einfach«. Wie Dylan Wise sein Selbstvertrauen wiederentdeckte. Systhema 16 (1): 5–19.

Trapmann, H.; Rotthaus, W. (2003): Auffälliges Verhalten im Kindesalter. Handbuch für Eltern und Erzieher. Bd 1. 11. Aufl. Dortmund.

Trepper, T.; Barrett, M. (1991): Inzest und Therapie. Ein (system)therapeutisches Handbuch. Dortmund.

Tsirigotis, C.; Schlippe, A. von; Schweitzer, J. (Hg.) (2006): Systemisches Elterncoaching. Heidelberg.

Tuffs, A. (2001): Organspende und Transplantation in Deutschland im Jahr 2000. Diatra- Journal 1: 29–32.

Turner, S. W.; McFarlane, A. C.; van der Kolk, B. A. (2000): Der therapeutische Rahmen und neue Entwicklungen in der Behandlung der posttraumatischen Belastungsstörung. In: Kolk, B. van der; McFarlane, A. C.; Weisaeth, L. (Hg.) (2000): Traumatic Stress: Grundlagen und Behandlungsansätze. Paderborn, S. 371–392.

Turner-Cobb, J. M.; Sephton, S. E.; Koopman, C.; Blake-Mortimer, J.; Spiegel, D. (2000): Social support and salivary cortisol in women with metastatic breast cancer. Psychoso- matic Medicine 62: 337–345.

Vaughn, C. E.; Leff, J. P. (1976): The influence of family and social factors on the course of psychiatric illness. British Journal of Psychiatry 129: 125–137.

Veer, G. van der (1992): Counseling and therapy with refugees and victims of trauma. Chichester u. New York.

Verneals, S.; Asen, E. (1998): Depression and Expressed Emotion. Psychotherapy in Practice 4 (3): 93–107.

Vogel, E. (2001): Leidenschaft zum Insichsein – Systemische Therapie und das Asperger Syndrom. Diplomarbeit zur Erlangung des Grades einer Diplom-Sozialarbeiterin/Sozi- alpädagogin. Berlin.

Vogt-Hillmann, M.; Burr, W. (Hg.) (1999): Kinderleichte Lösungen. Lösungsorientierte kreative Kindertherapie. Dortmund.

Vogt-Hillmann, M.; Burr, W. (Hg.) (2002): Lösungen im Jugendstil. Systemisch-lösungsorientierte kreative Kinder- und Jugendlichentherapie. Dortmund.

Vogtmeier, M. (1990): Selbstmord und Familie. System Familie 3: 37–46.

Voß, R. (1993): Das »hyperaktive« Kind: Sinn-volles Handeln verstehen. In: Hahn, K.; Müller, F. W. (Hg.) (1993): Systemische Erziehungs- und Familienberatung. Mainz, S. 83–91.

Vossler, A. (2000): Als Indexpatient ins therapeutische Abseits? Kinder in der systemischen Familientherapie und -beratung. Praxis der Kinderpsychologie und Kinderpsychiatrie 49: 435–449.

Wachter, M. (2003): Schmerzkrankheit in der Familie. In: Altmeyer, S.; Kröger, F. (Hg.) (2003): Systemische Familienmedizin. Göttingen, S. 87–100.

Wahlberg, K.-E.; Wynne, L. C.; Oja, H.; Keskitalo, P.; Pykäläinen, L.; Lahti, I.; Moring, J.; Naarala, M.; Sorri, A.; Seitamaa, M.; Läksy, K.; Kolassa, J.; Tienari, P. (1997): Gene-Environment Interaction in Vulnerability to Schizophrenia: Findings From the Finnish Adoptive Family Study of Schizophrenia. American Journal of Psychiatry 154: 355– 362.

Wahler, R. G., Sansbury, L. E. (1990): The monitoring skills of troubled mothers: Their problems in defining child deviance. Journal of Abnormal Child Psychology 18: 577–589.

Walsh, F. (1998): Strengthening Family Resilience. New York.

Walsh, F. (2002): A Family Resilience Framework: Innovative Practice Applications. Family Relations 51: 130–137.

Wälte, D.; Kröger, F. (2002): Krankheitskonzepte im Paar- und Familiensystem. Empirische Analysen und Konsequenzen für die Praxis. Psychotherapie im Dialog 3 (1): 72–75.

Wanschura, E.; Wanschura, W.; Katschnig, H. (1986): Familientherapie in den Ferien. Ein Modell. Stuttgart.

Warnke, A.; Wewetzer, C. (2002): Enkopresis. In: Esser, G. (Hg.) (2002): Lehrbuch der klinischen Psychologie und Psychotherapie des Kindes- und Jugendalters. Stuttgart, S. 325–331.

Waters, T. L.; Barrett; P. M. (2000): The Role of the Family in Childhood Obsessive-Compulsive Disorders. Clinical Child and Family Psychology Review 3 (3): 173–184.

Watson, W. H.; McDaniel, S. H. (2000): Relational Therapy in Medical settings: Working with somatizising patients and their families. Psychotherapy in Practice 56 (8): 1065–1082.

Weber, G. (Hg.) (1993): Zweierlei Glück. Die systemische Psychotherapie Bert Hellingers. Heidelberg.

Weber, G.; Retzer, A. (1991): Praxis der systemischen Therapie psychotischen Verhaltens. In: Retzer, A. (Hg.) (1991): Die Behandlung psychotischen Verhaltens. Heidelberg, S. 214– 257.

Weber, G.; Simon, F. B.; Stierlin, H.; Schmidt, G. (1988): Therapy for Families Manifesting Manic-Depressive Behavior. Family Process 27 (1): 33–49.

Weber, G.; Stierlin, H. (1988): In Liebe entzweit. Die Heidelberger Familientherapie der Magersucht. Reinbek.

Weig, W. (2001): Sexuelle Störungen – Erscheinungsformen, Ursachen, Behandlungsangebote. Psychotherapie im Dialog 2 (3): 246–251.

Weine, S. (1999): When History is a Nightmare: Lives and Memories of Ethnic Cleansing in Bosnia-Herzegovina. Chicago.

Welfare, A. (1993): Systemic Approaches in the treatment of Obsessive-Compulsive Disorder. Australian and New Zealand Journal of Family Therapy 14 (3): 137–144.

Welter-Enderlin, R. (1992): Alkoholismus und Familie. In: Osterhold, G.; Molter, H. (Hg.) (1992): Systemische Suchttherapie. Heidelberg, S. 13–28.

Whisman, M. A.; Jacobson, N. S. (1989): Depression, marital satisfaction, and marital and personality measures of sex roles. Journal of Marital & Family Therapy 15 (2): 177–186.

White, M. (1984): Pseudo-encopresis: From avalanche to victory, from vicious to virtuous cycles. Family Systems Medicine 2 (2): 150–160.

White, M. (2005): Das Wiedereingliedern der verlorenen Beziehung bei erfolgreicher Trauerarbeit. Systhema 19 (1): 5–15.

White, M.; Epston, D. (1990): Die Zähmung der Monster. Heidelberg.

Wiefel, A.; Lehmkuhl, U. (2006): Brauchen Säuglinge Psychiater? Beratung, Psychotherapie und Psychiatrie bei Familien mit Kindern unter 5 Jahren. Psychotherapie im Dialog 6 (1): 61–67.

Willke, H. (1989): Systemtheorie. Stuttgart.

Wilms, H.-U.; Mory, C.; Lützkendorf, V. (2004a): Angstbewältigung in der Gruppe oder: wozu brauchen wir Therapeuten? Systhema 18 (1): 44–57.

Wilms, H.-U.; Wittmund, B.; Mory, C. (2004b): Ein bisschen Angst hat schließlich jeder ··· Ein Erfahrungsbuch für Betroffene und Angehörige. Dortmund.

Wilson, J. (2003): Kindorientierte Therapie. Ein systemisch-kooperativer Ansatz. Heidelberg.

Wirsching, M.; Scheib, P. (2004): Paar- und Familientherapie. Leitlinie und Quellentext.

Reihe: Leitlinien Psychosomatische Medizin und Psychotherapie. Stuttgart.

Wirsching, M.; Scheib, P. (Hg.) (2002): Paar- und Familientherapie. Heidelberg u. Berlin.

Wischmann, T. (2006): Psychogenese von Fertilitätsstörungen. Eine Übersicht. Geburtshilfe und Frauenheilkunde 66: 34–43.

Wischmann, T.; Stammer, H.; Scherg, H.; Gerhard, I.; Verres, R. (2001): Psychological characteristics of infertile couples: A study by the »Heidelberg Fertility Consultation Service«. Human Reproduction 16: 1753–1761.

Wittgenstein, L. (1996): Ein Reader. Hrsg. von A. Kenny. Stuttgart.

Wittmund, B. (2005): Angststörungen aus systemischer Sicht. Psychotherapie im Dialog 6 (4): 376–381.

Wolfersdorf, M.; Rupprecht, U. (2001): Depressive Störung – psychopathologische, psychodynamische und therapeutische Aspekte. Psychotherapie im Dialog 2 (4): 389–396.

Wolin, S.; Bennett, L.; Jacobs, J. (1993): Die Einschätzung von Familienritualen bei Familien mit Alkoholproblemen. In: Imber-Black, E.; Roberts, J.; Whiting, R. (Hg.) (1993): Rituale. Heidelberg, S. 249–284.

Wolke, D.; Rizzo, P.; Woods, S. (2002): Persistent infant crying and hyperactivity problems in middle childhood. Pediatrics 109 (6): 1054–1060.

Wood, B. L.; Klebba, K. B.; Miller, B. D. (2000): Evolving the biobehavioral family model: The fit of attachment. Family Process 39: 319–344.

Woodcock, J. (2000): A Systemic Approach to Trauma. The Magazine for Family Therapy and Systemic Practice 51: 2–4.

Wynne, L. (1988): Zum Stand der Forschung in der Familientherapie: Probleme und Trends. System Familie 1 (1): 4–22.

Wynne, L.; Singer, M. T. (1963): Thought disorder and family relations of schizophrenics: A research classification of forms of thinking. Archives of General Psychiatry: 199–206.

Wyschkon, A.; Esser, G. (2002): Enuresis. In: Esser, G. (Hg.) (2002): Lehrbuch der klinischen Psychologie und Psychotherapie des Kindes- und Jugendalters. Stuttgart, S. 307–324.

Zander, B.; Knorr, M. (Hg.) (2003): Systemische Praxis der Erziehungs- und Familienberatung. Göttingen.

Zeeck, A. (2001): Schwere Beziehungsstörungen am Beispiel der Borderline-Störung. In: Wirsching, M.; Scheib, P. (Hg.) (2001): Paar- und Familientherapie. Heidelberg u. Berlin, S. 339–352.

Zierep, E. (2003): Überlegungen zum Krankheitsbild der Enuresis nocturna aus systemischer Perspektive. Praxis der Kinderpsychologie und Kinderpsychiatrie 52 (10): 777–793.

主题索引

（索引后的页码为边码）

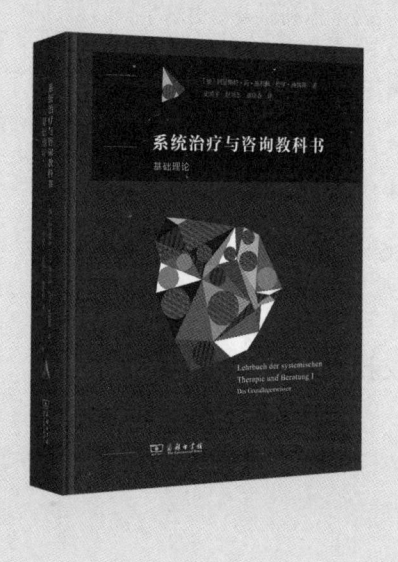

系统治疗与咨询教科书

基础理论

〔德〕 阿里斯特·冯·施利佩
　　　约亨·施魏策　　　　　著

　　　史靖宇　赵旭东　盛晓春　译

系统治疗与咨询教科书

具体心理障碍知识

〔德〕 约亨·施魏策
　　　阿里斯特·冯·施利佩　　著

　　　史靖宇　译

图书在版编目（CIP）数据

系统治疗与咨询教科书：具体心理障碍知识 /（德）约亨·施魏策，（德）阿里斯特·冯·施利佩著；史靖宇译. — 北京：商务印书馆，2022（2024.4重印）
ISBN 978 – 7 – 100 – 20991 – 5

Ⅰ.①系⋯　Ⅱ.①约⋯ ②阿⋯ ③史⋯　Ⅲ.①精神疗法 — 教材②心理咨询 — 教材　Ⅳ.①R749.055②B841

中国版本图书馆 CIP 数据核字（2022）第055358号

系 统 治 疗 与 咨 询 教 科 书
具体心理障碍知识

〔德〕约亨·施魏策

〔德〕阿里斯特·冯·施利佩 著

史靖宇　译

商 务 印 书 馆 出 版
（北京王府井大街36号　邮政编码 100710）
商 务 印 书 馆 发 行
山东韵杰文化科技有限公司印刷
ISBN　978 – 7 – 100 – 20991 – 5

2022年10月第1版　　开本 710×1000　1/16
2024年4月第2次印刷　　印张 26¾

定价：128.00元